重点突出，深入浅出，图文并茂，新颖实用。思想性、科学性、先进性、启发性和适用性相结合，

中药

炮制技术

主编 李越峰 严兴科

甘肃科学技术出版社

图书在版编目（CIP）数据

中药炮制技术 / 李越峰，严兴科主编. -- 兰州：
甘肃科学技术出版社，2015.11（2023.9重印）
ISBN 978-7-5424-2262-0

Ⅰ. ①中… Ⅱ. ①李… ②严… Ⅲ. ①中药炮制学
Ⅳ. ①R283

中国版本图书馆CIP数据核字（2015）第280826号

中药炮制技术

李越峰　严兴科　主编

责任编辑　陈　槟
封面设计　木　心

出　　版　甘肃科学技术出版社
社　　址　兰州市城关区曹家巷1号　730030
电　　话　0931-2131575（编辑部）　0931-8773237（发行部）

发　　行　甘肃科学技术出版社　　印　　刷　三河市铭诚印务有限公司
开　　本　787毫米×1092毫米　1/16　印　张　21.25　插页　2　字　数　450千
版　　次　2016年3月第1版
印　　次　2023年9月第2次印刷
印　　数　1001~2050
书　　号　ISBN 978-7-5424-2262-0　　定　价　155.00元

编委会成员

前　言

　　中药炮制学是专门研究中药炮制理论、工艺、规格、质量标准、历史沿革及其发展方向的学科。中药炮制是中医药理论在临床上用药的具体表现，是世界上独有的制药技术，它的特点是既古老又年轻，具有较强的实践性，需要较广的知识面，用现代科学的方法来探讨其深奥的理论内涵、挖掘其丰富的用药经验。它在提高中药饮片质量，保证临床用药安全有效中起着重要的作用。

　　《中药炮制技术》在编写过程中由传统的"以学科体系为引领"向"以岗位实际工作为引领"转变，由"以学科知识为主线"向"以解决岗位实际问题为主线"转变，坚持"贴近学生、贴近岗位、贴近社会"的基本原则，以学生认知规律为导向，以培养目标为依据，提升学生的综合职业能力。根据新时期中医药岗位的实际需求，体现"实用为本，够用为度"的特点，通过"三基"（基础理论、基本知识、基本技能），理论联系实际，注重对学生能力的培养，本着"重点突出，深入浅出，新颖实用"的编写原则，文字叙述力求通俗易懂，注重思想性、科学性、先进性、启发性和适用性相结合，并附常用中药炮制前后外观对照图谱，图文并茂以加深记忆，主要包括对原药材净制、切制、炮制（炒药，炙药，煅药，蒸煮焯法等）三个环节。

　　该书共编字数40余万，其中第二章净选加工、第四章炒法、第六章煅法由主编李越峰编写，字数15万；第五章炙法由主编严兴科编写，字数2万。

　　本书是在集成的基础上进行了改革与创新，但在探索的过程中，难免有不足之处，敬请各位同仁赐教，以便进一步修订提高。

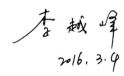

李越峰

2016.3.4

目
录
CONTENTS

第一章　绪　论

第一节　概　述

中药炮制学是在中医药理论指导下,专门研究中药炮制的理论、工艺、规格、质量标准,临床应用、历史沿革及其发展方向的学科,是遵循中医药理论体系,在继承中药传统炮制技术和理论的基础上,应用现代科学技术对其进行研究、整理,逐步搞清炮制原理,改进炮制工艺,制定质量标准,提高饮片质量,提高中医药疗效。中药必须通过炮制之后才能入药,这是中医用药的一个特点,也是中医药学科的一大特点。炮制:简单地说,就是对中药原药材进行净选、切制、炮炙,以供临床调配或制剂的过程。它是一项传统制药技术,历史上又称"炮炙"、"修制"、"修治"、"修事"。中药炮制:是根据中医药理论,按照医疗,调配,制剂的不同要求,以及药材自身性质所采取的一项制药技术。主要包括对原药材净制、切制、炮制(炒药,炙药,煅药,蒸煮燀法等)三个环节。

第二节　中药炮制的起源与发展

一、中药炮制的起源

中药炮制是随着中药的发现和应用而产生的,有了中药就有中药的炮制,其历史可追溯到原始社会。中药炮制是在具备如下条件的前提下而产生的。

1. 中药的发现和应用

人类为了生活、生存必须劳动生产,必须猎取食物。人们有时误食某些有毒植物和动物,以致发生呕吐、泄泻、昏迷,甚至于死亡,有时吃了之后使自己疾病减轻或消失,久而久之,这种感性知识积累多了便成了最初的药物知识。随着医药技术的进步,为了更好地发挥药效作用,又将这些天然药物进行一定的采集加工。为了服用方便,还将药物进行清洗、擘成小块或剉、捣为粗末等简单加工,这些简单加工经过积累和发展,就成了早期中药饮片炮制的"洗净法"、"切法"、"捣法"等。这便是中药炮制的萌芽。因此,中药炮制是随着中药的发现和应用而开始产生的。

2. 火的出现和应用

《韩非子·五蠹篇》载:"上古之世……民食果蓏蜯蛤,腥臊恶臭,而伤害腹胃,民多疾病。有圣人作钻燧取火,以化腥臊,而民悦之,使王天下,号之曰燧人氏。"《礼纬·含文嘉》明确指出:"燧人氏钻木取火,炮生为熟,令人无腹疾,有异于禽兽。"中药炮制古称"炮炙",就是指用火加工处理药材的方法。由于人类对火的应用,为早期中药采用高温处理的"炮炙法"、"药炒法"的出现创造了基本条件。据《说文》载:"炮,毛炙肉也。"段注:"毛炙肉,谓不去毛炙之也。"《礼记·内则》:"涂之以谨(墐)涂,炮之。"郑玄注:"炮者,以涂烧之为名也。"孙希旦集解:"裹物而烧之谓之炮。"《说文》:"炙,炙肉也,从肉在火上。"《诗经·小雅·瓠叶传》:"炕火曰炙。""炮"、"炙"均源于食物加工,中药炮制的源头就在于食物的炮生为熟。因此早期的炮制主要是用火加工处理药物。这种利用火来炮生为熟的知识,逐渐应用于处理药物方面,从而形成了中药炮制的雏形。

3. 酒的发明与应用

酒是用于炮制中药的重要辅料和制药溶媒之一,酒的发明与应用,在我国非常久远,起源于旧石器时代,在新石器时代有所进展,而广泛应用于奴隶制社会时期。新石器晚期的龙山文化,则发现有专用酒器,殷商文化中发现更多的专用酒器,,在殷墟出土的甲骨文中有"鬯"字,鬯就是芳香性的药酒,供祭祖用。人们直接用酒来医病,或用作制药的溶剂制成"药酒"对抗疾病。酒的发明与应用,丰富了用药经验并被引用于炮制药物,从而产生了辅料制法,充实了药物炮制的内容。

4. 陶器的发明与应用

人类在长期利用火的过程中,对土壤的可塑性也有了逐步的认识,为陶器的发明准备了条件。在我国仰韶文化时期(公元前5000年左右),就有了砂锅、陶罐等烹饪器和储存器,为早期中药炮制的蒸制法、煮制法、煅制法(陶制煅药罐)以及存放中药汤剂等创造了必要的工具条件。陶器的发明和应用,极大丰富和拓展了炮制的内容。

二、中药炮制的发展状况

中药炮制是我国历代医药学家在长期医疗活动中逐步积累和发展起来的一项独特的制药技术,有悠久的历史和丰富的内容,是中医用药特点所在。随着现代科学技术的发展,中药炮制也在不断摸索中前进。

通过整理祖国医药中有关中药炮制的文献,可以发现中药炮制的发展大致可分为四个时期:春秋战国至宋代(公元前5世纪至公元12世纪)是中药炮制技术的起始和形成时期;金元、明时期(公元13至16世纪)是炮制理论的形成时期;清代(公元

17至18世纪)是炮制品种和技术的扩大应用时期;现代(公元19世纪以后)是炮制振兴、发展时期。在此时期的炮制特点和主要文献如下。

1. 春秋战国至宋代

在汉以前,古文献中所记载的都是比较简单的炮制内容。

《五十二病方》是我国最早始有炮制内容记载的医方书,书中包括了净制、切制、水制、火制、水火共制等炮制内容,并有具体操作方法的记载,如"取商牢(陆)渍醯(醋)中";"陈藿,蒸而取其汁"等。并对个别药物的炮制作用进行了说明,如"止出血者燔发"。

《黄帝内经》是我国古代最早的百科全书,在《灵枢经·邪客》篇中有"治半夏"的记载。"治"即指"修治",是指减毒的加工处理,可见当时已注意到有毒药物的炮制。《素问·谬刺论》中所说的"角发""燔治"即是最早的炭药——血余炭。"㕮咀"是当时的切制饮片。汉代对中药炮制的目的、原则已初步确立,并出现了大量的炮制方法和炮制品。

我国第一部药学专著《神农本草经》在序录中就载有:"凡此七情,合和视之……若有毒宜制,可用相畏相杀者,不尔勿合用也。"这是当时对有毒药物炮制方法与机理的解释。书中还指出"药有……及有毒无毒,阴干暴干,采造时月,生熟,土地所出,真伪新陈,并各有法。"阴干暴干是指产地加工,而生熟则说的是药物炮制了。对矿物药的炮制,提出了"丹砂能化汞,矾石炼饵服之,石胆能化铁为铜",通过炮制改变其药性。

张仲景在《金匮玉函经》"证治总例"中载药物"有须烧炼炮炙,生熟有定",开创了药物生熟异用学说的先导。还指出"凡㕮咀药,欲如豆大,粗则药力不尽",阐明了药物性状与药效的关系。而"别捣令如膏,乃稍纳药末中,更下粗多。"更被视为现行药典"稀释法"制巴豆霜之始。

《伤寒杂病论》中有关药物的炮制更多的散见于处方药物的脚注,与药物配伍、剂型、煎法、服用相联系。如抵当汤:水蛭三十个,熬;虻虫十三个,去翅足,熬;桃仁二十枚,去皮尖;大黄三两,酒浸。对毒剧药应用更谨慎,用法也很有分寸。如附子要求"炮","炮去皮,破八片"。其中有些炮制方法已趋成熟。对制药火候上提出"烧、炼、熬"三者不同。

东晋葛洪在《肘后备急方》中载"诸药毒救解方",提出生姜汁可解半夏毒,大豆汁解附子毒,常山、牛膝酒渍服,并记有干馏法制竹沥,对后世依方炮制提供了基础依据。

梁代是中国药学史上第二次总结。《本草经集注》是陶弘景所撰写的我国第二部中药专著,它第一次将零星的炮制技术作了系统归纳,说明了部分炮制作用。如"凡汤中用完物皆擘破","诸虫先微炙","诸石皆细捣""阿胶,炙令通体沸起"等。将"㕮咀"改为切制,内容丰富,方法众多。

南北朝刘宋时代,雷敩总结了前人炮制方面的技术和经验,撰成《雷公炮炙论》三卷,是我国第一部炮制专著。书中记述了药物的各种炮制方法,如拣、去甲土、去粗皮、去节并沫、揩、拭、刷、刮、削、剥等净制操作;切、锉、擘、捶、舂、捣、研、杵、磨、水飞等切制操作;拭干、阴干、风干、晒干、焙干、炙干、蒸干等干燥方法;浸、煮、煎、炼、炒、熬、炙、焙、炮、煅等水火制法;苦酒浸、蜜涂炙、同糯米炒、酥炒、麻油煮、糯泔浸、药汁制等法,广泛地应用辅料炮制药物。该书对炮制的作用也作了较多的介绍,如"……用此沸了水飞过白垩,免结涩人肠也。""……半夏……若洗不净,令人气逆,肝气怒满。"该书对后世中药炮制的发展有较大的影响,其中许多炮制方法具有科学道理。如大黄用蒸来缓和其泻下作用。莨菪、吴茱萸等含有生物碱,用醋制可以使生物碱成盐,而增大在水中的溶解度。对挥发性药物茵陈,指出"勿令犯火",即防止高温处理。对某些含鞣质药物,如白芍等需用竹刀刮去皮,知母、没食子勿令犯铁器,至今仍有指导意义。

唐代在炮制原则系统化和炮制新方法方面有较详细的记载,在中药炮制方面有长足进步。

《备急千金要方》是孙思邈所著的我国最早的临床实用百科全书,在"合和"章中有"凡用甘草、厚朴、枳实、石楠、茵芋、藜芦、皂荚之类皆炙之","凡用麦蘖、曲米、大豆黄卷、泽兰、芜荑皆微炒,干漆炒令烟断。"的记载。在炮制新方法方面,它提出诸石要"漂",麦冬、生姜"捣绞取汁";《千金翼方》有反复曝制熟地黄的方法;《食疗本草》开始用童便处理药材;《外台秘要》始载麸炒法;《仙授理伤续断方》中新增了天南星姜汁浸,草乌姜汁煮或醋煮,自然铜火煅醋淬,何首乌黑豆蒸等。

《新修本草》是唐代苏敬等修订的世界最早的药典,首次规定惟米酒、米醋入药,将炮制内容列为法定内容,记有作蘖、作曲、作豉、作大豆黄卷、芒硝提净等法。对矿物药的炮制方法均有较为详尽的记载,炮制内容比前一时期丰富。

宋代炮制方法有很大改进,炮制目的也多样化了,开始从减少副作用到增加和改变疗效,从汤剂饮片的炮制而同时重视制备成药饮片炮制的崭新阶段。

王怀隐所著大型方书《太平圣惠方》,不仅具体记载大量炮制内容,还始载乳制法。在"论合和篇"中,指出"凡合和汤药,务必精专,甄别新陈,辨明州土,修治合度,分量无差,用得其宜,病无不愈。……炮炙失其体性,筛罗粗恶,分剂差殊,虽有疗疾之名,永无必愈之效。"说明了药物炮制的重要性。

《证类本草》为唐慎微所编撰,该书广泛辑录了宋代以前有关药学方面的文献,部分保存了现今已失传的医药书籍等内容,如《雷公炮炙论》等。在《本草纲目》刊行前,一直作为研究本草学的范本。每种药物之后附有炮制方法,为后世制药业提供了药物炮制资料。

宋代的《太平惠民和剂局方》强调"凡有修合,依法炮制……"并特设"论炮炙三品药石类例",专章讨论炮制技术,收录了185种中药的炮制方法和要求,并逐渐注意到药物经炮制后性味功效的改变,如蒲黄"破血消肿即生使,补血、止血即炒用",成为国家法定制药技术标准的重要组成部分,对保证药品质量起了很大的作用。由于该书筛选了当时通用的方剂及炮制方法,实践性强,现代应用的许多方法,特别是配制成药的方法,很多都与该书所列的方法相似。如水飞、醋淬、镑、纸煨、面煨、巴豆制霜、苍术米泔水浸等。

总之,在宋以前,炮制的原则、方法,适用品种已初具规模,是炮制技术的形成时期。

2. 金元、明时期

金元时期,名医各有专长,张元素、李东垣、王好古、朱丹溪等均特别重视药物炮制前后的不同应用,炮制辅料的作用,开始对各类炮制作用进行了总结,明代又进一步系统整理,便逐渐形成了传统的炮制理论。

元代王好古在《汤液本草》中引李东垣"用药心法"有"黄芩、黄连、黄檗、知母,病在头面及手梢皮肤者,须用酒炒之,借酒力以上腾也。咽之下、脐之上,须酒洗之,在下生用。大凡生升熟降,大黄须煨,恐寒则损胃气。至于川乌、附子须炮,以制毒也。"并说:"去湿以生姜","去膈上痰以蜜"。张元素在《珍珠囊》中所说白芍"酒浸行经,至中部腹痛。""木香行肝气,火煨用,可实大肠。"葛可久在《十药神书》中首先提出炭药止血的理论:"大抵血热则行,血冷则凝……见黑则止。"著名的"十灰散"就是该书的方剂之一。从药物炮制方法之多和理论实践上的重大改进来看,足见金元时期中药炮制的昌盛明代对医药比较重视,在中药炮制技术有较大的进步,在炮制理论上也有显著的建树。

徐彦纯编撰的《本草发挥》辑自金元诸家的著作,对炮制作用原理上有较多的阐述,如"神曲火炒以补天五之气,入足阳明胃经。"还提出童便制、盐制的作用,即"用附子、乌头者当以童便浸之,以杀其毒,且可助下行之力,入盐尤捷也";"心虚则盐炒之";"以盐炒补心肺"等,均为中药炮制理论的重要论述。

陈嘉谟在《本草蒙筌》的"制造资水火"中指出:"凡药制造,贵在适中,不及则功效难求,太过则气味反失……匪故巧弄,各有意存。酒制升提,姜制发散,入盐走肾脏,仍仗软坚,用醋注肝经且资住痛,童便制除劣性降下,米泔制去燥性和中,乳制滋润回枯助生阴血,蜜制甘缓难化增益元阳,陈壁土制窃真气骤补中焦,麦麸皮制抑酷性勿伤上膈,乌豆汤、甘草汤渍曝并解毒致令平和,羊酥油、猪脂油涂烧,咸渗骨容易脆断,有剜去瓤免胀,有抽去心除烦……"。第一次系统概括了辅料炮制的原则。在炮制技术上特别值得提出的是"五倍子"条下所载的"百药煎"的制备方法,实际上就是没食子酸的制法,比瑞典药学家舍勒氏制备没食子酸的工作早二百多年。

明代李时珍的《本草纲目》是我国古代最大型的药学著作,载药 1892 种,其中有 330 味药记有"修治"专目。在"修治"专目中,综述了前代炮制经验,还有很多药物,如木香、高良姜、茺蔚子、枫香脂、樟脑等炮制方法则是李时珍个人的经验记载,在炮制方法上有所发展,例如独活条,雷敩曰:"采得细锉,以淫羊藿拌,……二日,暴干去藿用,免烦人心。"李时珍认为此法不切实用,认为"此乃服食家治法,寻常去皮或焙用尔。"对前代有问题的方法,李时珍也加以指正。例如,砒石条,"医家皆言生砒经见火则毒甚,而雷氏(雷敩)治法用火煅,今所用多是飞炼者,盖皆欲求速效,不惜其毒也。"全书记载炮制方法近 20 种,有水制、火制、水火共制、加辅料制、制霜、制曲等法。其中多数制法,至今仍为炮制生产所沿用,如半夏、天南星、胆南星等。

龚延贤在《寿世保元》中述及炮制理论问题时曾说:"炒以缓其性,泡以剖其毒,浸能滋阴,炼可助阳,但制有太过不及之弊。"

李中梓撰《本草通玄》对炮制的操作注意事项、辅料制的目的、净选的目的已作了精辟概括,指出"制药贵在中,不及则无功,太过则伤性。……酒制升提,盐制润下,姜制温散,醋取收敛……去穰者宽中,抽心者除烦。"

缪希雍撰《炮炙大法》是继《雷公炮炙论》之后第二部炮制专著。收载了 439 种药物的炮制方法,用简明的笔法叙述各药出处,采集时间,优劣鉴别,炮制辅料,操作程序及药物贮藏,大部分内容能反映当时社会生产实际,在前人的基础上有所发展,正如作者所说的"自为阐发,以益前人所未逮。"并将前人的炮制方法归纳为:炮、爁、煿、炙、煨、炒、煅、炼、制、度、飞、伏、镑、摋、晒、曝、露十七种方法,即称雷公炮炙十七法。

总之,元、明时期,在前人炮制作用解释的基础上,经系统总结而形成理论,是中药炮制理论的形成时期。

3. 清代

清代多在明代的理论基础上增加炮制品,并有专项记载炮制方法和作用,但也有对某些炮制的不同认识和看法。

清代刘若金著《本草述》,收载有关炮制的药物 300 多种,记述药物的各种炮制方法、作用、目的,以及理论解释,内容丰富,经杨时泰修改删节为《本草述钩元》,使得原著的意旨更为明确易解。如黄芪"治痈疽生用,治肺气虚蜜炙用,治下虚盐水或蒸或炒用等。"

张仲岩著《修事指南》为清代炮制专书,收录药物 232 种,为我国第三部炮制专著。它较为系统的叙述了各种炮制方法,认为炮制在中医药学中非常重要,指出:"炮制不明,药性不确,则汤方无准而病证无验也。"在炮制理论上也有所发挥,如提出:"吴茱萸汁制抑苦寒而扶胃气,猪胆汁制泻胆火而达木郁,牛胆汁制去燥烈而清润,秋石制抑阳而养阴,枸杞汤制抑阴而养阳……炙者取中和之性,炒者取芳香之性……"等炮制作用。

赵学敏的《本草纲目拾遗》和唐容川的《血证论》，除了记载当时很多炮制方法外，还特别记载了相当数量的炭药，并在张仲景"烧灰存性"的基础上明确提出"炒炭存性"的要求，炭药的炮制与应用，在清代有相当大的发展，很有特色。在《本草纲目拾遗》中还对半夏长期浸泡提出了不同看法。认为"今药肆所售仙半夏，惟将半夏浸泡，尽去其汁味，然后以甘草浸晒……全失本性……是无异食半夏渣滓，何益之有。"

总之，清代对某些炮制作用有所发挥，炮制品有所增多，是炮制品种和技术进一步扩大应用时期。

4. 现代

中华人民共和国成立以后，在继承方面，各地对散在本地区的具有悠久历史的炮制经验进行了整理，并在此基础上制定出版了各省市中药炮制规范，同时，国家药典中也收载了炮制内容，制定了"中药炮制通则"，并相继出版了一些炮制专著。如《中药炮制经验集成》《历代中药炮制法汇典》《樟树中药炮制全书》等，将散在民间和历代医籍中的炮制方法及地方炮制方法进行系统的整理，形成了较为完整的文献资料。近年来，中药炮制的历史文献的继承整理工作已开展了对重点典籍文献和单味药炮制沿革的系统整理，促进了中药炮制文献研究的整理工作。

目前，全国各中医药院校的中药专业都设有中药炮制课，并被列为专业课之一。在教学实践中，结合地区特点编写了教材，经过试用与修订，不断充实、提高，于1979年首次编写出全国高等医药院校《中药炮制学》统一试用教材，1985年出版二版教材，1996年出版三版规划教材，2001年出版全国高等医药院校中医药系列教材《中药炮制学》，这为继承和发扬中药炮制学奠定了良好的基础。

在"八五""九五"期间，中药炮制研究被列入国家攻关项目，先后完成了何首乌、白芍、草乌、半夏等40种中药饮片炮制工艺和质量的研究，采用现代科学技术就其炮制沿革、炮制工艺筛选优化、饮片质量标准制定、炮制基本原理等方面作了系统的多学科的综合性研究，取得了很大的进展。"十五"国家科技攻关计划又将川芎、巴戟天、千金子、大戟等30个品种列入，开展中药饮片炮制工艺和质量标准研究，使中药炮制的科学内涵得以显露。

第三节 中药常用的加工与炮制技术

常用中药加工与炮制技术，应反映中药炮制专业技术内在的有机联系，既要体现对传统炮制方法的继承，又要有利于用现代科学方法进行归纳和研究。因此，要求分类必须具有系统性、完整性和科学性，便于学习、掌握中药炮制的内容，有助于教学和指导生产。

目前常用中药加工与炮制技术主要包括对原药材净制、切制、炮制(炒药,炙药,煅药,蒸煮焯法,发酵、制霜法及其他制法等)三个环节。

一、净选加工

净制是中药炮制第一道工序,几乎每种药材在使用前均须进行净制。其主要目的有:分离药用部位;进行分档;除去非药用部位;除去泥砂杂质及虫蛀霉变品等。

二、饮片切制

切制是将净选后的药物进行软化,切成一定规格的片、丝、块、段等炮制工艺。主要目的在于有效成分的煎出;利于炮炙、调配和制剂;更有利于鉴别和贮存。

三、炒法

炒法是将净制或切制后的药物,筛去灰屑,大小分档,置预热容器内,加辅料或者不加辅料,用不同火力连续加热,并不断搅拌或翻动至一定程度的炮制方法。炒法按火候要求的不同,分为微炒、炒出汗、炒香、炒黄、炒熟、炒焦、炒黑之分。加辅料炒法则在宋代以后得到广泛的应用。根据医疗要求,结合药物性质,炒法可分为清炒法和加辅料(固体辅料)炒法两大类。每类又包括数种操作方法。清炒法包括炒黄、炒焦、炒炭;加辅料炒法包括麸炒、米炒、土炒、砂炒、蛤粉炒和滑石粉炒。其目的在于增强药效,缓和或改变药性,降低毒性或减少刺激作用,矫臭矫味,利于贮存和制剂等。

四、炙法

炙法是将净选或切制后的药物,加入一定量的液体辅料拌炒,使辅料逐渐深入药物组织内部的一种炮制方法。由于辅料不同,可分为酒炙、醋炙、盐炙、姜炙、蜜炙、油炙等法。以达到降低毒性,抑制偏性,增强疗效,矫臭、矫味和使有效成分易于溶出等的作用。

五、煅法

煅法是指将药物直接放于无烟炉火中或适当的耐火容器内煅烧的一种方法。主要分为明煅法、煅淬法、扣锅煅法(焖煅)。以利于药物质地、药性、功效发生变化,使药物质地疏松,利于粉碎和使有效成分易于溶出,减少或消除副作用,从而提高疗效或产生新的药效。

六、蒸煮焯法

蒸、煮、焯法为一类"水火共制"法。这里的"水"可以是清水,也可以是酒、醋或药汁(如甘草汁、黑豆汁)。

七、复制法

复制法是指将净选后的药物加入一种或数种辅料,按规定操作程序,反复炮制的方法。

其目的是:1.降低或消除药物的毒性;2.改变药性;3.增强疗效;4.矫臭矫味。

八、发酵与发芽

发酵与发芽均系借助于酶的作用,使药物通过发酵与发芽过程,改变其原有性能,增强或产生新的功效,扩大用药品种,以适应临床用药的需要。这两类方法都必须借助于酶和微生物的作用,都必须具有一定的环境条件,如温度、湿度、空气、水分等。

九、制霜法

制霜法是指药物经过去油制成松散粉末或析出细小结晶或升华、煎熬成粉渣的方法。分类分为去油制霜、渗析制霜、升华制霜、煎煮制霜等。

十、其他制法

其他制法是指对某些药物采用烘、焙、煨、提净、水飞及干馏等加工炮制的一类方法。其目的主要是增强药物疗效,改变或缓和原有的性能,降低或消除药物的毒性或副作用,使药物达到一定的纯净度,便于粉碎和储存等。

第四节 有关中药炮制的法规

2001 年 12 月颁布的中华人民共和国药品管理法,是目前药品生产、使用、检验的基本法律。其中第二章《药品生产企业管理》中的第十条明确规定:"中药饮片必须按照国家药品标准炮制;国家药品标准没有规定的,必须按照省、自治区、直辖市人民政府药品监督管理部门制定的炮制规范炮制。省、自治区、直辖市人民政府药品监督管理部门制定的炮制规范应报国务院药品监督管理部门备案。"这便是中药炮制所必须遵守的法规。

一、国家药品标准与炮制规范

《中华人民共和国药典》自 1963 年版一部开始收载中药及中药炮制品,正文中规定了饮片生产的工艺流程,成品性状,用法、用量等;附录设有"中药炮制通则"专篇,规定了各种炮制方法的含义、具有共性的操作方法及质量要求,是属国家级药品炮制的质量标准。

二、省、部级药品标准与炮制规范

1994年国家中医药管理局颁发关于"中药饮片质量标准通则(试行)"的通知,规定了饮片的净度、片型及粉碎粒度、水分标准,以及饮片色泽要求等,是属于部级的质量标准。

《全国中药炮制规范》由卫生部药政局委托中国中医研究院牵头组织有关单位及人员编写而成,于1988年出版,作为部级中药饮片炮制标准(暂行)。该书主要精选全国各省(市)、自治区现行实用的炮制品及其最合适的炮制工艺,还有相适应的质量要求,尽力做到理论上有根据,实践上行得通,每一炮制品力求统一工艺。附录中收录了"中药炮制通则"及"全国中药炮制法概况表"等。

由于中药炮制具有较多的传统经验和地方特色,有些炮制工艺还不能全国统一,为了保留地方特色,各省(市)先后都制定了适合本地的质量标准,如中药饮片炮制规范,中药材质量标准等,但应与《药典》和《全国中药炮制规范》相一致,如有不同之处,应执行《药典》和《全国中药炮制规范》等国家级及部级的有关规定。地方标准只有国家与部级标准中没有收载的品种或项目的情况下,才能制定适合本地的标准,同时应当报国务院药品监督管理部门备案。

【习题】

1. 简述中药炮制发展的四个时期。
2.《雷公炮炙论》在炮制上有何特点和贡献?
3.《炮炙大法》在炮制上有何特点及贡献?
4. 简述中药炮制及中药炮制学的含义。

第二章 净选加工

第一节 净选加工的目的

一、概述

净制是中药炮制第一道工序，是药材制成饮片或制剂前的基础工作。几乎每种药材在使用前均须进行净制。净制在切制、炮炙或调配、制剂前，选取规定的药用部分，除去非药用部位、杂质及霉变品、虫蛀品、灰屑等，使其达到药用的纯度标准的方法。早在汉代，医药学家张仲景即很重视药用部位、品质和修治，在其著作《玉函》中指出：药物"或须皮去肉，或去皮须肉，或须根去茎，又须花须实，依方拣采，治削，极令净洁"。此后，历代医籍中又有不少记载，归纳起来，不外是去除杂质，去除质次部位，以去除毒、副作用，利于切制和炮炙，保证用药安全有效。净制理论自明代开始至清代才逐渐趋于完整。如明代《蒙筌》："有剜去瓤免胀，有抽去心除烦"；清代《修事》："去芦者免吐，去核者免滑，去皮者免损气，去丝者免昏目，去筋脉者免毒性，去鳞甲者免毒存也"。

二、净选加工的目的

1. 分离药用部位 如麻黄去根，草果去皮，莲子去心，扁豆去皮，使作用不同的部位区分开来，使之更好地发挥疗效。

2. 进行分档 便于在水处理和加热过程中分别处理，使其均匀一致。如半夏、白术、川芎、川乌、附子等。

3. 除去非药用部位 使调配时剂量准确或减少服用时的副作用。如去粗皮、去瓤、去心、去芦等。

4. 除去泥砂杂质及虫蛀霉变品 主要是去除产地采集、加工、贮运过程中混入的泥砂杂质、虫蛀及霉变品。

为了叙述方便，本章分清除杂质、分离和除去非药用部位及其加工等进行介绍。

在实际操作中往往是相互联系、相互渗透的,有的药物在清除杂质的同时也除去非药用部位。

第二节　清除杂质

清除杂质的目的是为了使药物洁净或便于进一步加工处理。根据方法的不同,可分为挑选、筛选、风选和水选等。

一、挑选

挑选是清除混在药物中的杂质及霉变品等,或将药物按大小、粗细等进行分档,以便使其洁净或进一步加工处理。如莱菔子、桑螵蛸、蛇床子、石膏等含有木屑、砂石等杂质;苏叶、藿香、淡竹叶、香薷等常夹有枯枝、腐叶及杂草等;枸杞子、百合、薤白等亦常有霉变品混入,这些均须挑选除去。

操作方法:将药物放在竹长匾内或摊放在桌上,用手拣去簸不出、筛不下且不能入药的杂质,如核、柄、梗、骨、壳等,或变质失效的部分,如虫蛀,霉变及走油部分,或分离不同的药用部位;又如天南星、半夏、白芍、白附子、白术、大黄、木通等药物,均须按大小、粗细分开,分别浸润或煮制,以便软化浸润时便于控制其湿润的程度或火候,确保中药饮片的质量,使其充分发挥疗效。此外,在实际操作中挑选往往配合筛簸交替进行。如金银花中常带有碎叶片和灰屑,或包装时压得过紧,联结成团,故必须过筛,筛去灰屑,并用手轻搓使散,然后将筛过的银花,摊在竹匾内或桌上,用手翻动拣去残碎叶片和草棒,使之纯净。但个别细小药物,则须另用工具操作。

颠簸药物时用柳条或竹片制成的圆形或长方形簸子、竹匾或畚箕,将药物放入其中,使之上下左右振动,利用药物与杂质的不同比重与比例,借簸动时的风力,将杂质簸除、扬净,大多适用于植物类药物,用以簸去碎叶、皮屑等,使药纯净。有些加工制成的成品,也须经过簸的操作,如豆卷制成后,须簸去皮屑等。

二、筛选

筛选是根据药物和杂质的体积大小不同,选用不同规格的筛和罗,以筛去药物中的砂石、杂质,使其达到洁净。或者利用不同孔径的筛分离药材大小和粉末粗细,使大小规格趋于一致。有些药物形体大小不等,需用不同孔径的筛子进行筛选分开,如延胡索、浙贝母、半夏等,以便分别浸、漂和煮制。另外如穿山甲、鸡内金、鱼螵胶及其他大小不等的药物,均须分开,分别进行炮制,以使受热均匀,质量一致。或筛去药物在炮制中的辅料,如麦麸、河砂、滑石粉、蛤粉、米、土粉等。

筛选方法:传统均使用竹筛、铁丝筛、铜筛、麻筛、马尾筛、绢筛等。但马尾筛、绢筛一般用来筛去细小种子类的杂质,或药物研粉,需细净者。

传统用的各种筛和罗规格如下:

1. 竹筛　圆形浅边,底平有孔,直径约 50~70cm,四周边高 3~4cm,底部孔眼大小不一,以孔的大小分下列几种:

(1)大眼筛:每个眼孔约为 0.40cm²。

(2)中眼筛:每个眼孔约为 0.15cm²。

(3)小眼筛:每个眼孔约为 0.10cm²。

(4)细眼筛:每个眼孔约为 0.08cm²。

另有大眼圆孔或六角形孔眼筛(俗称半夏筛),式样相同。

2. 龟板筛　半球形,底部突起,系以宽竹条编成,每个孔眼相距约 1.5~2cm,用于筛体积较大的药物。

3. 罗筛　系用竹片(或木片)扎成圆筐,大小不一,筐底是用丝绢、细铜丝、马尾(马鬃)或细铁丝做成,按密度可分如下几种:

(1)马尾筛:罗筛底系马尾织成,粗的每 1cm² 约 3 个眼,细的每 1cm² 约有 5 个眼。

(2)铁丝纱罗:罗筛底系铁丝纱做成,每 1cm² 约有 1.5~2 个眼。

(3)细罗:罗筛底系丝绢或细铜丝织成,每 1cm² 有 8 个眼。

此外还有头罗筛、二罗筛,罗底孔眼每 1cm² 有 10~13 孔之分,最细的每 1cm² 有 15、17、19、20 个孔眼,供筛细粉用。

4. 套筛　即细罗筛,外有圆形木套,上复以盖,上下两层,中嵌罗筛,对合盖起,全高约 25cm,用套筛的目的,主要使研细的粉末不致飞扬。

例如花椒的净选,将花椒倒在小眼筛里,先筛去灰屑,再换中眼筛筛去子(椒目)及残柄细棒,如果有粗梗成串相连的,再用大眼筛过筛,把净椒隔下,把串联在一起的粗梗分开,去棒即可。

但传统筛选,系手工操作,效率不高,劳动强度大,同时存在粉尘污染问题,因此现代多用机械操作,主要有振荡式筛药机和小型电动筛药机。

操作时只要将待筛选的药物放入筛子内,启动机器,即可筛净。不同体积的药物,可更换不同孔径的筛子。这种机械结构简单,操作容易,效率高而噪音小。

小型电动筛药机较适用于筛选无黏性的植物药或化学药物,也适用于有毒、有刺激性及易风化、潮解的药物。由于它将筛底安装于铁皮箱内,上盖有铁皮盖,药物在密封的筛箱内往复振动,筛落的药物粉末再掉入下面密封的铁箱中。

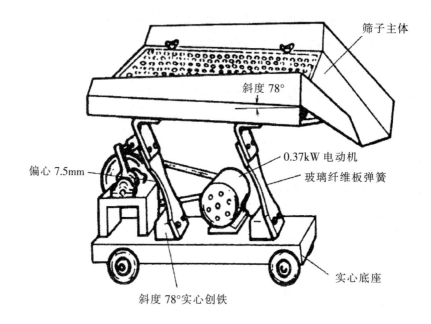

图2—1 振荡式筛药机见图

三、风选

风选是利用药物和杂质的比重不同,经过簸扬(一般可利用簸箕或风车),借药材起伏的风力,使之与杂质分离,以达到纯净之目的。如苏子、车前子、吴茱萸、青葙子、莱菔子、葶苈子等。有些药物通过风选可将果柄、花梗、干瘪之物等非药用部位除去。

四、水选

水选是将药物通过水,将杂质选出或漂去杂质的常用方法。有些药物常附着泥砂、盐分或不洁之物,用筛选或风选不易除去,故用水选或漂的方法,以使药物洁净。如乌梅、山茱萸、大枣、川贝母、海藻、昆布等,均需洗或漂去附着的泥砂、盐分。质地较轻的药物,如蝉蜕、蛇蜕、地鳖虫等,操作时,将药物置水中搅拌,使药物中的杂质漂浮于水面或沉于水中而除去。水选洗漂时应掌握时间,勿使药物在水中浸漂过久,以免损失药效,并及时注意干燥,防止霉变,降低疗效。根据药材性质,水选可分为洗净、淘洗、浸漂三种方法。

1. 洗净 系用清水将在药材表面的泥土、灰尘、霉斑或其他不洁之物洗去。即先将洗药池注入清水七成满,倒入挑拣整理过的药材,搓揉干净,捞起,装入竹筐中,再用清水冲洗一遍,沥干水,干燥,或进一步加工。

2. 淘洗 用大量清水荡洗附在药材表面的泥砂或杂质。即把药材置于小盛器内,手持一边倾斜潜入水中,轻轻搅动药材,来回抖动小盛器,使杂质与药材分离,除去上浮的皮、壳杂质和下沉在小盛器的泥砂,取出药物,干燥。如蝉蜕、蛇蜕、地鳖虫等。

3. 浸漂 将药物置于大量清水中浸较长时间,适当翻动,每次换水;或将药材用竹筐盛好,置清洁的长流水中漂较长的时间,至药材毒质、盐分或腥臭异味得以减除为度,取出,干燥,或进一步加工。如乌梅、山茱萸、海藻、昆布等。

在药材水选时,应严格掌握时间,对其有效成分易溶于水类药材,一般采用"抢水洗"法(快速洗涤药材,缩短药材与水接触时间),以免损失药效。

此外,根据药材质地与性质,传统净制方法还有摘、揉、擦、砻、刷、剪切、挖、剥等,现分别介绍:

(1)摘:系将根、茎、花、叶类药物放在竹匾内,用手或剪刀将其不入药的残基、叶柄、花蒂及须髭等摘除,使之纯净。如旋覆花、辛夷除去梗柄等。即将少许辛夷或旋复花摊放在竹匾内,用手轻轻摘除连在花朵上的细梗,同时拣去杂草残叶,留净药使用。但在摘除旋复花梗时,操作人员应戴口罩,因有茸毛飞散。同时操作要轻,以免把花瓣绒毛弄掉,光剩蕊蒂,影响美观和药效。

(2)揉:将药物放在大眼蔑筛上,用手轻轻揉搓使碎后,再通过筛簸,以除去筋膜杂质,如桑叶、马兜铃等。有些质软的丝状或花类药物,因产地包装压缩过紧,形成团块者,只需放在竹筛上用手揉开,使回复原来的形态,如通草、白菊花等。注意在揉搓时,只能略略揉碎,不能用力多搓,揉力过大,否则,便成碎末,不合药用。

(3)擦:是用两块木块,将药物放在中间反复摩擦,或放入石臼内用木棍轻轻擦动,以除去外皮和硬刺。如蔓荆子、苍耳子、路路通等,即将原药放入锅内,文火微炒,取出摊放竹匾内冷却,用木板推擦或放入石臼内用木棍轻轻擦动,使白衣或刺脱落,再放入竹匾内簸去白衣或刺屑。注意:在擦碾苍耳子去刺时,不能用力过猛,重压则子碎,有油质外渗,不合药用。

(4)砻:是用石磨(垫高磨芯)或竹木制成的推子,将药物放穴中,推动磨,磨去药物杂质或非药用部分,而不致将肉仁磨碎。如桃仁、杏仁去皮,扁豆去衣,刺蒺藜、苍耳子去刺,香附去毛等。

(5)刷:是用毛刷或尼龙刷,刷去药物外表面灰尘、泥砂、绒毛或其他附着物。如枇杷叶入药时就需用刷子刷去叶片的毛茸附着物,再经过其他方法加工后方能入药。传统认为,去毛不净可影响肺,使咳嗽不止,刷的工具,除上述外,还可用丝瓜络,效果比刷子为好。

(6)剪切:利用剪刀或刀,剪或切去药材残留的非药用部分,或将药用部位用剪刀剪碎,或分离不同的药用部位。如玄参去芦,防风切去根头,细辛剪去叶等。

(7)挖:此法是采用金属刀或非金属刀,如竹片,挖去果类药物中的内瓤、毛核,以便于药用。如枳壳挖去内瓤、金樱子挖去毛。后者将金樱子加水浸泡至微软,顺切两半挖尽毛及核,再洗一次,晒干。

(8)剥：将果实类药物的外壳剥除，但分离时需保持其完整，如白豆蔻、砂仁剥去壳，临用时打碎。

第三节　中药净制的一般要求

中药净制是根据原药材的情况，结合中医临床用药要求而进行的。按净制要求可分为：去根去茎，去皮壳，去毛，去心，去芦，去核，去瓤，去枝梗，去头尾足翅，去残肉，去杂质、霉败品等。

一、去根去茎

1. 去残根　用茎或根茎的药物须除去非药用部位的残根，一般指除去主根、支根、须根等非药用部位。常用于石斛、荆芥、麻黄、薄荷、黄连、芦根、藕节、马齿苋、马鞭草、泽兰、茵陈、益母草、瞿麦等。

2. 去残茎　用根的药物须除去非药用部位的残茎，如龙胆、白薇、丹参、威灵仙、续断、防风、秦艽、广豆根、柴胡等。

现代研究认为，柴胡根、茎、叶的化学成分不完全相同，根含皂苷，具有解热、镇痛、镇静、抗炎等作用；茎叶不含皂苷，无根的作用，但挥发油含量为根的 3 倍，因此，柴胡只用根入药是合理的。

另外，同一类植物根、茎均能入药，但二者作用不同，须分离，分别入药。如麻黄根能止汗，茎能发汗解表，故须分开入药。

制作：一般采用剪切、搓揉、风选、挑选等。

二、去枝梗

指除去某些果实、花、叶类药物非药用部位，如去除老茎枝、柄蒂（花柄、果柄），使用量准确。

现代常要求去枝梗的药物有五味子、花椒、连翘、槐角、夏枯草、辛夷、密蒙花、桑叶、侧柏叶、钩藤、女贞子、桑寄生、栀子、桑螵蛸等。

如钩藤，习惯上以钩入药为佳，并认为双钩比单钩好，嫩枝较老枝好。现代研究认为，钩藤的钩与茎所含化学成分基本一致，但含量有差别，老枝，枯枝含量极少，药理实验结果表明，嫩枝钩降压作用维持时间长，老枝、茎降压作用较弱，维持时间短，说明古人强调钩藤用钩、嫩枝并去除老茎枝有道理。

制作：一般采用挑选、切除、摘等方法。

三、去皮壳

药材的去皮包括几个方面,有皮类药材去除其栓皮,根及根茎类药材去除其根皮,果实、种子类药材去除其果皮或种皮,并非指同一物质。后世医家著作中记载认为"去皮免损气"。现代认为去皮壳的作用及目的主要有便于切片,使用量准确,分开药用部位,除去非药用部位等。

制作:去皮壳的方法因药物不同而异,树皮类药物,如厚朴、杜仲、黄柏、肉桂等可用刀刮去栓皮、苔藓及其他不洁之物。果实类药物如草果、益智、使君子、白果、大风子、榧子、巴豆、等,可砸破皮壳,去壳取仁。种子类药物,如苦杏仁、桃仁等,可用焯法去皮。有些药物多在产地趁鲜去皮。如知母、桔梗(传统要求桔梗去"浮皮"后入药)等。若不趁鲜及时去皮,干后不易除去。

据报道,通过对厚朴、杜仲、丹皮、椿根皮、黄柏、秦皮、苦楝皮、肉桂、海桐皮等九种药材从粗皮与肉皮的形态、组织及化学成分比较来看,认为除去粗皮是皮类药材的合理炮制方法。但商品规格"刮丹皮"则出现了药材中丹皮酚的含量降低的结果,显然丹皮刮去外皮是不合理的。所以,《中国药典》一部(2000年版)炮制项下规定"迅速洗净,润后切薄片,晒干",此法是合理的。秦皮去粗皮历代本草中多无记载,且加工较繁,故药典不作规定,符合秦皮传统用药习惯与生产实际。肉桂粗皮不含挥发油,故药典明确规定去粗皮。苦楝皮去粗皮在本草中几无记载,其粗皮含微量有效成分,药典在采收项下对苦楝皮的规定是"晒干,或除去粗皮,晒干",要求不一。鉴于苦楝皮粗皮厚薄不同,所占百分率为3.16%~1.94%,故认为粗皮较厚,百分率较高的应除去;粗皮较薄、百分率低的可不必除去;《中国药典》一部(2000年版)中也认为海桐皮"带钉刺者佳",实际上钉刺、粗皮均不具有内皮的生物碱反应,而是作为鉴别海桐皮的特征。因此,海桐皮的钉刺与粗皮在产地加工时可保留,而在切片时应以除去。

四、去毛

有些药物表面或内部,常着生许多绒毛,服后能刺激咽喉引起咳嗽或其他有害作用,故须除去,消除其副作用。去毛类药材包括药材表面的细茸毛、鳞片,以及根类药材的须根。

制作:一般采用刷除、砂烫,筛选,风选,挑拣等方法。根据不同的药物,可分别采取下列方法:

1. 根茎类药材　某些根茎类药材如骨碎补、香附、知母等表面具毛,传统方法用敞口锅以砂烫法将药材烫至鼓起、毛焦时,放冷装入布袋,拉住两头来回不停地抽动,或用竹篓(放入少许瓷片)撞去绒毛,待其表面茸毛在撞击中被擦净时,取出过筛。

现代多用滚筒式炒药机砂烫法,即在炒药机内投入适量河砂预热,投入药材炒至鼓起,此时转锅带动河砂与药材快速均匀的摩擦,待茸毛被擦净,取出过筛。

2. 叶类药材　部分叶类药材如枇杷叶、石韦等,其下表面密被绒毛,传统方法将枇杷叶、石韦等逐张用棕刷刷除绒毛,洗净,润软、切丝、干燥。一般用于少量者。

现大量生产,可将枇杷叶、石韦等润软、切丝,将入筛箩内(约装大半箩)置水池中,加水至药面,先用光秃的竹扫帚用力清扫数分钟,再加水冲洗,同时仍用竹扫帚不停地搅拌清扫,如此反复一次,至水面无绒毛飘起时捞出,干燥。

现代有人对去毛的枇杷叶及毛茸作了成分的系统分析,结果表明两者所含成分基本相同,唯毛茸中皂苷含量较叶中为低。毛茸中并不含有能致咳或产生其他副作用的特异化学成分。也有研究发现枇杷叶的茸毛在煎煮过程中不易脱落,即使有少量脱落也可以通过过滤而除去。现主张枇杷叶不必刷去毛,既省工又省时。

3. 果实类药材　金樱子果实内部生有淡黄色绒毛,本品在产地加工时,纵剖二瓣,用手工工具挖净毛核。

现代可将金樱子用清水淘洗,润软,置切药机上切 2mm 厚片,筛去已脱落的毛、核,置清水中淘洗,沉去种核,捞出干燥。或将浸泡至七八成干的金樱子置碾盘上,碾至花托全破开,瘦果外露时,置筛孔直径为 0.5cm 的筛子里进行筛选,可除去 95%绒毛及瘦果,晒干,再进行筛选即可。

4. 其他类药材　如鹿茸,先用瓷片或玻璃片将其表面绒毛基本刮净后,再用酒精燃着火将剩余的毛燎焦,注意不能将鹿茸燎焦。

五、去心

"心",一般指根类药材的木质部或种子的胚芽,在实际操作中,去心的药材主要包括去根的木质部分和枯朽部分、种子的胚、花类的花蕊,某些果实的种子以及鳞茎的茎等。近代有地骨皮、五加皮、白鲜皮、连翘等药材去心。

关于去心的目的,从历代文献中,其去心作用理论可归纳如下几个方面:

1. 除去非药用部位　经查考古代医药文献,对几十种要求去心的药物,绝大部分是出于这方面的理由。某些根及根茎药物,如甘遂、百部、贝母、百合等,虽然对临床治疗不产生副作用,心所占比重也不大,但认识到"心"枯燥无津,无治疗作用,影响药物的纯净度,同时古人讲究饮片外观美,而心木质纤维化,质地坚硬,粗糙,古代生产工具、设备落后,不便于切片,故要求除去。某些根皮类药物,如牡丹皮、地骨皮、白鲜皮、五加皮、巴戟天等,由于木心所占比重较大,且无药效,影响用量的准确性,而且木心坚硬,韧性强,多纤维,故作为非药用部位而要求除去。

2. 分离不同药用部位　古文献对这方面的记载仅有几个药物,如莲子。清·《得配》载:"炒用止痢,蒸用补脾,生用清心"。莲子心和莲子肉作用不同。莲子心(胚芽)能清心热,除烦,莲子肉能补脾涩精,故须分别入药。个别药物去心,如果实种子类,花椒

(果皮),温中止痛,杀虫止痒;椒目(种子)行水平喘。连翘(果实),清热解毒,消肿散结,连翘心(种子),清心安神,利小便。清《医宗说约》除肺火止,用心、赤鼻良验。据查考,连翘一般是带心用的,花椒目前也很少去心。

3. 消除药物的副作用 梁·陶弘景云:麦冬,"汤浸抽去心,不尔令人烦。"《雷公》载远志,"若不去心,服之令人闷"。以后的历代本草,均有类似的记载,说明古人在医疗实践中确实认识到个别药物的心,对临床治疗会带来不利的影响。同时,根据临床辨证施治的需要,古文献记载也有连心用的,如麦冬,宋·《备用本草》载:"温水洗去心用,不令心烦,惟伤寒科带心用。"清·《钩元》载:"通脉不去心。"清·《便读》云:"亦有连心用者,以其心如人之脉络,一颗十余枚,个个贯通,取其能贯通经络之意,故生脉散用之者,以能复脉中之津液也。"

近些年来,对净制去心的作用理论进行了大量的研究工作,已有不少实验研究报道,主要有如下两个方面。

(1)化学成分分析研究 应用现代科学理论、方法、技术进行定性和定量分析。据报道:远志皮皂苷含量相当于木心的 25 倍。远志皮与远志心的化学成分相同,但皂苷含量高低有别,皮为 12.1%,心为 0.48%。麦冬不同炮制品中总黄酮的含量,去心麦冬明显高于其他炮制品。方差分析结果非常显著。进一步比较麦冬肉(皮部)与麦冬心(木质部)的化学成分基本相似,临床实验服带心麦冬患者,都未发现"烦"的表现,现主张麦冬可以不去心,入煎剂时切碎或砸扁使用,有利于成分的浸出。丹木中含牡丹酚、芍药苷和氧化芍药苷与丹皮相似,细根的牡丹酚和单萜苷含量较粗根为高。丹皮和全根在相同条件下,总提取物收率分别为 41% 和 38%。巴戟天经薄层色谱和紫外光谱比较,根皮与木心所含化学成分差异很大,无机元素含量比较,根皮中有毒元素 Pb 较木心中含量为低,Fe、Mn、Zn 等 16 种微量元素含量较木心中为丰富,特别是与中医的"肾",心血管和造血机能密切相关的 Zn、Mn、Fe、Cr 等元素,在根皮中含量较高。

(2)药理作用比较研究 据报道,远志有祛痰作用,远志心无效;在镇静方面,全远志>远志皮>远志心,说明远志心对镇静有协同作用,而在祛痰方面无此作用。水煎液分别经小鼠酚红测定,皮有明显的祛痰作用,而心则无祛痰作用,但溶血作用和毒性,远志皮>全远志>远志心。丹木与丹皮血小板凝集抑制作用的比较,其作用程度相同,而抑制纤维蛋白溶酶原活性和抗纤维蛋白溶酶作用的比较,丹木比丹皮强。连翘能清热解毒,散结,通过老翘与老翘心,青翘与老翘心毒性实验表明:青翘与老翘的毒性比心大,青翘比老翘毒性大。

六、去核

有些果实类药物,常须用果肉而不用核(或种子)。其中有的核(或种子)属于非药用部分,有的果核与果肉作用不同,故须分别入药。

关于去核的目的,《雷公》中曾提出"使山茱萸,须去肉核,……核能滑精"。至清代《修事》中则总结为"去核者免滑精"。现代对去核的解释多沿用此说。

此外,去核还有其他说法,如宋代《证类》中说蜀椒"椒目冷,别入药用,不得相杂"。明代《品汇》中说川楝"使肉即不使核,使核即不使肉。"也有二者作用不同之意。即核与肉功用不一须分别入药。

制作:一般采用风选、筛选、挑选、浸润、切挖等方法。

乌梅,按医疗要求有用肉者,且核的分量较重,并无治疗作用,故须除去。去核方法:质地柔软者可砸破,剥取果肉去核;质地坚韧者可用温水洗净润软,再取肉去核。

山楂(北山楂),为了增强果实的疗效,多将核除去。去核方法:多在切成饮片后,干燥,筛去饮片中脱落的瓤核。南山楂以个入药,多不去核用于临床。

山茱萸,果实分量较重,无治疗作用。且古人认为核能滑精,故须除去,本品多在产地即已去核。如仍有未去核者,可洗净润软或蒸后将核剥去,晒干。

现代研究,山茱萸果核与肉的成分相似,但含量有差别,鞣质和油脂主要分布于核中,而具有降低血清转氨酶作用和安定、降湿、抗菌消炎作用的熊果酸主要存在于肉中,核为肉的1/6。临床有带核入药治疗遗精致病情加剧的报道。因此山茱萸不去核必然会影响临床疗效。

诃子为收涩药,历代强调"去核用肉"。现代研究认为诃子主要成分为鞣质,生诃子肉中鞣质含量为40.60%,核中鞣质含量仅为4.16%,含量相差近十倍,故须去核入药,以去除其质次部分,提高有效成分含量比,从而增加其收敛止泻之功。

七、去芦

"芦"又称"芦头",一般指药物的根头,根茎、残茎、茎基、叶基等部位。

去芦的目的,历代亦很少说明,宋《证类》中人参项下有"采根用时,去其芦头,不去者吐人,慎之"的记载,明·张浩《仁术》:"去芦,芦与参相反,吐药中有用芦者。"龚廷贤在《回春》中也指出"肺气短少气虚喘烦热去芦用",罗周彦《粹言》:"去芦,其芦能上涌吐痰。"李中梓在《通玄》中说"芦能耗气,又能发吐耳。"清代《修事》则总结为"去芦者免吐"并沿用至今。

由于中药去芦经历了中药去芦的提出(汉代),中药去芦的发展(唐代、宋代、元代),不去芦和去芦中药同入处方(明代),以及对中药去芦不多(清代)的发展过程,尤其在清代,很少提出中药去芦的要求,为进一步探讨古人关于中药去芦的合理性,现代学者对部分中药的芦头和入药部位从成分、药理、临床方面作了一些研究。如人参,其主根和芦头的皂苷种类、数目均相同,后者含量是前者的3倍左右,其他如多肽、氨基酸、无机元素等也是大同小异,药理资料表明,未发现人参芦有催吐作用,认为人参去芦没有必要,以避免药材的损失。

另外,据对桔梗主根和芦头的成分比较表明,桔梗芦头和主根的成分基本一致,但所含皂苷量,芦头略多于根约 20%~30%,其他如前胡、防风、玄参、独活等,其芦头和主根均具有相同或相近的有效成分和临床效果。现多主张不去芦头使用,即使去除,与"令药洁净"有一定联系,以达符合中药净度要求。

八、去瓤

有些果实类药物,须去瓤用于临床。药材去瓤,历代品种并不多,有枳实(汉代),枳壳(唐代),青皮、木瓜、罂粟壳(宋代),臭橙(明代)等。

去瓤的目的,古代主要是去除质次部位。唐代《新修》中说枳实"用当去核及中瓤乃佳," 至明代《蒙筌》中始有"去瓤者免胀。" 这些说法与去瓤的原始意图不相同,但现代仍沿用。如枳壳,通常用果肉而不用瓤,瓤无治疗作用。据研究,枳壳及其果瓤和中心柱三者均含挥发油、柚苷及具升压作用的辛弗林和 N–甲基酪胺,但果瓤和中心柱挥发油含量甚少,且不含柠檬烯。枳壳瓤占枳壳重量的 20%,又易霉变和虫蛀,水煎液极为苦酸涩,不堪入口;同时,还有瓤会引起胀气的说法,故枳壳瓤作为非药用部分除去是有一定道理的。其方法是,原药用小刀挖去瓤,洗净泥砂,捞起,润过液,用铁锚压扁,再上木架压 3~5 天,压扁后,使对合成扁半圆形,切成 0.2cm 厚的凤眼片,晒干。

九、去头尾、皮骨、足、翅

部分动物类或昆虫类药物,有些需要去头尾或足翅。其目的是为了除去有毒部分或非药用部分。如乌梢蛇、金钱白花蛇、蕲蛇等均去头尾,斑蝥、红娘子、青娘子均去头足翅;蛤蚧须除去鳞片头爪,蜈蚣须除去头足。

制作:去头尾、皮骨,一般采用浸润切除,蒸制剥除等方法。去头足翅,一般采用掰除、挑选等方法。

近年来,通过对蝉蜕的研究结果表明,其头、足、壳身的主要成分是氨基酸,带头足的蝉蜕其镇静、镇痛及降低毛细血管通透性的作用最强,因此有人认为蝉蜕不必去头足,而以整体入药。

十、去残肉

某些动物类药物,如龟甲、鳖甲、豹骨、猫骨等,均须除去残肉筋膜,纯净药材。

制作:传统方法一般采用刀刮、挑选、浸漂(如石灰、碱面浸。比例:龟板:石灰:碱面=100:20:2.5)等。现代可用胰脏净制法和酵母菌法。

1. 胰脏制法

加工方法:取新鲜或冰冻的猪胰脏,除去外层脂肪和结缔组织称量后绞碎,用水少许搅匀,置于纱布上过滤,取滤液配制成约 0.5% 的溶液,用 Na_2CO_3 调 pH 值在 8.0~8.4 之间。水浴加热至 40℃,每隔 3 小时搅拌 1 次,经 12~16 小时,残皮和残肉能全部脱落,捞起龟甲、鳖甲,洗净晒干,至无臭味即得。

加工原理:胰脏分泌胰酶(胰蛋白酶、糜蛋白酶、胰淀粉酶和胰脂肪酶)。其中胰蛋白酶在适宜的条件下(温度 40℃,pH 值 8.0~8.4,糜蛋白酶要求 pH 值为 8.0),对不同形式的肽链发生水解作用,使蛋白质水解成氨基酸和多肽。而龟甲上的残肉、残皮含有丰富的蛋白质,可被胰酶水解而除去。其方法优点是,产品色泽好,无残肉,易裂开,胰脏易得,设备简单,操作方便,成本低,时间短,但对产品质量有影响。

2. 酵母菌法

取龟甲 0.5kg,用冷水浸泡 2 天,放弃浸泡液,加卡氏罐酵母菌 300ml,加水淹过龟甲 1/3~1/6 体积,盖严。2 天后溶液上面起一层白膜,7 天后将药物捞出,用水冲洗4~6 次,晒干至无臭味即得。其优点是酵母菌法比原来传统净制法时间可缩短 5~6倍,设备简单,去腐干净,对有效成分(动物胶)无损失,出胶率比传统净制品还高,适应大量生产。

另外,有些动物类药材需要去毛丝、角塞和皮膜,如僵蚕、穿山甲、象皮、羚羊角、熊胆、紫河车、麝香等。

十一、去杂质及霉品

一般指除去土块、砂石、杂草及霉败品。

1. 去杂质　常用于当归、川芎、浮萍、鸡内金、牡蛎、石膏、朱砂等除去杂质。制作:采用洗净、漂净、筛选、风选和挑选、磁铁吸除等方法。

2. 去霉败品　常用于如山药、片姜黄、百合、薤白、瓜蒌、葛根等除去霉败品。制作:采用洗净、挑选等方法。

第四节　其他加工

一、碾捣

某些矿物、动物、植物类药物,由于质地特殊或形体较小,不便于切制,整体应用会影响有效成分的煎出,影响疗效;因此不论生熟,均须碾碎或捣碎,以便调配和制剂,使其充分发挥疗效。采用碾碎或捣碎的药物,大致分为以下几类:

1. 矿物类 如自然铜、龙骨、云母石等。

2. 甲壳类 如穿山甲、龟甲、瓦楞子等。

3. 果实种子类 本类药物大多数含脂肪油或挥发油。

4. 根及根茎类 本类药物大多数切成饮片供临床应用，但有的品种形体很小，不便切制，如川贝母、制半夏、珠儿参、三七等须在调剂时捣碎。

在碾或捣碎药材时，为防细粉飞扬，常需要加盖；同时富含脂肪油或挥发油的果实种子类在碾或捣碎后不宜贮存过久，以免泛油变质或挥发而失效。

二、制绒

某些纤维性药材经捶打，推碾成绒絮状，以缓和药性或便于应用。如麻黄碾成绒，则发汗作用缓和，适用于老年、儿童和体弱者服用。另外，艾叶制绒，便于配制"灸"法所用的艾条或艾柱。

三、拌衣

将药物表面用水湿润，使辅料粘于药物上，从而起到一定的治疗作用。

1. 朱砂拌 将药物湿润后，加入定量的朱砂细粉拌匀，晾干。如朱砂拌茯神、茯苓、远志等，以增强宁心安神的作用。

2. 青黛拌 基本与朱砂拌法相同，如青黛拌灯心草，有清热凉肝的作用。

四、揉搓

某些质地松软而呈丝条状的药物，须揉搓成团，便于调配和煎熬，如竹茹、谷精草等。另如荷叶、桑叶须揉搓成小碎块，便于调剂和制剂。

【习题】

1. 净选加工的目的是什么？常采用哪些方法进行净选？

2. 简述多种药筛的规格及适应药物。

第三章 饮片切制

饮片切制是将净选后的药物进行软化,切成一定规格的片、丝、块、段等炮制工艺。广义而言,凡是直接供中医临床调配处方用的所有药物,统称为饮片。

饮片切制历史悠久,它是由"哎咀"发展过来的,哎咀指以口咬碎。早在汉以前的《五十二病方》中,就载有"细切"、"削"、"剡"等早期饮片切制用语。历经汉、唐发展到南宋时期制药事业日臻完善,如元朝周密在回忆南宋的《武林旧事》一书中,曾记载杭州已有制售"熟药圆散,生药饮片"的作坊了。至明代中期陶华的《伤寒六书》制药法中,明确提出了饮片一词,曰:"一用川大黄,须锦纹者,佳。锉成饮片,用酒搅匀,干燥,以备后用。"

饮片切制的目的在于:

1. 便于有效成分煎出 饮片切制按药材的质地不同而采取"质坚宜薄""质松宜厚"的切制原则,以利于煎出药物的有效成分;同时由于饮片与溶媒的接触面增大,可提高药效的煎出率,并避免药材细粉在煎煮过程中出现糊化、粘锅等现象,显示出饮片"细而不粉"的特色。

2. 利于炮炙 药材切制饮片后,便于炮炙时控制火候,使药物受热均匀。还有利于各种辅料的均匀接触和吸收,提高炮炙效果。

3. 利于调配和制剂 药材切制成饮片后,体积适中,方便配方;在制备液体剂型时,药材切制后能增加浸出效果,制备固体剂型时,由于切制品便于粉碎,从而使处方中的药物比例相对稳定。

4. 便于鉴别 对性状相似的药材,切制成一定规格的片型,显露其组织结构的特征,有利于区别不同药材,防止混淆。

5. 利于贮存 药物切制后,含水量下降,减少了霉变、虫蛀等因素而利于贮存。

第一节 切制前的水处理

干燥的药材切制成饮片必须经过水处理。明代《本草蒙筌》载:"诸药锉时,须要得法,或微水渗,或略火烘。湿者候干,坚者待润,才无碎末,片片薄匀,状与花瓣相侔,合成方剂起眼"。水处理的目的主要是使药材吸收一定量的水分,使药物质地由硬变软,便于切制,同时除去泥砂杂质,使药物洁净,并缓和药性,降低某些药物的毒副作用。

水处理药材的物理过程分三个阶段,即浸润、溶解和扩散。药材在浸润和溶解两个过程中,质地由硬变软,而在扩散过程中,有效成分开始由细胞内向浸泡药材的水溶液中转移,最终导致有效成分的流失,因此,以水处理软化药材的原则为"少泡多润,药透水尽"。要适当控制用水量、浸润时间和温度,防止扩散现象的发生,避免药材损失有效成分。

近年来,有些药材已在产地趁鲜切制成饮片,如青蒿、玉竹、藿香、益母草、薄荷等。

一、常用水处理方法

常用水处理的方法,有淋法、洗法、泡法、漂法、润法等。

(一)淋法(喷淋法)

淋法即用清水喷淋或浇淋药材。操作时,将药材整齐堆放,用清水均匀喷淋,喷淋的次数根据药材质地而异,一般为 2~3 次,均需稍润,以适合切制。本法多适应于气味芳香、质地疏松的全草类、叶类、果皮类和有效成分易随水流失的药材如薄荷、荆芥、佩兰、香薷、枇杷叶、陈皮、甘草等。

淋法处理后仍不能软化的部分,可选用其他方法,如润法,进行再处理。

(二)淘洗法

淘洗法是用清水洗涤或快速洗涤药物的方法。操作时,将药材投入清水中,经淘洗或快速洗涤后,及时取出,稍润,即可切制。由于药材与水接触时间短,故又称"抢水洗"。适用于质地松软,水分易渗入及有效成分易溶于水及芳香药材,如五加皮、瓜蒌皮、白鲜皮、合欢皮、南沙参、石斛、瞿麦、陈皮、防风、龙胆、细辛等。大多数药材洗一次即可,但有些药材附着多量泥砂或其他杂质,则需用水洗数遍,以洁净为度。每次用水量不宜太多,如蒲公英、紫菀、地丁等。

洗药机的工作原理为:将待洗药物从滚筒口送入后,启动机器,打开开关放水。在滚筒转动时,喷水不断冲洗药物,冲洗水再经水泵打起作第二次冲洗。洗净后,打开滚筒尾部放出药物停车。

此种洗药机的特点是:①利用导轮的作用,使噪音及振动很小;②应用水泵使水反复冲洗,可以节约用水。

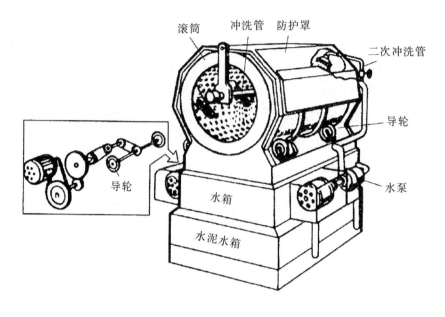

图 3-1　洗药机

（三）泡法

泡法是将药材用清水泡一定时间,使其吸入适量水分的方法。操作时,先将药材洗净,再注入清水至淹没药材,放置一定时间,视药材的质地、大小和季节、水温等灵活掌握,中间不换水,一般浸泡至一定程度,捞起,润软,再切制。适用于质地坚硬,水分较难渗入的药材。如萆薢、天花粉、木香、乌药、土茯苓、泽泻、姜黄、三棱等。

体积粗大、质地坚实者,泡的时间宜长些;体积细小,质轻者,泡的时间宜短些。春、冬季节浸泡的时间相对宜长些;夏、秋季节浸泡的时间则宜短。质轻遇水漂浮的药材,如枳壳、青皮,再浸泡时,要压一重物,使其泡入水中。本着"少泡多润"的原则,以软硬适度便于切制为准。

另外,动物类药物也可采取泡法,即将药材置缸内,放水淹过药面,加盖泡之,中间不换水。由于微生物繁殖,造成筋膜腐烂,可除去附着的筋、肉、膜、皮等,而留下需要的骨质。洗净,干燥。如龟甲、鳖甲、鹿角、狗骨等。

（四）漂法

漂法是将药材用多量水,多次漂洗的方法。操作时,将药材放入大量的清水中,每日换水 2~3 次。漂去有毒成分、盐分及腥臭异味。古代常用长流水漂。本法适用于毒性药材、用盐腌制过的药物及具腥臭异常气味的药材,如川乌、草乌、天南星、半夏、附子、肉苁蓉、昆布、海藻、紫河车、五谷虫、人中白等。

漂的时间根据药材的质地、季节、水温灵活掌握,以去除其刺激性、咸味及腥臭气味为度。

（五）润法

润法是把泡、洗、淋过的药材，用适当器具盛装，或堆积于润药台上，以湿物遮盖，或继续喷洒适量清水，保持湿润状态，使药材外部的水分徐徐渗透到药物组织内部，达到内外湿度一致，利于切制。适用于质地较坚硬药材。润药得当，既保证质量，又可减少有效成分损耗，有"七分润工，三分切工"之说。润药是关键。润法的优点一是有效成分损失少，二是饮片颜色鲜艳，三是使水分均匀，饮片平坦整齐，很少有炸心、翘片、掉边、碎片等现象。

润的方法具体有浸润、伏润、露润等。

1. 浸润　以定量水或其他溶液浸润药材，经常翻动，使水分缓缓渗入内部，以"水尽药透"为准，如酒浸黄连、木香；水浸郁金、枳壳、枳实等。

2. 伏润（闷润）　经过水洗、泡或以其他辅料处理的药材，用缸（坛）等在基本密闭条件下闷润，使药材内外软硬一致，利于切制，如郁金、川芎、白术、白芍、山药、三棱、槟榔等。

3. 露润（吸潮回润）　将药材摊放于湿润而垫有篾席的土地上，使其自然吸潮回润，如当归、玄参、牛膝等。

润法应注意：①润法时间长短应视药物质地而定，如质地坚硬的需浸润3~4天或10天以上；质地较软的1~2天即可。夏、秋宜短，冬、春宜长。②质地特别坚硬的药物，一次不易润透，需反复闷润才能软化。如大黄、何首乌、泽泻、槟榔等；③夏季润药，由于环境温度高，要防止药物霉变，对含淀粉多的药物如山药、天花粉等，要防止发粘、变红、变霉、变味现象出现。一经发现，要立即以清水快速洗涤，晾晒后再适当闷润。

有些不适宜采用上述方法处理的药材，还可采用蒸润、蒸汽喷雾润、减压饮润等方法。如黄芩要蒸润后趁热切片，使其断面呈现黄色，若用冷水浸润后切片，断面则变为绿色，药材就发生了质变，使疗效降低或丧失；木瓜蒸后呈棕红色，趁热切片，鹿茸刮去茸毛，加酒稍润，置高压锅脐上喷汽趁热切片，边蒸边切，既保证质量又利于切片。

为了缩短切制工艺生产周期，提高饮片质量，国内有关单位还采用了"真空加温润药法"和"减压冷浸润法"，收到较好的效果。

真空加温润药机的操作方法：药物经洗药机洗净后，自动投入圆柱形筒内，打开真空泵，放入蒸汽，使温度逐步上升到规定的范围（可自行调节），保温15~20分钟后，关闭蒸汽（时间可根据药物性能掌握）。

减压冷浸法的原理是利用减压抽真空的方法，抽出药物组织间隙的气体，使之接近真空，维持原真空度不变，将水注入罐内至浸没药材，再恢复常压，使水迅速进入药材组织内部，达到与传统浸润方法相似的持水量，将药材润至可切，以此提高软化效率。

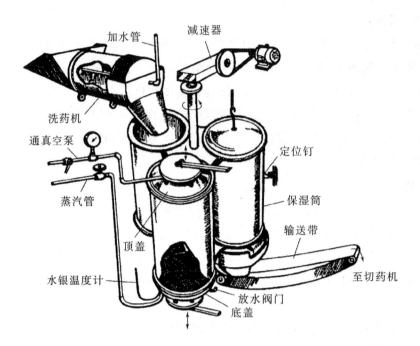

图 3-2　真空加温润药机

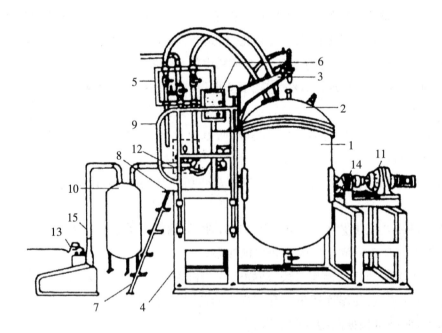

1.罐体；2.罐盖；3.移位架；4.机架；5.管线架；6.开关箱；
7.梯子；8.工作台；9.扶手架；10.缓冲罐；11.减速机；
12.液压动力站；13.真空泵；14.罐体定位螺；15.减震胶管

图 3-3　减压冷浸示意图

二、药材软化程度的检查办法

药材在水处理过程中,要检查其软化程度是否符合切制要求,习惯称"看水性"、"看水头"。现将常用检查法简介如下:

1. 弯曲法　适用于长条状药材。药材软化后握于手中,大拇指向外推,其余四指向内缩,以药材略弯曲,不易折断为合格,如白芍、山药、木通、木香等。

2. 指掐法　适用于团块状药材。以手指甲能掐入软化后药材的表面为宜,如白术、白芷、天花粉、泽泻等。

3. 穿刺法　适用于粗大块状药材。以铁钎能刺穿药材而无硬心感为宜,如大黄、虎杖等。

4. 手捏法　适用于不规则的根与根茎类的药材。软化后以手捏粗的一端,感觉其较柔软为宜,如当归、独活等;有些块根、果实、菌类药材,需润至手握无响声及无坚硬感,如黄芩、槟榔、延胡索、枳实、雷丸等。

第二节　饮片类型及切制方法

一、饮片类型

(一)常见的饮片类型及规格

药材的自然状况和不同需要,对于决定饮片类型具有重要意义,因为它直接关系到饮片切制的操作和临床疗效。饮片切制分为手工切制和机器切制,手工切片可灵活切制各种规格、形状的饮片,而机器切片多为横片、斜片、段、丝等。常见的饮片类型和规格有:

1. 极薄片　厚度为 0.5mm 以下,对于木质类及动物骨、角质类药材,根据需要,入药时,可分别制成极薄片。如羚羊角、鹿角、松节、苏木、降香等。

2. 薄片　厚度为 1~2mm,适宜质地致密坚实、切薄片不易破碎的药材。如白芍、乌药、槟榔、当归、木通、天麻、三棱等。

3. 厚片　厚度为 2~4mm,适宜质地松泡、黏性大、切薄片易破碎的药材,如茯苓、山药、天花粉、泽泻、丹参、升麻、南沙参等。

4. 斜片　厚度为 2~4mm,适宜长条形而纤维性强的药材。倾斜度小的称瓜子片(如桂枝、桑枝),倾斜稍大而体粗者称马蹄片(如大黄),倾斜度更大而药材较细者,称柳叶片(如甘草、黄芪、川牛膝、银柴胡、漏芦、苏梗、鸡血藤、木香等)。

5. 直片(顺片)　厚度为 2~4mm,适宜性状肥大、组织致密、色泽鲜艳和需突出其鉴别特征的药材。如大黄、天花粉、白术、附子、何首乌、防己、升麻等。

6.丝(包括细丝和宽丝) 细丝2~3mm,宽丝5~10mm。适宜皮类、叶类和较薄果皮类药材。如黄柏、厚朴、桑白皮、青皮、合欢皮、陈皮等均切细丝;荷叶、枇杷叶、淫羊藿、冬瓜皮、瓜蒌皮等均切宽丝。

7.段(咀、节) 长为10~15mm,长段又称"节",短段称"咀"。适宜全草类和形态细长,内含成分易于煎出的药材。如薄荷、荆芥、香薷、益母草、党参、青蒿、佩兰、瞿麦、怀牛膝、沙参、白茅根、藿香、木贼、石斛、芦根、麻黄、忍冬藤、谷精草、大蓟、小蓟等。

8.块 边为8~12mm的立方块。有些药材煎熬时,易糊化,需切成不等的块状,如阿胶丁等。

【附注】

中药饮片片型规格丰富多样,根据切制后成品的不同形状,全国各地还有各具特色的饮片类型,主要有:圆片,又称顶头片,如白芍、白芷等;骨牌片,将长方形片子,先切成长段,再纵切成骨牌片,如杜仲、黄柏等;肚片,多用于树皮类药材,如厚朴、肉桂等;蝴蝶片,适用于不规则块根或菌类药材,如白术、川芎;马蹄片,如大黄;腰子片,如马钱子;凤眼片,如枳壳;如意片,如双筒厚朴;剪片,用剪刀将硬皮类药材剪成小块片,如陈皮等。

(二)饮片类型的选择原则

1.质地致密、坚实者,宜切薄片。如乌药、槟榔、当归、白芍、木通等。

2.质地松泡、粉性大者,宜切厚片。如山药、天花粉、茯苓、甘草、黄芪、南沙参等。

3.为了突出鉴别特征,或为了饮片外形的美观,或为了方便切制操作,视不同情况,选择直片、斜片等。如大黄、何首乌、山药、黄芪、桂枝、桑枝等。

4.凡药材形态细长,内含成分又易煎出的,可切制一定长度的段。如木贼、荆芥、薄荷、麻黄、益母草等。

5.皮类药材和宽大的叶类药材,可切制成一定宽度的丝。如陈皮、黄柏、荷叶、枇杷叶等。

6.为了方便对药材进行炮炙(如酒蒸),切制时,可选择一定规格的块或片。如大黄、何首乌等。

饮片类型会直接影响到药物疗效。《金匮玉函经》指出"欲如大豆,粗则药力不尽。"饮片的厚薄、长段及粒度的大小、粗细与煎出物都有着密切的联系,通过对饮片类型的质量标准进行深入研究,量化、优化经验加工切制方法,是中药饮片切制发展的必然趋势。

二、饮片的切制方法

饮片切制在不影响药效,便于调配、制剂的前提下,基本上采用机械化生产,并逐步向联动化生产过渡。目前,由于机器切制还不能满足某些饮片类型的切制要求,故在某些环节手工切制仍在使用。

(一)机器切制

目前,全国各地生产的切药机种类较多,功率不等,如剁刀式切药机、旋转式切药机、多功能中药切药机、多功能斜片切药机等,基本特点是生产能力大,速度快,节约时间,减轻劳动强度,提高生产效率。但目前看来,更新、改进现有的切药机器,使之能生产多种饮片类型及适用于各种药材是机器切制亟待解决的问题。

现将几种主要的切药机简介如下:

1. 剁刀式切药机 这种切药机结构简单,适应性强,一般根、根茎、全草类药材均可切制,不适宜颗粒状药材的切制。

2. 旋转式切药机 这种机器分为动力、推进、切片、调节四部分。其特点是,可以进行颗粒类药物的切制,全草类药物则不宜切制。

3. 多功能切药机 这种切药机主要是适用于根茎、块状及果实类中药材,圆片,直片,以及多种规格斜形饮片的加工切制。

结构特点:①体积小重量轻、效率低,操作维修方便;②药物切制过程无机械输送;根据药物形状直径选择不同的进药口,以保证饮片质量。

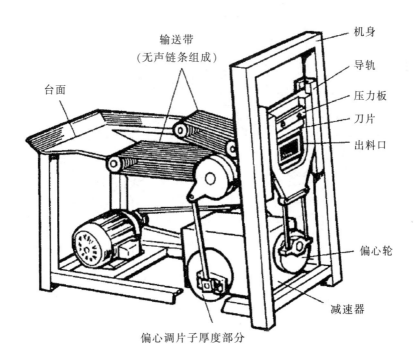

图 3-4 剁刀式切药机

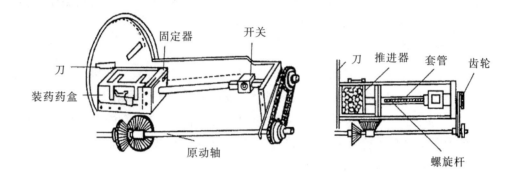

图 3-5　颗粒状药材切片原理示意图

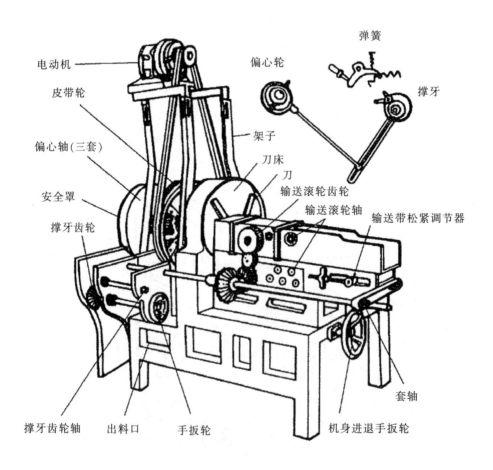

图 3-6　旋转式切药机

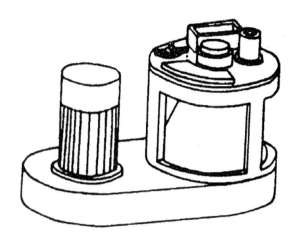

图3—7 多功能切药机外形图

(二)手工切制

手工切制用的切药刀,全国各地不甚相同,但切制方法相似。操作时,将软化好的药物,整理成把(称"把活")或单个(称"个活")至于刀床上,用手或一特别的压板向刀口推进然后按下刀片,即切成饮片。饮片的厚薄长短,以推进距离控制。

有些"个活",如槟榔,可用"蟹爪钳"夹紧向前推进。某些贵重药材,还可采用特殊的工具加以切制,如鹿茸加工壶,就是专门用来加工鹿茸的。

手工切药刀主要有:

①切药刀(铡刀)主要由刀片、刀床(刀桥)、压板、装药斗、控药棍等部件组成。操作时,人坐在刀凳上,左手握住药材向刀口推送,同时右手拿刀柄向下按压,即可切出饮片。较多用于切横薄片及草类药物,如桂枝、白芍、荆芥、香薷等。

②片刀(类似菜刀)多用于切厚片、直片、斜片等,如浙贝母、白术、甘草、黄芪、苍术等。

手工切制适用于机器不好切的药材,如太软、太黏及粉质药材和少量药材。其操作方便,灵活,不受药材形状的限制,切制的饮片均匀、美观,损耗率低,类型和规格齐全,弥补了机器切制的不足。缺点是劳动效率较低。

(三)其他切制

对于木质及动物骨、角类药物,用上述工具较难切制,可根据不同情况选择适宜工具以利于操作。

1.镑 镑片所用的工具是镑刀。操作时,将软化的药材用钳子夹住,另一只手持镑刀一端。来回镑成极薄的饮片。此法适用于动物角类药物。如羚羊角、水牛角等。近年来,一些地区已使用镑片机。无论用手工镑片还是机器镑片,均需将药物用水处理后,再进行操作。

2. 刨　木质或角质坚硬类药材,如檀香、松节、苏木、牛角等,适用于本法切制。操作时,将药材固定,用刨刀刨成薄片即可。若利用机械刨刀,药材则需预先进行水处理。

3. 锉　有些药材,习惯上用其粉末。但由于用量小,一般不事先准备,而是随处方加工,如水牛角、羚羊角等。调配时,用钢锉将其锉为末,或再加工继续研细即可。

4. 劈　本法是利用斧类工具将动物骨骼类或木质类药材劈成块或厚片。如降香、松节等。

除上述方法外,还可采用擂、研、捣、打、磨等方法粉碎坚硬的矿物及果实种子类药物,如擂朱砂、捣碎栀子等。常用的工具有铁或铜制的"冲钵"、碾槽、石制的"臼"、瓷制的研钵等。

第三节　饮片的干燥

药物切成饮片后,为保存药效,便于贮存,必须及时干燥,否则影响质量。由于各种药物性质不同,干燥方法不尽相同,主要分为自然干燥和人工干燥。干燥方法是否适当是保证药物质量的关键。

一、自然干燥

自然干燥是指把切制好的饮片置日光下晒干或置阴凉通风处阴干,必要时采用烘焙至干的方法。《神农本草经》序录中就有"……阴干暴干,采造时月,生熟,土地所出,真伪新陈,并有各法"。晒干法和阴干法都不需要特殊设备,但易受气候的影响,饮片亦不太卫生,通过烘焙法可弥补上述缺点。

药物的饮片干燥传统要求保持形、色、气、味俱全,充分发挥其疗效。根据不同性质的药物及其干燥方法,可归纳为:

1. 黏性类　黏性类药物如天冬、玉竹等含有黏性糖质类药材,潮片容易发黏,多采用烘焙法或晒干法。明火烘焙可使药物外皮迅速硬结,内部原汁不向外渗,从而保证药材质量。但时间过久会使颜色枯黄,原汁走失,故一般烘焙至九成干,以手摸之感觉烫不黏手为度。干燥时要勤翻动,防止焦枯,如有烈日可晒至九成干即可。

2. 粉质类　粉质类就是含有淀粉较多的药物,如山药、浙贝母等。这些药材潮片极易发滑、发黏、发霉、发馊、发臭而变质,宜采用晒干法或烘焙法。随切随晒,薄摊晒干,要轻翻防碎;如天气不好,微火烘焙。

3. 油质类　油质类药材如当归、怀牛膝、川芎等,宜采用日晒法,如遇阴雨天,不能日晒,也只能微火烘焙。如果火力过大,会使油质溢出表面,失油后干枯影响质量。

4.芳香类　芳香类药材如荆芥、薄荷、香薷、木香等,保持香味极其重要,因为香味与质量有密切的关系,香味浓就意味质量好,所以,多采用阴干法,切后薄摊于阴凉通风干燥处。如太阳不太强烈也可晒干,但不宜烈日曝晒。否则温度过高会挥发香气,颜色也随之变黑。如遇阴雨连绵天气,药材快要发霉,用微火烘焙。避免猛火或高温干燥。

5.色泽类　色泽类药材如桔梗、浙贝母、泽泻、黄芪等。这类药材色泽很重要,含水量不宜过多,否则不易干燥。根据色泽不同,分别采用日晒法和烘焙法,如白色类的桔梗、浙贝母宜用日晒,越晒越白。黄色类的泽泻、黄芪,宜用小火烘焙,可保持黄色,增加香味。

此外,根须类和根皮类药物可采用日晒法和烘焙法,如白薇、龙胆草、厚朴、黄柏等;草叶类药物要薄摊曝晒,勤翻动,不宜用烘焙法,以防燃烧,如仙鹤草、泽兰、竹叶、地丁草等。

干燥方式的不同很大程度上决定了药材的质量。由于温度和时间的变化会对药物化学成分产生不同的影响,在确定适宜的干燥方法时,把有效成分的含量、药性等多种因素综合起来考虑,尽可能取其各方面的优势,才能获得质优效高的药材。

二、人工干燥

人工干燥是利用一定的干燥设备,对饮片进行干燥。本法的优点是:不受气候影响,比自然干燥卫生,并能缩短干燥时间,降低劳动强度,提高生产率。近年来,全国各地在生产实践中,设计并制造各种干燥设备,如直火热风式、蒸汽式、电热式、远红外线式、微波式,其干燥能力和效果均有了较大的提高,这些干燥设备正在不断推广和完善。适宜大量生产。

人工干燥的温度,应视药物性质而灵活掌握。一般药物以不超过80℃为宜。含芳香挥发性成分的药材以不超过50℃为宜。已干燥的饮片需放凉后再贮存,否则,余热会使饮片回潮,易于发生霉变。干燥后的饮片含水量应控制7%~13%为宜。

（一）翻板式干燥机

工作原理:饮片经上料输送带送入干燥室内,由若干翻板构成的帘式输送带往复传动干燥至干。干燥后饮片沿出料口经振动输送带进入立式送料器,,上输入出料漏斗,下承麻袋装药。

（二）热风式干燥机

工作原理:燃烧室内以煤作热源,热风从热风管内输入室内。由于鼓风机作用,使热风对流,达到温度均匀。余热从热风管出口排出。

操作时,待干燥之药物以筛、匾盛装,分层置于铁架中,由轨道送入。饮片干燥后,停止鼓风,敞开铁门,将铁架拉出,收集干燥饮片。

干燥温度一般在 80℃~120℃,干燥饮片时控制在 80℃左右,并应视药物质地和性质而定。

此种干燥设备,结构简单,易于安装,适宜大量生产。

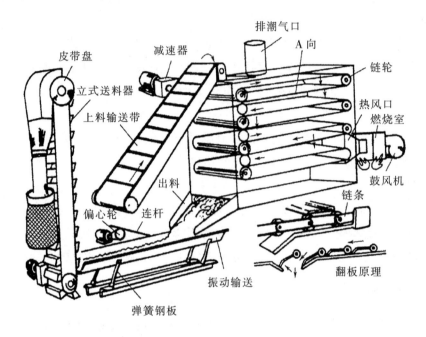

图 3-8　翻板式干燥机

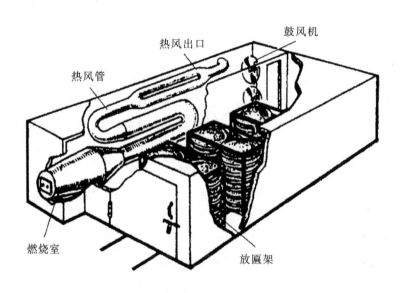

图 3-9　热风干燥机

(三)红外线辐射装置设备

工作原理:远红外线辐射物料,使分子运动加剧而内部发热,温度升高;内部水分的热扩散和湿扩散梯度方向一致,都是由内向外,与表面水蒸气共同处在正在进行的最佳状态,加速了干燥过程,缩短了干燥时间,其特点是干燥速度快,药物质量好,具有较高的杀菌、杀虫及灭卵能力,节省能源,造价低,便于自动化生产,减轻劳动强度。近年来远红外干燥在原料、饮片等脱水干燥及消毒中都有广泛应用。还可用于中药粉末及芳香性药物的干燥灭菌,并能较好地保留中药挥发油。

(四)微波干燥技术

微波干燥是由微波能转变为热能使物料干燥的方法。其原理为:中药及其炮制品种的极性水分子和脂肪能不同程度地吸收微波能量,因电场时间的变化,使极性分子发生旋转振动,致使分子间互相摩擦而生热,从而达到干燥灭菌的目的。其优点是:速度快,时间短,加热均匀,产品质量好,热效率高等,微波干燥不受燃料废气污染的影响,且能杀灭微生物及霉菌,具有消毒作用,可以防止发霉和生虫。适用于中药原药材、炮制品及中成药之水丸、浓缩丸、散剂、小颗粒等的干燥灭菌。由于微波能深入物料的内部,干燥时间是常规热空气加热的 1/10~1/100。所以对中药中所含的挥发性物质及芳香性成分损失较少。微波灭菌与被灭菌物的性质及含水量有密切关系,因水能强烈地吸收微波,所以含水量越多,灭菌效果越好。

(五)太阳能集热器干燥技术

太阳能是一种巨大清洁的低密度能源,适用于低温烘干。其特点是:节省能源,减少环境污染,烘干质量好。避免了尘土和昆虫传菌污染及自然干燥后药物出现的杂色和阴面发黑的现象,提高了外观质量。

第四节 饮片的包装

饮片的包装系指对饮片进行盛放、包扎并加以必要说明的过程。饮片包装的作用主要有:①方便饮片的存取、运输、销售;②有利于饮片的经营和防止再污染;③有利于饮片的美观、清洁、卫生和定期监督检查;④有利于促进饮片生产的现代化、标准化;⑤有利于中医临床调配使用;⑥有利于中药饮片的国际交流。

我国目前多数饮片厂生产出的饮片无统一的包装标准,主要表现在:包装材料都采用麻袋、化纤袋、蒲包、竹筐、木箱等,混乱不一,不能很好地保持洁净度,致使饮片污染严重,易粘上麻袋纤维和灰尘,含糖类和淀粉类的药材易虫蛀和霉变;无准确的计量观念;调配、携带、服用不方便。同时,由于中药饮片品种分类多,包装不善而带来的饮片混淆和发错药的现象也时有发生,后果严重。

饮片包装改革势在必行,应向保管、运输、携带、调配均方便,能很好地保持洁净度和易于调配准确计量方向发展。饮片包装上应注明该药的产地,质量等级,以及现在片型的饮片相当于传统饮片的重量比例等内容,以便临床中医师掌握应用。

饮片包装具体可采用如下方法:

1. 对于根、根茎类,种子、果实类,花类,动物类药材的饮片,全部用小包装加大包装的方法。小包装用无毒聚乙烯塑料透明袋,一般为0.5kg、1.5kg、2kg。放入饮片检验合格证后封口,转入大包装(可用大铁盒或硬纸箱)中。大、小包装外面都注明饮片品名、规格、数量、生产批号、厂名。必须注意的是:对于水制、火制或水火共制的饮片必待凉透后方可包装,否则会出现结露和霉变现象。

2. 对于全草类和叶类药材的饮片,可用无毒聚丙烯塑料编织袋包装,固定装量为10~15kg一件。封口时同样要放入检验合格证,并在外面印上饮片的品名、数量、规格、生产批号和厂名。

3. 对于矿物类和外形带钩刺药材的饮片宜用双层或多层无毒聚丙烯塑料编织袋包装,以防泄漏。

4. 对于贵重、毒剧药材的饮片宜用小玻璃瓶、小纸盒分装到一日量或一次量的最小包装,并贴上完整的使用说明标签。

中药饮片作为一种特殊的商品,产品包装装潢设计也是相当重要。好的装潢既要体现出产品的价值,产品造型的美观,又要经济、实用、方便,体现出中药饮片这种商品的特殊性,在其充分发挥社会效益的同时,也创造出良好的经济效益。

随着中国加入WTO,饮片包装还可开拓包装的ENA条形码(国际物品编码协会制定的世界通用条码),赋以药材名、炮制制度、生物学区别(如同药名的不同品种、野生或人工栽培等)以及商品等级与包装单重,通过光电读码可便于进行配方、计价等自动化管理,也可在计算机上直接了解该饮片的炮制规格、性味、归经、组织、配伍等信息,这将为中药饮片走向世界创造有利条件。

第五节　不良因素对饮片质量的影响

在饮片生产中,只有认真按照炮制工艺操作,才能保证饮片质量。如果药物处理不当,或切制工具及操作技术欠佳,或切制后干燥不及时,或贮存不当,都可以影响饮片质量,一般会出现下述现象。

1. 败片　在中药饮片切制过程中所有不符合切制规格、片型标准的饮片,都称为败片。主要包括有连刀片、掉边与炸心片、皱纹片等。

①连刀片(拖胡须):是饮片之间相牵连、未完全切断的现象。系药物软化时,外部

含水量过多,或刀具不锋利所致,如桑白皮、黄芪、厚朴、麻黄等。

②掉边(脱皮)与炸心:前者药材切断后,饮片的外层与内层相脱离,形成圆圈和圆芯两部分;后者药材切制时,其髓芯随刀具向下用力而破碎。系药材软化时,浸泡或闷润不当,内外软硬度不同所致。如郁金、桂枝、白芍、泽泻等。

③皱纹片(鱼鳞片):是饮片切面粗糙,具鱼鳞样斑痕。系药材未完全软化,"水性"不及或刀具不锋利或刀与刀床不吻合所致。如三棱、莪术等。

2.翘片 饮片边缘卷曲而不平整,系药材软化时,内部含水分太过所致,又称"伤水"。如槟榔、白芍、木通等

3.变色与走味 变色是指饮片干燥后失去了原药材的色泽;走味是指干燥后的饮片失去了药材原有的气味。系药材软化时浸泡时间太长,或切制后的饮片干燥不及时,或干燥方法选用不当所致。如槟榔、白芍、大黄、薄荷、荆芥、藿香、香薷、黄连等。

4.油片(走油) 是药材或饮片的表面有油分或黏液质渗出的现象。系药材软化时,吸水量"太过",或环境温度过高所致。如苍术、白术、独活、当归等。

5.发霉 是药材或饮片表面长出菌丝。系干燥不透或干燥后未放凉即贮存,或贮存处潮湿所致。如枳壳、枳实、白术、山药、白芍、当归、远志、麻黄、黄芩、泽泻、芍药等。

【习题】

1.饮片切制的目的?

2.常见的饮片类型及其规格?

3.润法的具体操作方法有哪些?

第四章 炒 法

一、定义

炒法是将净制或切制后的药物,筛去灰屑,大小分档,置预热容器内,加辅料或者不加辅料,用不同火力连续加热,并不断搅拌或翻动至一定程度的炮制方法。

二、分类

炒法对不同药物提出了不同的火候要求,有微炒、炒出汗、炒香、炒黄、炒熟、炒焦、炒黑之分。加辅料炒法则在宋代以后得到广泛的应用。根据医疗要求,结合药物性质,炒法可分为清炒法和加辅料(固体辅料)炒法两大类。每类又包括数种操作方法。清炒法包括炒黄、炒焦、炒炭;加辅料炒法包括麸炒、米炒、土炒、砂炒、蛤粉炒和滑石粉炒。

三、目的

炒制的目的是增强药效,缓和或改变药性,降低毒性或减少刺激作用,矫臭矫味,利于贮存和制剂等。

四、基本概念

1. 火力,是指火的大小(强弱)火温度的高低。它是炒法中的重要因素,在操作时必须严格掌握。一般说来,炒黄多用文火(锅温:80℃~120℃),炒焦多用中火(120℃~150℃),炒炭多用武火(150℃~220℃)。加辅料炒多用中火或武火。操作时还要掌握好加热时间。因为加热时间及火力都与火候有密切的关系,而火候又是影响炮制品质量的要素。

2. 火候,是指药物炮制的时间和程度。可以根据药物内外特征的变化和附加的判别方法进行判断。加热时间应根据炒法的种类和药物性质而定。

五、操作方法

手工炒:多将锅倾斜30°~45°置于灶上(灶面的倾斜度与锅的倾斜度相同),便于搅拌和翻动。此法设备简单,适合小量生产。操作时,根据炒法的类别及药物性质和辅料不同,掌握翻动的速度和方法,使之受热均匀,色泽一致,以达到临床用药所需的质量要求。操作程序一般可分为四个步骤。

1. 预热　先将空锅置于火上加热,使锅烧热或烧烫后应用。其目的是便于掌握温度,使药物迅速获得热能,缩短药物在锅内停留的时间,以提高质量和工效,防止某些种子类药物炒成"僵子"(俗称"炒哑")

2. 投药　待锅烧至所要求的程度后,即可迅速投入药物。投药的多少要根据锅的大小和品种而定,原则是少量分锅炒,投药太多受热不易均匀。加辅料炒者,一般先处理辅料,后投入药物拌炒。

3. 翻炒　投入药物后即选用适宜工具迅速搅拌或翻炒,翻炒要快要勤,使药物均匀受热。翻动要有规律,一般药物可向一边依次翻动,翻完后再向相反的方向依次翻动,如此反复操作,直至达到所需要的程度为止。容易滚动的种子类药物,可从锅底分别向两边翻动,锅两边的药物即自动滑入锅中心,使其均匀受热。翻动时,要求每次下铲都要露锅底,俗称"亮锅底",目的是避免少量药物停留锅底而致枯焦。

4. 出锅　当药物炒至所需要的程度时,立即将其取出,俗称"出锅"。出锅要迅速,避免药物"过火",并应摊开晾凉。用辅料炒的药物,出锅后应筛去辅料,再摊开晾凉。

机器炒:常用平锅式炒药机和滚筒式炒药机等,利用机器旋转翻动药物,此法适合大生产。滚筒式炒药机有多种类型,但结构和原理大同小异,各有优缺点。

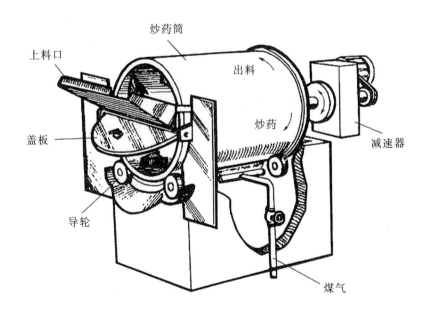

图4—1　滚筒式炒药机

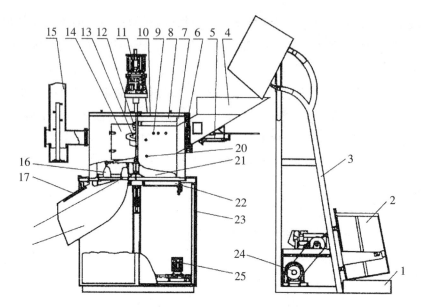

1. 电子秤；2. 料斗；3. 料斗提升架；4. 进料槽；5. 进料推动杆；6. 进料门；7. 炒药锅；8. 烘烤加热器；9. 液体辅料喷嘴；10. 炒药机顶盖；11. 搅拌电机；12. 观察照明灯；13. 观察取样口；14. 锅体前门；15. 排烟装置；16. 犁式搅拌叶片；17. 出药喷水管；18. 出药门；19. 出药滑道；20. 测温电偶；21. 桨式搅拌叶片；22. 锅底加热器；23. 锅体机架；24. 料斗提升电机；25. 液体辅料供给装置

图 4—2   中药微机程控炒药机

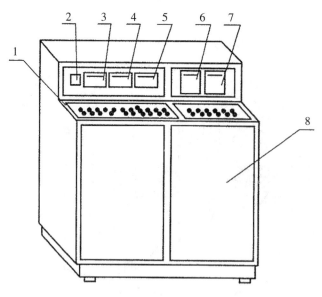

1. 操作板面；2. 数显时间继电器；3. 底锅数字温度显示调节器；4. 烘烤数字温度显示调节器；5. 药物数字温度显示调节器；6. 蜜流量数字定量控制仪；7. 液体辅料流量数字定量控制仪；8. 控制柜前门

图 4—3   中药微机程控炒药机手动控制柜示意图

自动炒:近年新研制的中药微机程控炒制机性能良好,可自动与手动,能保证炒制品质量均一与稳定。特别是采用烘烤与锅底"双给热"方式炒制,良好的温长更保证了饮片上下受热的均一性,并可缩短炒制时间,用于炒制批量较大的药物,更具有优越性。

炒时应注意火力均匀,不断翻动。掌握温度、时间及炒制的程度。

第一节 清炒法(单炒法)

清炒法是指不加辅料的一种炒法。根据火候要求分炒黄、炒焦、炒炭三种。

> **清炒法的目的**

1. 增强疗效 通过加热,使种子或果实类药物爆裂,易于煎出有效物质,如紫苏子、芥子、决明子等。有的药物炒后利于保存有效成分,如槐米、杏仁等。另一些药物炒后产生焦香气,可增强健脾消食作用,如谷芽、麦芽、山楂等。

2. 降低毒、副作用 如牵牛子炒后可降低毒性,缓和峻泻作用。莱菔子、瓜蒌仁等,生品有闷臭气,易致恶心或呕吐,炒后气香,可纠此弊。

3. 缓和或改变药性 有些药物作用峻烈,炒后药性缓和,免伤正气,如葶苈子、郁李仁、川楝子等。有些药物炒后药性会发生一定的变化,以适应临床的需要,如干姜偏燥,长于温中散寒,回阳通脉;炒成炮姜后则温而不燥,长于温中散寒,温经止血,且作用较持久。

4. 增强或产生止血、止泻作用 某些药物炒炭后则止血作用比生品强,如鸡冠花、槐花、地榆、白茅根等。有些药物本无止血作用,炒炭后则具有止血的作用,如荆芥、丹皮等。而石榴皮炒炭后具有止泻作用

5. 保证疗效,利于贮存 药物经炒制后,水分含量降低,不易霉变,或杀死虫卵,不易虫蛀。

> **注意事项**

1. 炒前应将药物大小分档,分次炒制,避免加热时生熟不均。

2. 炒前应将容器加热,不宜冷锅下药,否则,有的药物可粘锅,如蒲黄;有的种子类药物容易炒成"僵子",如王不留行、水红花子。

3. 搅拌要均匀,出锅要迅速。

4. 炒制时应选用适当的火力和掌握加热时间,以免炒黄的药物焦化、炒焦的药物炭化、炒炭的药物灰化。

一、炒黄(包括炒爆)

炒黄是将净选或切制后的药物,置炒制容器内,用文火或中火加热,并不断翻动,炒至药物表面呈黄色或较原色稍深,或发泡鼓气,或爆裂,并透出药物固有气味的方法。是炒法中的最基本操作。

炒黄以文火为主,少数药物用中火,加热时间相对较短。其主要目的是增强疗效,缓和药性,降低毒性,并破坏某些药物中的酶,以保存甙类成分。

炒黄的操作虽然简单,但炒制程度较难判定,因为很多药物表面就是黑色、黄色或灰色的,根据经验、可从以下几个方面判定:

1. 对比看 炒制是可以留少许生品,一边炒制,一边与生品比较,颜色加深即可

2. 听爆声 很多种子类药材,在炒制时都有爆鸣声,一般在爆鸣声减弱时即以达到炒制程度,不要等到爆鸣声消失。

3. 闻香气 种子类药材炒制过程中一般都有固有的香气溢出,所以嗅到香气时,也就炒好了。

4. 看断面 当看表面和爆鸣声仍很难判定时,可以看种子的断面。断面呈现淡黄色即达到了炒制程度。该条是判定标准中最关键一条,可以说炒黄的程度体现,在多数情况下就是断面的颜色。

以上几点综合运用,可以容易地判定炒黄的程度。

王不留行

【处方用名】 王不留行、王不留、留行子、炒王不留、炒王不留行。

【来源】 本品为石竹科植物麦蓝菜 *Vaccaria segetalis* (Neck.) Garcke 的干燥成熟种子。夏季果实成熟、果皮尚未开裂时采割植株,晒干,打下种子。除去杂质、再晒干。

【炮制方法】

1. 王不留行 取原药材,除去杂质,洗净,干燥。

2. 炒王不留行 取净王不留行,置炒制容器内,用中火加热,炒至大部爆成白花,取出晾凉。炒制王不留行温度要适中,过低易炒成"僵子",过高又易炒焦。每次炒制的量不宜过多,否则受热不匀,爆花率很低。炒制过程中,已爆成花者要及时出锅,否则易焦;未爆花者继续炒至爆花。

【工艺研究】

王不留行炒爆后确能提高煎出效果, 水浸出物的含量与爆花程度有关。完全爆花者较生品增加 1.1 倍,刚爆花者增加 0.6 倍,不爆花者增加 0.2 倍。总之,爆花率越高,浸出物含量也愈高。根据爆花率与水浸出物含量的关系及实际生产中的可能性,炒爆的标准以完全爆花者占 80%以上为宜。

(1)红外线烘箱烤制法比传统清炒法成品爆花率高,可达98%,水提取物含量亦远远高于传统炒制品,薄层分析显示,所含成分基本一致。

(2)将王不留行先用水湿润,再用中火炒制,爆花率可达95%以上。

(3)以120℃~130℃,用文武火,投250~500g,炒5~7分钟为宜。爆花率达95%以上。

【质量要求】

1. 王不留行　本品呈小球形,表面黑色,少数红棕色,略有光泽,有细密颗粒状突起,一侧有一条凹陷的纵沟。质硬。气微,味微涩、苦。

王不留行饮片含水分不得超过12.0%,总灰分不得过4.0%,醇溶性浸出物不得过6.0%,含王不留行黄酮苷不得少于0.40%。

2. 炒王不留行　本品大部分呈类球形爆花状,表面白色,质松脆。

炒王不留行饮片含水分不得超过10.0%,醇溶性浸出物同生品,含王不留行黄酮苷不得少于0.15%。

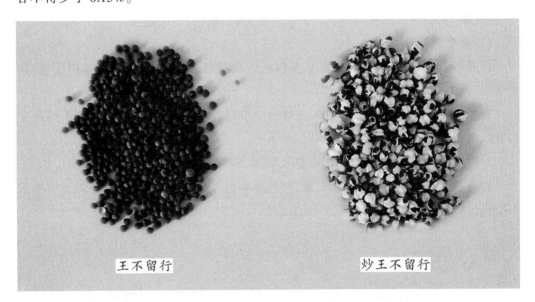

王不留行　　　　　　　　　炒王不留行

图4-4　王不留行炮制前后外观对照

【炮制作用】　王不留行生品长于消痈肿,用于乳痈或其他疮痈肿痛。如治疮肿疼痛的王不留行散(《医心方》)。用于乳痈初起,红肿疼痛,可与蒲公英、瓜蒌、当归配伍,加酒煎服(《本草汇》)。

炒后体泡,易于煎出有效成分,且走散力较强,长于活血通经,下乳,通淋。常用于产后乳汁不下,经闭,通经,石淋,小便不利。如用于产后血虚,乳汁不行的通乳四物汤(《医略六书》);用于气郁兼热,乳汁短少;还用治月经先后不定,腹痛,不孕;治泌尿系结石的驱尿石汤以及用于慢性前列腺炎的前列腺炎汤(《北京市中草药制剂选编》)。

【贮存】　贮干燥容器内,密闭,置通风干燥处。

芥 子

【处方用名】 芥子、白芥子、炒芥子、炒白芥子。

【来源】 本品为十字花科植物白芥 *Sinapis alba* L.或芥 *Brassica juncea* (L.) Czern.et Coss.的干燥成熟种子。前者习称"白芥子",后者习称"黄芥子"。夏末秋初果实成熟时采摘植株,晒干,打下种子。除去杂质。

【炮制方法】

1. 芥子 取原药材,去净杂质,用时捣碎。

2. 炒芥子 取净芥子,置炒制容器内,用文火加热,炒至淡黄色至深黄色(炒白芥子)或深黄色至棕褐色(炒黄芥子),有爆裂声,断面浅黄色,并散出香辣气时,取出晾凉。用时捣碎。

用清炒法、电热恒温烘烤和远红外烘烤炮制白芥子,结果表明,远红外烘烤白芥子,色泽均匀,烘烤时间短,含甙量高,损耗低,方法简便,易于操作。

【质量要求】

1. 芥子 本品为圆球形,表面呈灰白色或浅黄色(白芥子),或黄色至棕黄色(黄芥子)。味辛辣。

芥子饮片含水分不得过 14.0%, 总灰分不得过 6.0%, 水溶性浸出物不得少于 12.0%,含芥子碱不得少于 0.50%。

2. 炒芥子 本品表面颜色加深,微见裂纹,有香气。

炒芥子含水分不得超过 8.0%,总灰分、水溶性浸出物同生品,含芥子碱不得少于 0.40%。

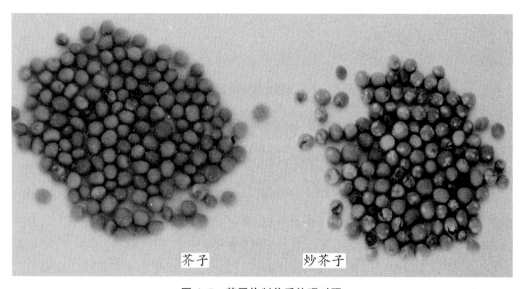

芥子　　　　　　　　炒芥子

图 4-5　芥子炮制前后外观对照

【炮制作用】 芥子生品力猛,辛散作用强,善于通络止痛。多用于胸闷胁痛,关节疼痛,痈肿疮毒。如治疗痰饮胸闷胁痛的控涎丹(《三因方》);用于寒痰凝滞,关节疼痛的白芥子散(《妇人》)。用白芥子末醋调敷,可治肿毒初起(《濒湖集简方》)。

炒后可缓和辛散走串之性,以免耗气伤阴,并善于顺气豁痰。常用于痰多喘咳,特别是寒痰咳嗽,更为适合。如用于咳嗽痰壅、气喘的三子养亲汤(《韩氏医通》)。同时外壳破裂,芥子酶受到破坏,易于煎出药效,利于甙类成分的保存。

【贮存】 贮干燥容器内,密闭,置通风干燥处。

郁 李 仁

【处方用名】 郁李仁,炒郁李仁。

【来源】 本品为蔷薇科植物欧李 *Prunus humilis* Bge.、郁李 *Prunus japonica* Thunb. 或长柄扁桃 *Prunus pedunculata* Maxim. 的干燥成熟种子。前两者习称"小李仁",后一种习称"大李仁"。夏、秋两季果实成熟时采收,除去果肉及核壳,取出种子,干燥。

【炮制方法】

1. 郁李仁 取原药材,除去杂质。用时捣碎。

2. 炒郁李仁 取净郁李仁,置炒制容器内,用文火加热,炒至表面深黄色,有香气逸出,取出。用时捣碎。

【质量要求】

1. 郁李仁 本品呈卵形,一端尖,一段钝圆,表面黄白色或浅棕色,种皮薄,种仁乳白色,富油性。气微,味微苦。

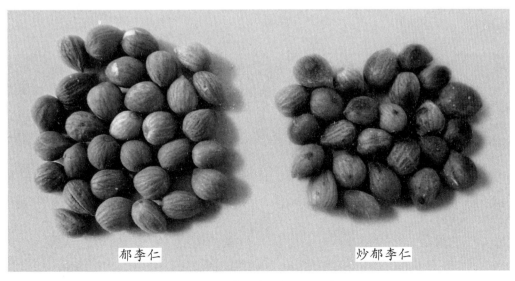

郁李仁　　　　　　　　　　　　　炒郁李仁

图 4-6　郁李仁炮制前后外观对照

郁李仁饮片含水分不得过 6.0%,酸败度:酸值不得过 10.0、羧基值不得过 3.0、过氧化值不得过 0.050,含苦杏仁苷不得少于 2.0%。

2. 炒郁李仁　本品表面深黄色,断面浅黄色,有香气。

【炮制作用】　郁李仁性味辛、苦、甘、平。归脾、大肠、小肠经。具润燥滑肠,下气,利水的功能。生郁李仁用于肠燥便秘,水肿胀满。如治疗津枯便秘的五仁丸(《中药成药制剂手册》)。

炒后药性较缓,适于老人,虚人及产后便秘,用法与生品相同。炒后可起到杀酶保苷的作用。

本品含苦杏仁苷,使用时应注意。

【贮存】　贮于干燥容器内,密闭,置通风干燥处。防蛀。

冬 瓜 子

【处方用名】　冬瓜子、冬瓜仁、炒冬瓜子、炒冬瓜仁。

【来源】　本品为葫芦科植物冬瓜 *Benincasa hispida*(Thunb.)Cogn.的干燥成熟种子。秋季果实成熟时,取出种子,洗净,晒干。

【炮制方法】

1. 冬瓜子　将原药除去霉粒、瘪子等杂质,筛去灰屑。

2. 炒冬瓜子　取冬瓜子,清炒至微具焦斑,筛去灰屑。

【质量要求】

1. 冬瓜子　本品呈卵圆形或长卵形,扁平。表面黄白色,一端钝圆,另一端稍尖。体轻,质脆。剥去外皮,可见子叶 2 片,富油性。气微,味淡。

2. 炒冬瓜子　本品形如冬瓜子,稍鼓起,表面淡黄色至黄色,有的可见焦斑,具焦香气。

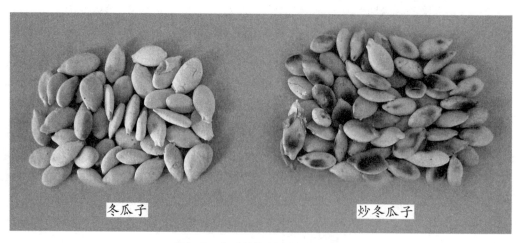

冬瓜子　　　　　　　炒冬瓜子

图 4-7　冬瓜子炮制前后外观对照

【炮制作用】 冬瓜子性味甘寒。具有清肺化痰,消痈排脓的功能。多用于肺热痰嗽,肺痈、肠痈初起。如治肺痈的苇茎汤(《千金》);治肠痈初起的大黄牡丹汤(《金匮》)。

炒冬瓜子缓和寒性,气香启脾,长于渗湿化浊。多用于湿热带下,白浊,常与黄柏、苍术、萆薢、芡实、椿根皮等合用。

【贮存】 贮于干燥容器内,密闭,置通风干燥处。防蛀。

蒺 藜

【处方用名】 蒺藜、白蒺藜、刺蒺藜、炒蒺藜。

【来源】 本品为蒺藜科植物蒺藜 *Tribulus terrestris* L.的干燥成熟果实。秋季果实成熟时采割植株,晒干,打下果实,除去杂质。

【炮制方法】

1.蒺藜 取原药材,除去杂质,去刺。用时捣碎。

2.炒蒺藜 取净蒺藜,置炒制容器内,用文火加热,炒至微黄色,碾去刺,筛去刺屑。用时捣碎。

蒺藜一般都需去刺,过去多用研槽或碾子去刺,劳动强度大,效率低。现可采用碾米机去刺,效果较为理想。

【质量要求】

1.蒺藜 本品呈放射状五棱形,背部黄绿色,隆起,有纵棱及多数小刺,并有对称的长刺和短刺个一对,两侧面粗糙,有网纹,灰白色。质坚硬,无臭,味辛、苦。

蒺藜饮片水分不得过 9.0%,总灰分不得过 12.0%

2.炒蒺藜 本品形如蒺藜,无刺,表面微黄色。气微香,味苦、辛。

炒蒺藜水分、总灰分同生品。

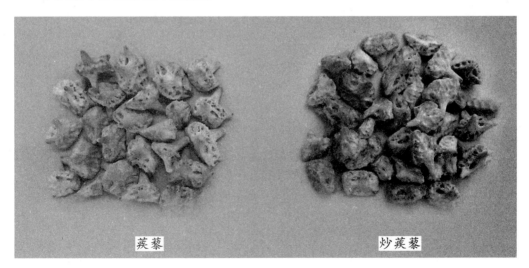

蒺藜　　　　　　　　　　炒蒺藜

图 4-8 蒺藜炮制前后外观对照

【炮制作用】 蒺藜性味苦、辛,微温;有小毒。归肝经。具有平肝解郁,活血祛风,明目,止痒的功能。生品常用于风热目赤,风疹瘙痒,白癜风等。如治疗风热目赤多泪的白蒺藜散(《张氏医通》)。

炒后辛散之性减弱,长于平肝潜阳,疏肝解郁。常用于肝阳头痛,眩晕,乳汁不通。如治疗肝阳上亢的平肝降压汤(《中药临床应用》)。

【贮存】 贮于干燥容器内,密闭,置通风干燥处。

莱 菔 子

【处方用名】 莱菔子、萝卜子、炒莱菔子。

【来源】 本品为十字花科植物萝卜 *Raphanus sativus* L.的干燥成熟种子。夏季果实成熟时采割植株,晒干,搓出种子,除去杂质,再晒干。

【炮制方法】

1. 莱菔子 取原药材,去净杂质,用时捣碎。

2. 炒莱菔子 取净莱菔子,置炒制容器内,用文火加热,炒至鼓起,爆鸣声减弱,手拈易碎,断面浅黄色,有香气逸出时即可。用时捣碎。

【质量要求】

1. 莱菔子 本品呈卵圆形或椭圆形,稍扁。表面黄棕色、红棕色或灰褐色。质较坚硬,破碎后有油性。味微苦辛。

莱菔子饮片水分不得过 8.0%,总灰分不得过 6.0%,酸不溶性灰分不得过 2.0%,醇溶性浸出物不得少于 10.0%,含芥子碱及芥子碱硫氰酸盐不得少于 0.40%。

2. 炒莱菔子 本品形如莱菔子,鼓起,颜色加深,质脆,有香气。

炒莱菔子的水分、总灰分、酸不溶性灰分、醇溶性浸出物、芥子碱含量同生品。

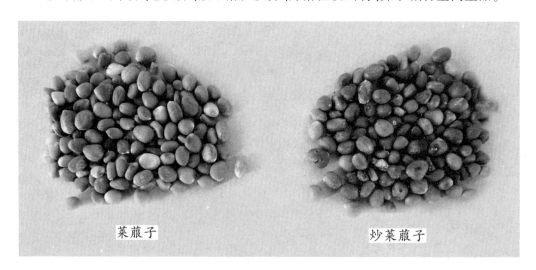

莱菔子　　　　　　　　　　　　炒莱菔子

图 4-9　莱菔子炮制前后外观对照

【炮制作用】 莱菔子性味甘、辛、平。归肺、脾、胃经。具有消食除胀、降气化痰的功能。用于食积气滞、胸闷腹胀、嗳气吞酸、痰壅咳嗽。莱菔子的炮制是生升熟降的典型例子,生品能升能散,长于涌吐风痰。以本品为末,温水调服,可以宣吐风痰(《胜金方》)。

莱菔子炒后变升为降,如《本经逢原》所说"生能升,熟能降;生则吐风痰,熟则定痰嗽,皆利气之效"。主要是改变了涌吐痰涎的副作用,既缓和了药性,又利于粉碎和煎出。长于消食除胀,降气化痰。多用于食积腹胀,气喘咳嗽。如治疗食积不化的保和丸(《药典》);治疗气喘咳嗽的三子养亲汤(《寿世保元》)。

【贮存】 贮于干燥容器内,密闭,置通风干燥处。防蛀。

紫 苏 子

【处方用名】 紫苏子、苏子、炒紫苏子、炒苏子、蜜苏子、苏子霜。

【来源】 本品为唇形科植物紫苏 *Perilla frutescens* (L.) Britt.的干燥成熟果实。秋季果实成熟时采收,除去杂质,晒干。

【炮制方法】

1.紫苏子 取原药材,洗净,干燥。用时捣碎。

2.炒紫苏子 取净紫苏子,置炒制容器内,用文火加热,炒至有爆裂声,表面颜色加深,断面浅黄色,并逸出香气时,取出晾凉。用时捣碎。

3.蜜紫苏子 取炼蜜,加适量开水稀释,淋入净紫苏子内拌匀,稍闷,文火炒至深棕色,不粘手时取出。

每100kg紫苏子,用炼蜜10kg。

4.苏子霜 取净紫苏子,研如泥状,加热,用布或吸油纸包裹,压榨去油,至药物不再粘成饼,成松散粉末为度,研细。

【质量要求】

1.紫苏子 本品呈卵圆形,表面灰棕色或褐色,有微隆起的暗紫色网纹,基部稍尖,有灰白色点状果梗痕。果皮薄而脆,易压碎。种子黄白色,子叶2,类白色,有油性。压碎有香气,味微辛。

紫苏子饮片含水分不得过8.0%,含迷迭香酸不得少于0.25%。

2.炒紫苏子 本品形如紫苏子,表面灰褐色,有细裂口,有焦香气。

炒紫苏子水分不得过2.0%,含迷迭香酸不得少于0.20%。

3.蜜紫苏子 本品形如紫苏子,深棕色,有黏性,具蜜香气,味微甜。

4.苏子霜 本品为灰白色粗粉,气微香。

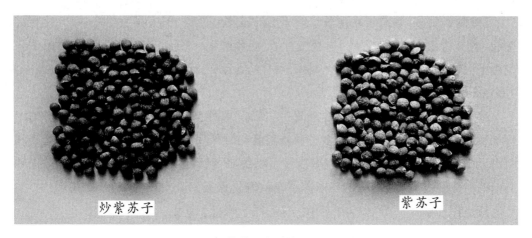

炒紫苏子　　　　　　　　紫苏子

图 4-10　紫苏子炮制前后外观对照

【炮制作用】

紫苏子性味辛,温。归肺经。具有降气消痰,平喘,润肠功能。生品多用肠燥便秘。如益血润肠丸(《类证活人书》)。

炒后辛散之性缓和,多用于喘咳。如治风寒喘咳的华盖散(《局方》)。蜜苏子长于润肺止咳,降气平喘。

苏子霜有降气平喘之功,但无滑肠之虑,多用于脾虚便溏的喘咳患者。

【贮存】　贮于干燥容器内,密闭,置通风干燥处。防蛀。

酸 枣 仁

【处方用名】　枣仁、酸枣仁、炒枣仁。

【来源】　本品为鼠李科植物酸枣 *Ziziphus jujuba* Mill. var. *spinosa* (Bunge) Hu ex H.F.Chou 的干燥成熟种子。秋末冬初采收成熟果实,除去果肉及核壳,收集种子,晒干。

【炮制方法】

1.酸枣仁　取原药材,除去杂质及硬壳,洗净,干燥。用时捣碎。

2.炒枣仁　取净枣仁,置炒制容器内,用文火加热,炒至鼓起,有爆裂声,色微变深,取出晾凉。用时捣碎。

本品不宜久炒,否则油枯失效。

【质量要求】

1.酸枣仁　本品呈扁圆形或扁椭圆形,表面紫红色或紫褐色,平滑有光泽,有的有裂纹。有的两面均呈圆隆状突起;有的一面较平坦,中间或有一条隆起的纵线纹;另一面稍凸起,一端凹陷,可见线形种脐;另端有细小突起的合点。种皮较脆。气微,味淡。

酸枣仁饮片含水分不得过 9.0%,总灰分不得过 7.0%,含酸枣仁皂苷 A 不得少于 0.030%,含斯皮诺素不得少于 0.080%。

2. 炒酸枣仁 本品形如酸枣仁,微鼓起,表面颜色加深,微具焦斑,断面浅黄色,略有焦香气,味淡。

炒酸枣仁含水分不得过 7.0%,总灰分不得过 4.0%,含酸枣仁苷 A 和斯皮诺素同生品。

【炮制作用】 酸枣仁性味甘、酸,平。归肝、胆、心经。具有补肝,宁心,敛汗,生津的功能。尤其是养心安神作用很好,多用于心阴不足和肝肾亏损的惊悸,健忘,眩晕,虚烦不眠等症,如酸枣仁汤(《金匮要略》)。

炒酸枣仁使种皮开裂,易于粉碎和煎出;同时起到杀酶保苷的作用。其作用与生酸枣仁相近,养心安神作用强于生酸枣仁。如治心虚血少之心悸健忘、失眠多梦的养心汤(《良方》)。治疗劳伤心脾,气血不足常与人参、白术、茯苓、远志等配伍,如归脾汤(《济生方》)。治疗阴亏血少,虚烦少寐长与人参、远志、柏子仁、麦冬等配伍,如天王补心丹(《药典》)。

【贮存】 贮于干燥容器内,密闭,置通风干燥处。

火 麻 仁

【处方用名】 火麻仁、大麻仁、麻子仁、麻、炒火麻仁、炒麻仁。

【来源】 本品为桑科植物大麻 *Cannabis sativa* L.的干燥成熟果实。秋季果实成熟时采收,除去杂质,晒干。

【炮制方法】

1. 火麻仁 取原药材,除去杂质,筛去灰屑。用时捣碎。

2. 炒火麻仁 取净火麻仁,置炒制容器内,用文火加热,炒至有香气,呈微黄色,取出,放凉。用时捣碎。

火麻仁去皮方法的改进:将原药材晒干,火炒放凉,把加重自行车车条 2 根放在没有光面的水泥地上,相隔 15cm 左右,中间撒 1 两炒后的火麻仁,用耐火砖挫,反复操作,簸去皮壳,得种仁纯净的 90% 以上。传统曝晒后搓去皮壳,现多用去皮机去皮壳。

【质量要求】

1. 火麻仁 本品呈卵圆形或椭圆形,表面灰绿色或灰黄色,有网纹,两侧有棱线,顶端钝尖。果皮薄而脆,内有白色种仁。富油性,气微,味淡。

2. 炒火麻仁 本品形如火麻仁,表面淡黄色,微具焦香气,味淡。

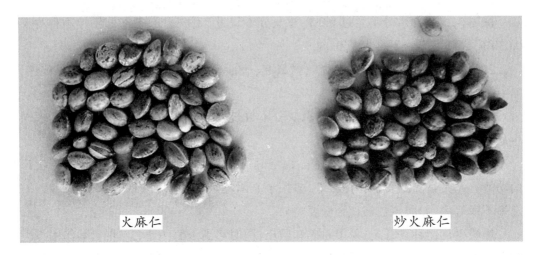

火麻仁　　　　　　　　　　炒火麻仁

图 4-11　火麻仁炮制前后外观对照

【炮制作用】　火麻仁性味甘,平。归脾、胃、大肠经。具有润肠通便的功能。生、制品功用一致。

炒火麻仁可提高煎出效果。如治疗肠燥便秘的麻子仁丸(《伤寒论》),原方中麻子仁生用,临床作汤剂时常炒用。《本草求真》云:"性生走熟守,生用破血利小便,捣汁治产难胎衣不下,熟用治崩中不止"。

【贮存】　贮于干燥容器内,密闭,置通风干燥处。防蛀。

莲　子

【处方用名】　莲子、莲子肉、炒莲子、炒莲子肉。

【来源】　本品为睡莲科植物莲 *Nelumbo nucifera* Gaertn.的干燥成熟种子。秋季果实成熟时采割莲房,取出果实,除去果皮,干燥。

【炮制方法】

1.莲子肉　取原药材,去净杂质,用温水略浸,捞出润软,剥开去心(另作药用),干燥。

2.炒莲子肉　取净莲子肉,置炒制容器内,用文火加热,炒制表面颜色加深,内表面微黄色,有香气逸出,取出晾凉。

【质量要求】

1.莲子肉　本品呈半椭圆形,中心有凹槽。外表面红棕色或黄棕色,肉白色。味甘微涩。

莲子饮片含水分不得过 14.0%,总灰分不得过 5.0%。

2.炒莲子肉　本品形如莲子肉,外表面颜色加深,内表面微黄色,略有焦斑。

【炮制作用】 莲子肉性味甘、涩,平。归脾、肾、心经。具补脾止泻,益肾涩精,养心安神的功能。生品常用于心肾不交,睡眠不宁。

炒莲子肉气味甘香,用于脾虚泻泄,肾虚遗精,妇女带下。如启脾丸(《药典》)。

【贮存】 贮于干燥容器内,密闭,置通风干燥处。防蛀。

水红花子

【处方用名】 水红花子、蓼实、水红子、炒水红花子

【来源】 本品为蓼科植物红蓼 *Polygonum orientale* L.的干燥成熟果实。秋季果实成熟时采割果穗,晒干,打下果实,除去杂质。

【炮制方法】

1.水红花子 取原药材,除去杂质及灰屑。用时捣碎。

2.炒水红花子 取净水红花子,置炒制容器内,用中火加热,迅速拌炒至爆花,取出晾凉。

【质量要求】

1.水红花子 本品呈圆扁球形,两面微凹,顶端有短突尖,基部有果梗痕。表面棕黑色或红棕色,有光泽。质硬。味淡。

2.炒水红花子 本品质疏松,大部分爆裂成白花,具香气。

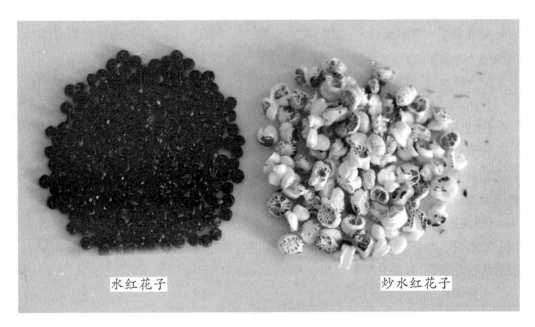

水红花子　　　　　　　　　炒水红花子

图 4-12 水红花子炮制前后外观对照

【炮制作用】 水红花子性味咸,微寒。归肝、胃经。具有散瘀消癥,消积止痛,健脾利湿,化痰清热的功能。生品力较猛,长于消瘀破癥,化痰散结。用于癥瘕痞块、瘿瘤。如治腹部痞块胀痛,可与八月扎、玫瑰花、石见穿、白花蛇舌草等合用,或者用本品煎膏摊贴痞块,并用酒调膏内服(《保寿堂经验方》)。治瘿瘤肿痛,可与夏枯草、昆布、海藻、贝母等同用。或本品生熟各半,研末,酒调服(《本草衍义》)。

炒水红花子药性缓和,消食止痛和健脾利湿作用较好。用于食积腹痛,慢性肝炎,肝硬化腹水。如治疗食积胃脘胀痛,可与山楂、莱菔子、麦芽、枳实、槟榔等配伍;治慢性肝炎,肝硬化腹水,可与大腹皮、牵牛子同用(《新疆中草药手册》)。

【贮存】 贮于干燥容器内,密闭,置通风干燥处。

赤　芍

【处方用名】 赤芍、赤芍药、炒赤芍、酒赤芍。

【来源】 本品为毛茛科植物芍药 *Paeonia lactiflora* Pall.或川芍药 *Paeonia veitchii* Lynch 的干燥根。春、秋两季采挖,除去根茎、须根及泥砂,晒干。

【炮制方法】

1.赤芍　取原药材,除去杂质,分开大小,洗净,润透,切厚片,干燥,筛去碎屑。

2.炒赤芍　取净芍药片,置炒制容器内,用文火加热,炒至颜色加深,取出晾凉,筛去碎屑。

3.酒赤芍　取净赤芍片,加黄酒拌匀,稍闷,待酒被吸尽后,置炒制容器内,用文火加热,

炒至微黄色,取出晾凉,筛去碎屑。

每 100kg 赤芍片,用黄酒 12kg。

【工艺研究】

赤芍是否去皮的研究,认为去皮后芍药苷降低,皮部含量占 2.54%,髓部仅含1.77%。而白芍则恰好相反,木质部较皮部含量高。另有研究认为,酒炙后没食子酸含量随酒炙时间的延长呈增加趋势,d-儿茶精含量呈下降趋势。

【质量要求】

1.赤芍　本品为类圆形厚片。外表皮棕褐色,切面粉白色或粉红色,皮部窄,木部放射状纹理明显,有的有裂痕。质硬而脆。味微苦。

赤芍饮片含芍药苷不得少于 1.5%。

2.炒赤芍　本品形如赤芍,颜色加深,偶有焦斑。

3.酒赤芍　本品形如赤芍,微黄色,略有酒气。

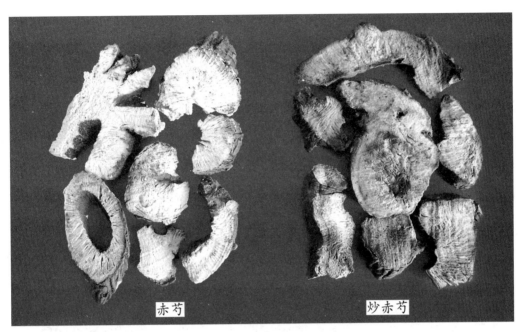

图 4-13 赤芍炮制前后外观对照

【炮制作用】 赤芍性味苦,微寒。归肝经。具有清热凉血,散瘀止痛的功能。赤芍生品以清热凉血力胜。多用于瘟病热入血分的身热出血,目赤肿痛,痈肿疮毒。如治疗疮疡肿痛的仙方活命饮(《妇人》)以及治疗双目红肿、流泪、灼热疼痛的祛风消赤散(《上海中医药杂志》)。

炒赤芍药性缓和,活血止痛而不寒中,可用于瘀滞疼痛。常与川芎、白芷、当归、红花等配伍治疗头部外伤之瘀血疼痛。

酒赤芍以活血散瘀见长,清热凉血作用甚弱。多用于闭经或痛经,跌打损伤,常与当归、狗脊、自然铜等配伍应用。

【贮存】 贮于干燥容器内,密闭,置通风干燥处。

槐 花

【处方用名】 槐花、炒槐花、槐花炭

【来源】 本品为豆科植物槐 Sophora japonica L.的干燥花及花蕾。夏季花开放或花蕾形成时采收,及时干燥,除去枝、梗及杂质。前者习称"槐花"后者习称"槐米"。

【炮制方法】

1. 槐花 取原药材,除去杂质及梗,筛去灰屑。

2. 炒槐花 取净槐花,置炒制容器内,用文火加热,炒至深黄色,取出晾凉。

3. 槐花炭 取净槐花,置炒制容器内,用中火加热,炒至焦褐色,喷洒少许清水,灭尽火星,炒干,取出凉透。

【质量要求】

1. 槐花　本品皱缩而卷曲,花瓣多散落,完整者花萼钟状,黄绿色,花瓣黄白或黄白色。体轻。味微苦。

槐花饮片含水分不得过11.0%,总灰分不得过14.0%,酸不溶性灰分不得过8.0%,醇溶性浸出物不得少于37.0%,含总黄酮不得少于8.0%。

2. 槐米　花蕾卵圆形或椭圆形。花萼黄绿色,上方为未开放的黄白色花瓣,内呈黄褐色。质轻。味微苦涩。

槐米含水分不得过11.0%,总灰分不得过9.0%,酸不溶性灰分不得过3.0%,醇溶性浸出物不得少于43.0%,含总黄酮不得少于20.0%。

3. 炒槐花　本品形如槐花,外表深黄色。

4. 槐花炭　本品形如槐花,外表焦褐色。

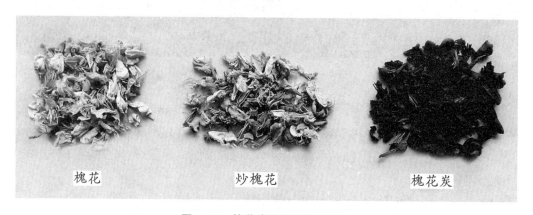

槐花　　　　　炒槐花　　　　　槐花炭

图 4-14　槐花炮制前后外观对照

【炮制作用】　槐花性味苦,微寒。归肝、大肠经。具有凉血止血,清肝泻火的功能。生品以清肝泻火,清热凉血见长。多用于血热妄行,肝热目赤,头痛眩晕,疮毒肿痛。如治疗肠胃湿热,胀满下血的槐花散(《丹溪》);治杨梅疮、下疳的槐花蕊(《新方八阵》);治肝阳眩晕、头痛(如高血压),可单用煎水代茶饮,或与豨莶草、钩藤等合用(《中药临证应用》)。

炒槐花苦寒之性缓和,有杀酶保苷的作用。其清热凉血作用次于生品。

槐花炭清热凉血作用极弱,涩性增加,以凉血止血力胜。用于咯血、衄血、便血、崩漏下血、痔疮出血等出血证。如治久痢出血不止,无腹痛和里急后重症状的槐花散(《洁古家珍》)。

【贮存】　贮于干燥容器内,密闭,置通风干燥处。防潮。

九　香　虫

【处方用名】　九香虫、炒九香虫。

【来源】 本品为蝽科昆虫九香虫 *Aspongopus chinensis* Dallas 的干燥体。11月至次年3月前捕捉。置适宜容器内,用酒少许将其闷死,取出阴干;或置沸水中烫死,取出干燥。

【炮制方法】

1. 九香虫 取原药材,除去杂质,筛去灰屑。

2. 炒九香虫 取净九香虫,置炒制容器内,用文火加热,炒至有香气,颜色加深,取出晾凉。

【质量要求】

1. 九香虫 略呈六角状扁椭圆形。表面棕褐色或棕黑色,略有光泽;腹部棕红色或棕黑色。质脆,折断后内有浅棕色内含物。有特异臭气,味咸。

九香虫饮片总灰分不得过 6.0%,醇溶性浸出物不得少于 10.0%。

2. 炒九香虫 本品形如九香虫,颜色加深,有香气。

【炮制作用】 九香虫性味咸,温。归肝、脾、肾经。具有理气止痛,温中助阳的功能。九香虫虽有"九香"之名,但实际上具有特异的臭气,故有"打屁虫"之俗称。临床上多炒后应用,以去其腥臭气味,还可增强行气温阳作用。常与白术、厚朴、香附等配伍,用于胃寒胀痛,肝胃气滞。与淫羊藿、蛇床子、鹿茸等配伍,用于肾虚阳痿,腰膝酸痛。

【贮存】 贮于干燥容器内,密闭,置通风干燥处。防潮,防蛀。

海 螵 蛸

【处方用名】 海螵蛸、乌贼骨、炒海螵蛸、炒乌贼骨。

【来源】 本品为乌贼科动物无针乌贼 *Sepiella maindroni de* Rochebrune 或金乌贼 *Sepia esculenta* Hoyle 的干燥内壳。收集乌贼鱼的骨状内壳,洗净,干燥。

【炮制方法】

1. 海螵蛸 取原药材,除去杂质,用清水洗净,干燥,砸成小块。

2. 炒海螵蛸 取净海螵蛸小块,置炒制容器内,用文火加热,炒至表面微黄色,取出晾凉。

【质量要求】

1. 海螵蛸 本品为不规则小块,表面灰白色。体轻,易折断,断面粉质,显疏松层纹,具吸水性。气微腥,味微咸。

2. 炒海螵蛸 本品表面微黄色,略有焦斑。

【炮制作用】 海螵蛸性味咸、涩、温。归脾、肾经。具有收敛止血,涩精止带,制酸,敛疮的功能。海螵蛸生品临床常用,有收敛止血,固精止带,制酸等作用。常用于崩漏出血,梦遗滑精,赤白带下,胃痛吐酸。如治妇女血崩的固冲汤(《医学衷中参西录》);治妇女赤白带下的清带汤(《医学衷中参西录》);治胃痛泛酸的乌贝散(《实用中药学》)。

炒后敛湿作用增强,温涩作用也略胜于生品。可用于疮疡湿疹,创伤出血。如治阴囊湿疹,与蒲黄共研末扑之(《医宗三法》);治下肢溃疡,同制炉甘石、赤石脂、煅石膏共研细末外用(《浙江中医》);外伤出血,可单用研末敷之(《仁斋直指方》)。若生品所治之病症需温涩者,亦可用炒品。

【贮存】 贮于干燥容器内,密闭,置通风干燥处。

苍耳子

【处方用名】 苍耳子、炒苍耳子。

【来源】 本品为菊科植物苍耳 *Xanthium sibiricum* Patr. 的干燥成熟带总苞的果实。秋季果实成熟时采收,干燥,除去梗叶等杂质。

【炮制方法】

1. 苍耳子 取原药材,除去杂质,用时捣碎。

2. 炒苍耳子 取净苍耳子,置炒制容器内,用中火加热,炒至焦黄色,刺焦时即可,碾去刺,筛净。用时捣碎。

【质量要求】

1. 苍耳子 本品呈纺锤形或卵圆形。表面黄棕色或黄绿色,全体有刺,体轻质坚。破开后内有双仁,有油性,气微,味微苦。

苍耳子饮片含水分不得过 12.0%,总灰分不得过 5.0%。

2. 炒苍耳子 本品形如苍耳子,表面焦黄色,刺尖焦脆,微有香气。

炒苍耳子饮片含水分不得过 10.0%,总灰分同生品。

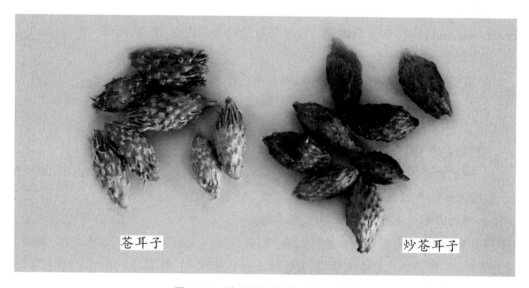

图 4-15 苍耳子炮制前后外观对照

【炮制作用】 苍耳子辛、苦,温;有毒。归肺经。具散风湿,通鼻窍的功能,生品消风止痒力强,多用于皮肤痒疹、疥癣等皮肤病。如治疗疔疮初起的七星剑(《外科正宗》)。治白癜风和麻风,可用苍耳子煎汤内服(《医宗金鉴》)。

炒后可降低毒性,偏于通鼻窍,祛风湿止痛。常用于鼻渊头痛,风湿痹痛。如治鼻渊头痛的苍耳子散(《济生方》)。治风湿痹痛、关节不利、挛急麻木,取苍耳子煎服有效(《食医心镜》)。

【贮存】 贮于干燥容器内,密闭,置通风干燥处。

白　果

【处方用名】 白果、白果仁、炒白果、炒白果仁。

【来源】 本品为银杏科植物银杏 *Ginkgo biloba* L.的干燥成熟种子。秋季种子成熟时采收,除去肉质外种皮,洗净,稍蒸或略煮后,烘干。

【炮制方法】

1.白果仁　取原药材,除去杂质,去壳取仁。用时捣碎。

2.炒白果仁　取净白果仁,置炒制容器内,用文火加热,炒至深黄色,有香气,取出,晾凉,用时捣碎。

【质量要求】

1.白果仁　本品为扁椭圆形,一端淡棕色,另一端金黄色,断面外层黄色,胶质样,内层淡黄色或淡绿色,粉性,中间有空隙,无臭,味甘,微苦。

2.炒白果仁　本品表面黄色,有火色斑点,气香。

【炮制作用】 白果甘、苦、涩、平;有毒。归肺经。具有敛肺定喘,止带浊,缩小便功能。生白果有毒,内服用量宜小。常用于疥癣,酒齄,阴虱。如治疗面鼻酒齄,用生白果,捣烂,夜涂旦洗(《医林集要》)。

炒后毒性降低,常用于气逆喘咳,带下。如治疗痰热内蕴所致之哮喘咳嗽的定喘汤(《摄生众妙方》)。

【贮存】 贮于干燥容器内,密闭,置通风干燥处。防蛀。

花　椒

【处方用名】 花椒、蜀椒、南椒、川椒、炒花椒、炒川椒。

【来源】 本品为芸香科植物青椒 *Zanthoxylum schinifolium* Sieb. et Zucc. 或花椒 *Zanthoxylum bungeanum* Maxim.的干燥成熟果皮。秋季采收成熟果实,晒干,除去种子及杂质。

【炮制方法】

1.花椒　取原药材,除去椒目(另作药用)、果柄及杂质。

2.炒花椒　取净花椒,置炒制容器内,用文火炒至出汗,呈油亮光泽,颜色加深,有香气逸出时,取出晾凉。

【质量要求】

1.花椒　本品略呈球形,裂开为两半状。外表灰绿色子暗绿色,散有多数油点及细密网状隆起的皱纹。内表面类白色。气香,味甜而辛(青椒)。或外表紫红色至棕红色,散有多数疣状突起的油点。内表面淡黄色。气香,味麻辣(花椒)。

本品含挥发油不得少于 1.5%。

2.炒花椒 本品形如花椒,颜色加深,具油亮光泽,香气更浓。

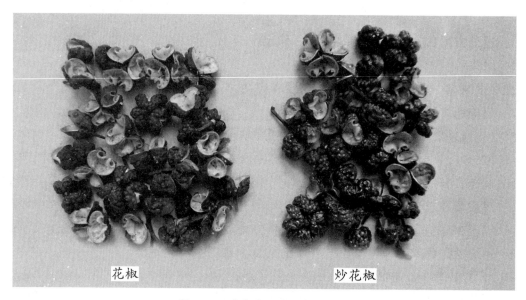

花椒　　　　　　　　炒花椒

图 4-16　花椒炮制前后外观对照

【炮制作用】　花椒辛,温;有小毒。归脾、胃、肾经。具有温中止痛,杀虫止痒的功能。用于脘腹冷痛,呕吐泄泻,虫积腹痛,蛔虫症;生品辛热之性甚强,外用杀虫止痒作用较强。用于疥疮、湿疹或皮肤瘙痒。如治女阴溃疡、漆疮、过敏性皮炎、疥虫感染的一扫光(《串雅内》);治疗妇人阴痒不可忍的椒茱汤(《医级》)。

炒后可减毒,辛散作用稍缓,长于温中散寒,驱虫止痛。用于脘腹寒痛,寒湿泄泻,虫积腹痛或吐蛔。如治胸中大寒痛、呕吐不能食的大建中汤(《金匮》);治胸中气满,心痛引背的蜀椒丸(《外台》);治蛔厥证的乌梅丸(《注解伤寒论》)。

【贮存】　贮于干燥容器内,密闭,置通风干燥处。

决 明 子

【处方用名】　决明子、草决明、炒决明子。

【来源】　本品为豆科植物决明 *Cassia obtusifolia* L. 或小决明 *Cassia tora* L. 的干

燥成熟种子。秋季采收成熟果实,晒干,打下种子,除去杂质。

【炮制方法】

1. 决明子　取原药材,去净杂质,洗净,干燥。用时捣碎。

2. 炒决明子　取净决明子,置炒制容器内,用中火加热,炒至颜色加深,断面浅黄色,爆鸣声减弱并有香气逸出时,取出即可。

【工艺研究】

通过正交试验设计研究决明子的炒制工艺,结果表明,炒制温度升高,炒制时间延长,使保肝成分含量下降,游离大黄酚含量升高。药理实验证明,随着温度的升高,决明子的保肝作用和通便作用都减弱。炒制后既保留保肝作用,又减弱通便作用,并认为决明子炒制的最佳工艺为140℃,再保持此温度10分钟,然后取出放凉。

【质量要求】

1. 决明子　本品略呈菱方形或短圆柱形,两端平行倾斜,表面绿棕色或暗棕色,平滑有光泽。一端较平坦,另端尖斜,背腹面各有1条突起的棱线,棱线两侧各有1条斜向对称而色较浅的线形凹纹。质坚硬。气微,味微苦。小决明呈短圆柱形,表面棱线两侧各有1片宽广的浅黄棕色带。

决明子饮片含水分不得过15.0%,总灰分不得过5.0%,含大黄酚不得少于0.20%,含橙黄决明素不得少于0.080%。

2. 炒决明子　本品形如决明子,微鼓起,表面绿棕色或暗棕色,偶见焦斑,无光泽,微有香气。

炒决明子含水分不得过12.0%,总灰分不得过6.0%,含大黄酚不得少于0.12%,含橙黄决明素同生品。

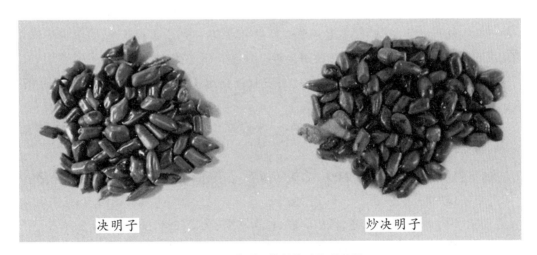

决明子　　　　　　　　　　炒决明子

图4-17　决明子炮制前后外观对照

【炮制作用】 决明子性味甘、苦、咸,微寒。归肝、大肠经。具有清热明目,润肠通便的功能。生决明子长于清肝热,润肠燥。用于目赤肿痛,大便秘结。如治疗肝火上冲,目赤肿痛,羞明多泪的决明子汤(《圣济总录》)及用于风热上扰而致目痒、红肿疼痛的清上名目丸(《万病回春》)。治肠燥便秘或热结便秘,可用生品大剂量打碎水煎服或与火麻仁或瓜蒌仁合用。

炒决明子缓和寒泻之性,有平肝养肾的功效。可用于头痛、头晕、青盲内障。如治肝肾亏损、青盲内障的石斛夜光丸(《中成药制剂手册》);高血压头痛、头晕,可用决明子炒黄,水煎代茶饮(《江西草药》)。

【贮存】 贮于干燥容器内,密闭,置通风干燥处。

蔓 荆 子

【处方用名】 蔓荆子、炒蔓荆子。

【来源】 本品为马鞭草科植物单叶蔓荆 *Vitex trifolia* L. var. *simplicifolia* Cham. 或蔓荆 *Vitex trifolia* L.的干燥成熟果实。秋季果实成熟时采收,除去杂质,晒干。

【炮制方法】

1. 蔓荆子 取原药材,去净杂质,筛去灰屑。用时捣碎。

2. 炒蔓荆子 取净蔓荆子,置炒制容器内,用文火加热,炒至颜色加深,取出,搓去蒂下白膜(宿存萼)及枝梗,筛净。用时捣碎。

根据蔓荆子有关炮制文献记载,结合实践经验,有人提出了改进的炮制工艺。即取净蔓荆子加10%黄酒(或5%的白酒)拌润,待酒被吸尽后,取出摊曝干或微火炒后再摊晾至干。用前捣碎。

【质量要求】

1. 蔓荆子 本品呈球形,表面灰黑或黑褐色,被灰白色粉霜状茸毛,有纵向浅沟4条,顶端微凹,基部有灰白色宿萼及短果梗。气特异而芳香,味淡、微辛。

蔓荆子饮片含水分不得过14.0%,总灰分不得过7.0%,醇溶性浸出物不得少于8.0%,含蔓荆子黄素不得少于0.030%。

2. 炒蔓荆子 本品表面黑色或黑褐色,基部有可见残留宿萼及短果梗。气特异而芳香,味淡、微辛。

炒蔓荆子含水分不得过7.0%,总灰分、醇溶性浸出物、蔓荆子黄素含量同生品。

【炮制作用】 蔓荆子性味辛、苦,微寒。归膀胱、肝、胃经。具有疏散风热,清利头目的功能。用于风热感冒头痛,齿龈肿痛,目赤肿痛、视物昏暗,湿痹拘挛。生品常用于治疗头痛、鼻塞,如香芷汤(《校注医醇賸义》);治疗风热犯目、赤肿疼痛的洗肝明目散(《万病回春》)。

炒后缓和辛散之性,长于升清阳之气,祛风止痛。用于耳目失聪、风湿痹痛,偏正头痛。如芎菊上清丸(《药典》)。

【贮存】 贮于干燥容器内,密闭,置通风干燥处。

牛 蒡 子

【处方用名】 牛蒡子、大力子、炒牛蒡子、炒大力子。

【来源】 本品为菊科植物牛蒡 *Arctium lappa* L. 的干燥成熟果实。秋季果实成熟时采收果序,晒干,打下果实,除去杂质,再晒干。

【炮制方法】

1. 牛蒡子 取原药材,筛去灰屑及杂质。用时捣碎。

2. 炒牛蒡子 取净牛蒡子,置炒制容器内,用文火加热,炒至鼓起,有爆裂声,断面浅黄色,略有香气逸出时,取出。用时捣碎。

【质量要求】

1. 牛蒡子 本品呈长倒卵形,略扁,微弯曲。表面灰褐色,带紫黑色斑点,有数条纵棱。果皮较硬,富油性。味苦微辛而稍麻舌。

牛蒡子饮片含水分不得过 9.0%,总灰分不得过 7.0%,含牛蒡子苷不得少于5.0%。

2. 炒牛蒡子 本品微鼓起,深灰色,微有光泽,略具香气。

炒牛蒡子含水分不得过 7.0%,总灰分、牛蒡子苷含量同生品。

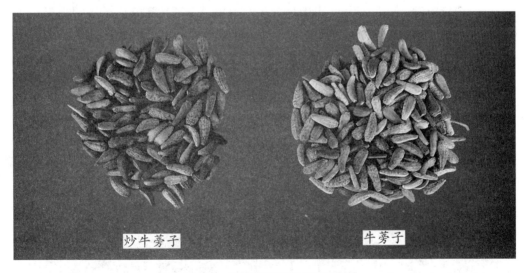

图 4-18　牛蒡子炮制前后外观对照

【炮制作用】 牛蒡子生品长于疏散风热,解毒散结。常用于风温起初,痄腮肿痛,痈毒疮疡。如治温病初起的的银翘散(《条辨》);用于痄腮肿痛的普济消毒饮(《东垣试效方》);用于疮疡,乳痈初起,证见寒热的的荆芥牛蒡汤(《金鉴》)。

炒后能缓和寒滑之性,以免伤中,并且气香,宣散作用更佳,长于解毒透疹,利咽散结,化痰止咳。用于麻疹不透,咽喉肿痛,风热咳喘。如治麻疹透发不畅的宣毒发表汤(《金鉴》);用于咽喉肿痛。同时果皮破裂,酶受到破坏,易于煎出药效,利于甙类成分的保存。

【贮存】 贮于干燥容器内,密闭,置通风干燥处。防蛀。

牵牛子

【处方用名】 牵牛子、黑丑、白丑、二丑、草金铃、炒牵牛子、炒二丑。

【来源】 本品为旋花科植物裂叶牵牛 *Pharbitis nil* (L.) Choisy 或圆叶牵牛 *Pharbitis purpurea* (L.) Voigt 的干燥成熟种子。秋末果实成熟、果壳未开裂时采割植株,晒干,打下种子,除去杂质。

【炮制方法】

1. 牵牛子　取原药材,去净杂质,用时捣碎。

2. 炒牵牛子　取净牵牛子,置炒制容器内,用文火加热,炒至膨胀鼓起,有爆裂声,颜色加深,断面浅黄色,即可。

【质量要求】

1. 牵牛子　本品似橘瓣状,表面灰黑(黑丑)或淡黄白色(白丑)。背面有 1 条浅纵沟,腹面棱线的下端有 1 点状种脐,微凹。质硬。无臭,味辛、苦,有麻感。

牵牛子饮片含水分不得过 10.0%,总灰分不得过 5.0%,醇溶性浸出物不得少于15.0%。

2. 炒牵牛子　本品形如牵牛子,稍鼓起,颜色加深,断面浅黄色,微具香气。

炒牵牛子含水分不得过 8.0%, 总灰分不得过 5.0%, 醇溶性浸出物不得少于12.0%。

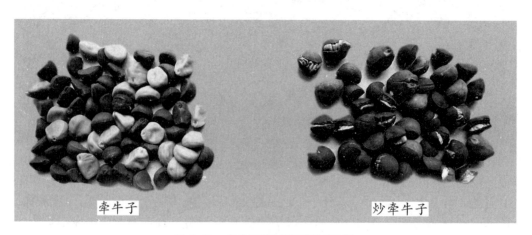

牵牛子　　　　　　　　　　炒牵牛子

图 4-19　牵牛子炮制前后外观对照

【炮制作用】 牵牛子 性味苦,寒;有毒。归肺、肾、大肠经。具有泻水通便,消痰涤饮,杀虫攻积的功能。生品偏于逐水消肿,杀虫。用于水肿胀满,二便不通,虫积腹痛。如治水肿胀满的舟车丸(《景岳全书》);治虫积腹痛的牵牛散(《沈氏尊生书》)。

炒后可降低毒性,缓和药性,免伤正气,易于粉碎和煎出,以消食导滞见长。多用于食积不化,气逆痰壅。如治小儿停乳停食,腹胀便秘,痰盛喘咳的一捻金(《药典》)。

【贮存】 贮于干燥容器内,密闭,置通风干燥处。

二、炒焦

炒焦是将净选或切制后的药物,置炒制容器内,用中火或武火加热,炒至药物表面呈焦黄或焦褐色,内部颜色加深,并具有焦香气味。

炒焦的目的主要是增强药物消食健脾的功效或减少药物的刺激性。

山 楂

【外方用名】 山楂、炒山楂、焦山楂、焦楂、山楂炭。

【来源】 本品为蔷薇科植物山里红 *Crataegus pinnatifida* Bge. var. major N. E. Br. 或山楂 *Crataegus pinnatifida* Bge. 的干燥成熟果实。秋季果实成熟时采收,切片,干燥。

【炮制方法】

1. 山楂 取原药材,除去杂质及脱落的核及果柄,筛去碎屑。

2. 炒山楂 取净山楂,置炒制容器内,用中火加热,炒至颜色加深,取出晾凉,筛去碎屑。

3. 焦山楂 取净山楂,置炒制容器内,用中火加热,炒至外表焦褐色,内部焦黄色,取出晾凉,筛去碎屑。

4. 山楂炭 取净山楂,置炒制容器内,用武火加热,炒至表面焦黑色,内部焦褐色,取出晾凉,筛去碎屑。

【质量要求】

1. 山楂 本品为圆片状,皱缩不平。外皮红色。断面黄白色,中间有浅黄色果核,多脱落。气微清香,味酸微甜。

2. 炒山楂 本品表面颜色加深,味酸微甜。

炒山楂有机酸以枸橼酸计,不得少于 4.0%。

3. 焦山楂 本品表面焦褐色,内部黄褐色,味微酸。

焦山楂有机酸以枸橼酸计,同炒山楂。

4. 山楂炭 本品表面焦黑色,内部焦褐色,味涩。

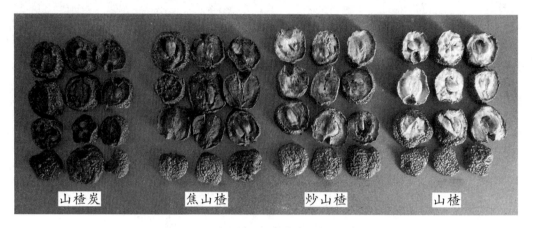

图 4-20　山楂炮制前后外观对照

【炮制作用】　山楂性味酸、甘，微温。归脾、胃、肝经。具有消食健胃，行气散瘀的功能。山楂长于活血化瘀，常用于血瘀经闭，产后瘀阻，心腹刺痛，疝气疼痛，以及高脂血症、高血压病、冠心病。如治疗妇女气滞血瘀的通瘀煎(《景岳》)；治痛经、闭经的散结定痛丸(《傅青主》)；治高脂血症的降脂通脉饮(《中医杂志》)。

炒山楂酸味减弱，可缓和对胃的刺激性，善于消食化积。用于脾虚食滞，食欲不振，神倦乏力。

焦山楂不仅酸味减弱，且增加苦味，长于消食止泻。用于食积兼脾虚和治疗痢疾，如治疗饮食积滞的保和丸(《药典》)。

山楂炭其性收涩，具有止血、止泻的功效。可用于胃肠出血或脾虚腹泻兼食滞者。如用酸枣并山楂肉核烧灰，米饮调下，治肠风下血(《百一选方》)。

【贮存】　贮干燥容器内，密闭，置通风干燥处。防蛀。

川　楝　子

【处方用名】　川楝子、金铃子、炒川楝子。

【来源】　本品为楝科植物川楝 *Melia toosendan* Sieb. et Zucc.的干燥成熟果实。冬季果实成熟时采收，除去杂质，干燥。

【炮制方法】

1. 川楝子　取原药材，除去杂质。用时捣碎。

2. 焦川楝子　取净川楝子，切片或砸成小块，置炒制容器内，用中火加热，炒至表面焦黄色或焦褐色，取出晾凉，筛去灰屑。

3. 盐川楝子　取净川楝子片或碎块，用盐水拌匀，稍闷，待盐水被吸尽后，置炒制容器内，用文火加热，炒至深黄色，取出晾凉，筛去碎屑。

每 100kg 川楝子，用食盐 2kg。

【质量要求】

1. 川楝子　本品为类球形。表面金黄色或棕黄色,微有光泽,具深棕色小点,顶端有花柱残痕,基部凹陷。外果皮革质,果肉松软,淡黄色,遇水湿润有黏性。果核球形或卵圆形,质坚硬。气特异,味酸苦。

川楝子饮片含水分不得过12.0%,总灰分不得过5.0%,水溶性浸出物不得少于32.0%,川楝素应为0.060%~0.20%。

2. 焦川楝子　本品为厚片或不规则碎块,表面焦黄色,发泡,有焦气,味苦涩。

炒川楝子水分不得过10.0%,总灰分不得过4.0%,水溶性浸出物同生品,川楝素应为0.040%~0.20%。

3. 盐川楝子　本品为厚片或不规则碎块,表面深黄色,味微咸。

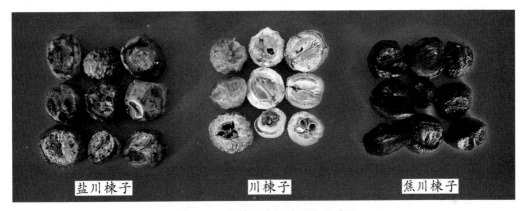

图4-21　川楝子炮制前后外观对照

【炮制作用】　川楝子性味苦,寒。归肝、小肠、膀胱经。具有舒肝行气,止痛,驱虫的功能。川楝子生品有小毒,长于杀虫、疗癣,兼能止痛。用于虫积腹痛,头癣。如治小儿虫积的安虫散(《药证》);治头癣以本品焙干为末,用猪油或麻油调成油膏,涂患处。

川楝子炒焦后可缓和苦寒之性,降低毒性,减少滑肠之弊,以疏肝理气止痛力胜。用于胁肋疼痛及胃脘疼痛。如治肝郁化热。心腹胁肋诸痛和肝肾阴亏而又肝气横逆所致之胸脘胁肋疼痛,吞酸吐苦。

盐川楝子能引药下行,作用专于下焦,长于疗疝止痛。常用于疝气疼痛,睾丸坠痛。

【贮存】　置干燥容器内,盐川楝子密闭,置通风干燥处。防蛀、防霉。

栀 子

【处方用名】　栀子、山栀、黄栀子、炒栀子、焦栀子、栀子炭。

【来源】　本品为茜草科植物栀子 *Gardenia jasminoides* Ellis 的干燥成熟果实。9-11月果实成熟呈红黄色时采收,除去果梗及杂质,蒸至上汽或置沸水中略烫,取出,干燥。

【炮制方法】

1. 栀子 取原药材,除去杂质,碾碎。

2. 炒栀子 取栀子碎块,置炒制容器内,用文火加热,炒至深黄色,取出晾凉。

3. 焦栀子 取栀子碎块,置炒制容器内,用中火加热,炒至焦黄色,取出晾凉。

4. 栀子炭 取栀子碎块,置炒制容器内,用武火加热,炒至黑褐色,喷淋少许清水熄灭火星,取出晾干。

【工艺研究】

栀子烘和焦制品中栀子苷无显著差异。烘法便于控制质量。栀子随炮制温度升高,栀子苷的含量递减,鞣质的含量增加。认为炒栀子温度应控制在160℃~200℃之间为宜。

【质量要求】

1. 栀子 本品为不规则碎块状。表面红黄色或棕红色。果皮薄而脆,略有光泽。种子扁卵圆形,红黄色。味微酸而苦。

栀子饮片水分不得过8.5%,总灰分不得过6.0%,栀子苷含量不得少于1.8%。

2. 炒栀子 本品表面深黄色或黄褐色。

炒栀子水分、总灰分同生品,栀子苷含量不得少于1.5%。

3. 焦栀子 本品表面焦黄色或焦黑色。

焦栀子水分、总灰分同生品,栀子苷含量不得少于1.0%。

4. 栀子炭 本品表面黑褐色或焦黑色。

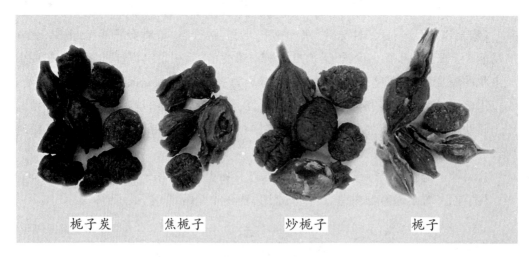

栀子炭　　焦栀子　　　炒栀子　　　栀子

图4-22 栀子炮制前后外观对照

【炮制作用】 栀子性味苦,寒。归心、肺、三焦经。具有泻火除烦,清热利尿,凉血解毒的功能。栀子长于泻火利湿,凉血解毒。常用于温病高热,湿热黄疸,湿热淋症,疮疡肿毒;外治扭伤跌损。如治温病高热烦躁,神昏谵语的栀子仁汤(《不居集》);治湿热黄疸的茵陈蒿汤(《伤寒》);治跌打损伤,青肿疼痛,可用栀子研末与面粉、黄酒调敷。

栀子苦寒之性甚强,易伤中气,且对胃有刺激性,脾胃较弱者服后易吐,炒后可除此弊。炒栀子与焦栀子功用相似,炒栀子比焦栀子苦寒之性略强,一般热较甚者可用炒栀子,脾胃较虚弱者可用焦栀子。二者均有清热除烦的功用。常用于热郁心烦,肝热目赤。如治热病心烦,胬肉攀睛,羞涩难开。

栀子炭善于凉血止血,多用于吐血、咯血、咳血、衄血、尿血、崩漏下血等。如十灰散(《十药》)。

【贮存】 贮干燥容器内,密闭,置通风干燥处。

槟 榔

【处方用名】 槟榔、大白、焦槟榔、槟榔炭。

【来源】 本品为棕榈科植物槟榔 *Areca catechu* L. 的干燥成熟种子。春末至秋初采收成熟果实,用水煮后,干燥,除去果皮,取出种子,干燥。

【炮制方法】

1. 槟榔 取原药材,除去杂质,用水浸泡 3~5 天,捞出,置容器内,经常淋水,润透,切薄片,干燥,筛去碎屑。

2. 炒槟榔 取槟榔片,置炒制容器内,用文火加热,炒至微黄色,取出晾凉,筛去碎屑。

3. 焦槟榔 取槟榔片,置炒制容器内,用中火加热,炒至焦黄色,取出晾凉,筛去碎屑。

【工艺研究】

(1)槟榔质地坚硬,传统方法加工饮片,浸泡时间长(夏季 7 天,冬季 40 天),有效成分流失,甚至腐烂,影响饮片质量。采用减压冷浸软化方法,结果表明,该法能提高软化效率,缩短浸泡时间,保证饮片质量。

(2)比较槟榔传统浸润法、减压冷浸法、粉碎颗粒法、减压蒸气焖润法。结果表明,减压蒸气焖润法,槟榔碱损失少,软化时间短。

(3)比较冷浸法、热浸法、蒸制法、轧碎法制备的槟榔饮片,结果表明:蒸制法和轧碎法薄层层析比冷浸法和热浸法多一个斑点;通过水溶性浸出物及醚溶性生物碱测定,证明蒸法切片较理想,煎出效果亦佳,且饮片平整光滑,外观美观,容易干燥。

(4)正交设计法筛选最佳软化切制工艺,最佳工艺为先减压后加水,25℃~26℃水浸泡,切 0.5mm 以下极薄片,阴干。

(5)微波炮制 对槟榔不同工艺炮制品(清炒、炒焦、微波炮制)中醚溶性生物碱、鞣质、脂肪类成分进行了测定,对小鼠急性毒性进行了比较。结果微波炮制的槟榔与炒品、焦品相比,槟榔碱的损失最少,其他各类成分含量最高,炮制过程中药材无损失,收得率最高。同时与生品比较,各炮制品毒性都有所降低,各炮制品之间无明显差异。微波法炮制槟榔是通过药材本身水分子间的振动产生热能而达到炮制目的,该法炮制时应用的温度低、工艺简单、操作方便、无污染、药材损失少和药材炮制程度均匀一致、片型完整美观,有效地解决了加热温度高引起槟榔碱大量损失的问题。

【质量要求】

1. 槟榔　本品为类圆形薄片。表面呈棕、白色期间的大理石样花纹。周边淡黄棕色或淡红棕色。质坚脆易碎。气微,味涩微苦。

槟榔饮片　水分不得过 10.0%,槟榔碱含量不得少于 0.20%。

2. 炒槟榔　本品表面呈浅黄色。

槟榔饮片水分、槟榔碱含量同生品。

3. 焦槟榔　本品表面焦黄色。

焦槟榔水分不得过 9.0%,总灰分不得过 2.5%,槟榔碱含量不得少于 0.10%。

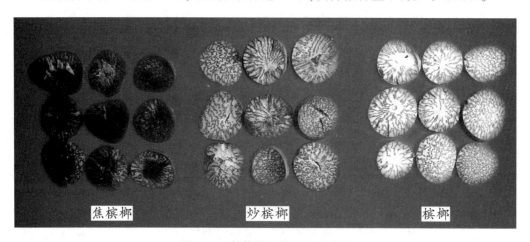

图 4-23　槟榔炮制前后外观对照

【炮制作用】　槟榔性味苦、辛,温。归胃、大肠经。具有杀虫,消积,降气,行水,截疟的功能。槟榔生品力峻,常用于治绦虫、姜片虫、蛔虫及水肿、脚气、疟疾。如治虫积腹痛,大便秘结的万应丸(《医学正传》);治水肿实证的疏凿饮子(《济生方》);治脚气肿痛的鸡鸣散(《准绳》);治疟疾的截疟七宝饮(《杨氏家藏方》)。

炒后可缓和药性,以免克伐太过而耗伤正气,并能减少服后恶心、腹泻、腹痛的副作用。炒槟榔和焦槟榔功用相似,长于消食导滞。用于食积不消,痢疾里急后重。但炒槟榔较槟榔作用稍强,而克伐正气的作用也略强于焦槟榔,一般身体素质稍强者可选用炒槟榔,身体素质较差者应选用焦槟榔。如治饮食停滞、腹中胀痛的开胸顺气丸(《中成药制剂手册》)。

【贮存】　贮干燥容器内,密闭,置通风干燥处。

三、炒炭

炒炭是将净选或切制后的药物,置炒制容器内,用武火或中火加热,炒至药物表面焦黑色或焦褐色,内部呈棕褐色或棕黄色。

炒炭要求存性。"炒炭存性"是指药物在炒炭时只能使其部分炭化,更不能灰化,未炭化部分仍应保存药物的固有气味。花、叶、草等类药材炒炭后仍可清晰辨别药物原形,如槐花、侧柏叶、荆芥之类。

(一)炒炭的目的

经炒炭炮制后可使药物增强或产生止血、止泻作用。

药物炒炭后理化性质可产生明显变化。药物经炒炭后增强或产生止血作用的物质基础一直存有争议,有学者认为是中药中的钙离子也有人认为是鞣质的含量变化所致。但止血中药的物质基础是多种成分组成,药物经制炭后,其所含成分一般均有较为复杂的变化,而且大多有具止血活性的新成分产生,因此,炭药的止血作用不能单独取决于某一类成分含量上的变化。

(二)注意事项

1. 操作时要适当掌握好火力,即达到"炒炭存性"的要求,质地坚实的药物宜用武火,质地疏松的花、花粉、叶、全草类药物可用中火,视具体药物灵活掌握。

2. 在炒炭过程中,药物炒至一定程度时,因温度很高,易出现火星,特别是质地疏松的药物如蒲黄、荆芥等,须喷淋适量清水熄灭,以免引起燃烧。取出后必须摊开晾凉,经检查确无余热后再收贮,避免复燃。

干　姜

【处方用名】　干姜、炮姜、姜炭。

【来源】　本品为姜科植物姜 *Zingiber officinale* Rosc.的干燥根茎。冬季采挖,除去须根及泥砂,晒干或低温干燥。

【炮制方法】

1. 干姜　取原药材,除去杂质,略泡,洗净,润透,切厚片或块,干燥,筛去碎屑。

2. 炮姜　先将净河砂置炒制容器内,用武火炒热,再加入干姜片或块,不断翻动,炒至鼓起,表面棕褐色,取出,筛去砂,晾凉。

3. 姜炭　取干姜块,置炒制容器内,用武火加热,炒至表面焦黑色,内部棕褐色,喷淋少许清水,灭尽火星,略炒,取出晾干,筛去碎屑。

清代开始有炮姜炭,黑炮姜等名称,把炮姜和姜炭混为一个品种,近代有一部分地区也把两者作为一个炮制品,按炮制火候及成品性状分析,炮姜炭和黑炮姜实为姜炭。

【质量要求】

1. 干姜　本品为不规则的厚片或丁块。表面灰棕色或淡黄棕色。切面黄白色,有明显的筋脉小点,显粉性,有特异香气,味辛辣。

干姜饮片水分不得超过 19.0%,灰分不得过 6.0%,水溶性浸出物不得少于22.0%,挥发油含量不得少于 0.8%(ml/g),6-姜辣素含量不得少于 0.60%。

2. 炮姜　本品为不规则的厚片或块,表面鼓起,棕褐色,内部深黄色,质地疏松,断面边缘显棕黄色,气香,特异,味微辛、辣。

炮姜水分不得超过 12.0%,灰分不得过 7.0%,水溶性浸出物不得少于 26.0%,6-姜辣素含量不得少于 0.30%。

3. 姜炭　本品形如干姜,表面焦黑色,内部棕褐色,体轻,质松脆。味苦微辣。

姜碳水溶性浸出物不得过 26.0%,6-姜辣素含量不得少于 0.050%。

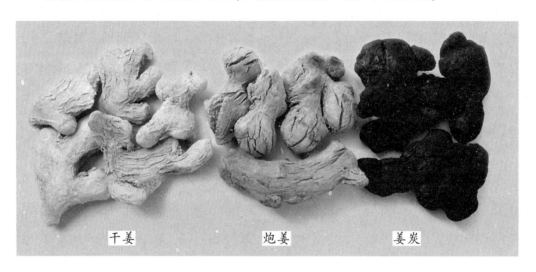

干姜　　　　炮姜　　　　姜炭

图 4-24　干姜炮制前后外观对照

【炮制作用】　干姜性味辛,热。具有温中散寒,回阳通脉,燥湿消痰的功能。干姜能守能走,故对中焦寒邪偏盛而兼湿者以及寒饮伏肺的喘咳颇为相宜。又因为本品力速而作用较强,故用于回阳救逆,其效甚佳。常用于脘腹冷痛,呕吐泄泻,肢冷脉微,痰饮喘咳。如温中散寒的大建中汤(《金匮》);回阳救逆的四逆汤(《伤寒》);温肺散寒而化痰饮的小青龙汤(《伤寒》)。

炮姜性味苦、辛,温。具有温中散寒,温经止血的功能。其辛燥之性较干姜弱,温里之力不如干姜迅猛,但作用缓和持久,且长于温中止痛、止泻和温经止血。可用于中气虚寒的腹痛、腹泻和虚寒性出血。如治疗脾胃虚寒之腹痛、腹泻、霍乱转筋的附子理中丸(《局方》);治脾胃虚寒便血的艾叶丸(《圣惠方》)。

姜炭性味苦、涩,温。归脾、肝经。其辛味消失,守而不走,长于止血温经。其温经作用弱于炮姜,固涩止血作用强于炮姜,可用于各种虚寒性出血,且出血较急,出血量较多者。如治疗血崩的如圣散(《丹溪》);或用干姜烧黑存性,为末,米饮调服,治血痢不止(《姚氏集验方》)。

大 蓟

【处方用名】 大蓟、大蓟炭。

【来源】 本品为菊科植物蓟 *Cirsium japonicum* DC.的干燥地上部分或根。夏、秋两季花开时采割地上部分,或秋末挖根,除去杂质,晒干。

【炮制方法】

1. 大蓟 取原药材,除去杂质,抢水洗净,润软,切段(全草)或切薄片(根部),干燥,筛去碎屑。

2. 大蓟炭 取大蓟段或片,置炒制容器内,用武火加热,炒至表面焦黑色,内部棕褐色,喷洒少许清水,灭尽火星,取出晾干。

【工艺研究】

用正交试验法对大蓟炭的炮制工艺进行优选,结果表明,最佳炮制工艺为220℃,炒制 10 分钟。

【质量要求】

1. 大蓟 为不规则的小段和少量圆形薄片,茎、叶、花及根的混合物。茎圆柱形,表面绿褐色或棕褐色,断面髓部疏松或中空。叶皱缩,多破碎,边缘有针刺。头状花序,总苞黄褐色,羽状冠毛灰白色。茎、叶均被有丝状毛。气微,味淡。大蓟根片呈类圆形薄片,表面灰白色,周边暗棕色,质硬而脆,气微,味甘。

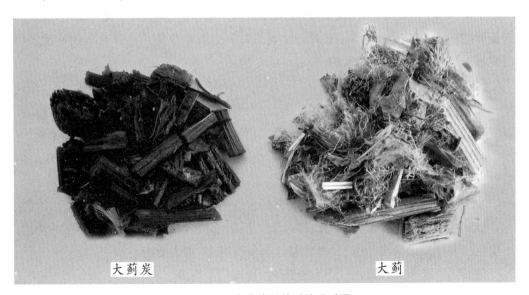

图 4-25 大蓟炮制前后外观对照

大蓟饮片杂质不得过 2.0%,水分不得过 13.0%,酸不溶性灰分不得过 3.0%,醇溶性浸出物不得少于 15.0%,柳穿鱼叶苷含量不得少于 0.20%。

2. 大蓟炭　形如大蓟段或片,表面焦黑色。质松脆,具焦香气,味苦。

大蓟炭醇溶性浸出物不得少于 13.0%。

【炮制作用】　大蓟性味甘、苦,凉。归心、肝经。具有凉血止血,祛瘀消肿的功能。生大蓟以凉血消肿力胜,常用于热淋,痈肿疮毒及热邪偏盛的出血证。如用鲜大蓟根洗净捣汁,加热水炖 1 小时,饭前服,治热结血淋(《福建民间草药》);治心热吐血及衄血、崩中下血,均可用本品捣后绞取汁内服(《圣惠方》)。

炒炭后凉性减弱,收敛止血作用增强。用于吐血、呕血、咯血、嗽血等出血较急剧者。如十灰散(《十药》)。

【贮存】　贮干燥容器内,大蓟炭密闭,置通风干燥处。

小　蓟

【处方用名】　小蓟、小蓟炭。

【来源】　本品为菊科植物刺儿菜 *Cirsium setosum*(Willd.) MB.的干燥地上部分。夏秋二季花开时采割,除去杂质,晒干。

【炮制方法】

1. 小蓟　取原药材,除去杂质,稍润,切段,干燥,筛去碎屑。

2. 小蓟炭　取小蓟段,置炒制容器内,用武火加热,炒至表面黑褐色,内部黄褐色,喷淋少许清水,熄灭火星,取出晾干。

【工艺研究】

小蓟炭炮炙的最佳工艺是温度 210℃,炒制 5 分钟,在此条件下炮制的小蓟炭具有显著的缩短小鼠凝血时间的作用。小蓟炭炒制过程中应防止小蓟花絮因质地轻松而飘散污染环境,注意劳动保护。

【质量要求】

1. 小蓟　本品为不规则小段,叶、茎、花混合。茎圆柱形,表面绿褐色或带紫色。叶多皱缩或破碎,具针刺。花球形或椭圆形,总苞钟状,黄绿色,花紫色。气微,味微苦。

小蓟饮片含杂质不得过 2.0%,水分不得过 12.0%,酸不溶性成分不得过 5.0%,醇溶性浸出物不得少于 14.0%。

2. 小蓟炭　本品形如小蓟段,外表黑褐色,内黄褐色。质松脆。具焦香气,味苦。

【炮制作用】　小蓟性味甘、苦,凉。归心、肝经。具有凉血,止血,祛瘀消痈的功能。小蓟生品和炒炭品各自的擅长、用法与大蓟情况相似,两者常配伍应用。

【贮存】　置干燥容器内。小蓟炭密闭,置通风干燥处。

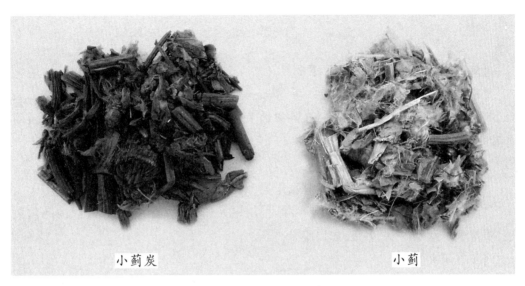

图 4-26 小蓟炮制前后外观对照

石 榴 皮

【处方用名】 石榴皮、石榴皮炭。

【来源】 本品为石榴科植物石榴 *Punica granatum* L.的干燥果皮。秋季果实成熟后收集果皮,晒干。

【炮制方法】

1. 石榴皮 取原药材,除去杂质,去净残留的瓤及种子,洗净,切块,干燥。筛去碎屑。

2. 石榴皮炭 取净石榴皮块,置炒制容器内,用武火加热,炒至表面黑褐色,内部焦黄色,喷淋少许清水灭尽火星,取出晾干。筛去碎屑。

【质量要求】

1. 石榴皮 本品为不规则的长条状或方块。外表面红棕色、棕黄色或暗棕色,略有光泽,有多数疣状突起,有时可见筒状宿萼及果梗痕。内表面黄色或红棕色,有种子脱落后的小凹坑及隔瓤残迹。切面黄色或鲜黄色,略显颗粒性,气微,味苦涩。

石榴皮饮片含水分不得过 15.0%,总灰分不得过 7.0%。

2. 石榴皮炭 本品形如石榴皮丝或块,表面黑褐色,断面焦黄色。

【炮制作用】 石榴皮性味酸、涩,温。归胃、大肠经。具有涩肠止泻,止血,驱虫的功能。生石榴皮长于驱虫,涩精,止带。多用于虫积腹痛,滑精,白带,脱肛,疥癣。如驱虫的石榴皮散(《圣惠方》)。

炒炭后收涩力增强,多用于久泻,久痢,崩漏。如治久漏不瘥的神授散(《普济方》);治妊身暴下不止,腹痛。

【贮存】 贮干燥容器内。石榴皮炭密闭,置通风干燥处,防潮。

白 茅 根

【处方用名】 白茅根、茅根、茅根炭。

【来源】 本品为禾本科植物白茅 *Imperata cylindrica* Beauv.var.major （Nees） C.E. Hubb.的干燥根茎。春、秋两季采挖,除去地上部分及泥土,洗净,干燥,除去须根及膜质叶鞘,捆成小把。

【炮制方法】

1.白茅根 取原药材,微润,切段,干燥,筛去碎屑。

2.茅根炭 取茅根段,置炒制容器内,用中火加热,炒至表面焦褐色,内部焦黄色,喷淋少许清水,灭尽火星,取出晾干。

【工艺研究】

正交试验法,对茅根炭的炮制工艺进行优选,结果表明,茅根炭的最佳炮制工艺为170℃,烘制16分钟。

【质量要求】

1.白茅根 本品为圆柱状短段。表面黄白色或淡黄色,微有光泽,具纵皱纹,节明显,呈浅黄棕色。切断面中心黄色并有小孔。体轻,质略脆。味微甜。

白茅根饮片水分不得过 12.0%,总灰分不得过 5.0%,水溶性浸出物不得少于 28.0%。

2.茅根炭 本品形如白茅根,表面呈焦褐色至黑色,据纵波纹,有的可见淡棕色稍隆起的节。略具焦香气,味苦。

茅根碳水溶性浸出物不得少于 7.0%。

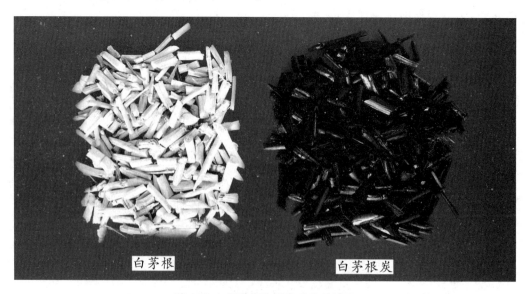

图 4-27 白茅根炮制前后外观对照

【炮制作用】 白茅根性味甘,寒。归肺、胃、膀胱经。具有凉血止血,清热利尿的功能。生白茅根长于凉血、清热利尿。常用于血热妄行的多种出血证,热淋,小便不利,水肿,湿热黄疸,热盛烦渴,胃热呕哕及肺热咳嗽。治血热偏盛的出血证可单用大剂量煎服,尤其对尿血可起到利尿与止血二者兼顾的作用。如治气虚血热、小便出血的茅根饮子(《外台》);治热病呕哕、不能下食的茅根散(《圣惠方》),治疗急性肾炎水肿的急性肾炎方(《中药临床应用》)。

茅根炭,味涩,寒性减弱。清热凉血作用轻微,止血作用增强,专用于出血证,并偏于收敛止血,常用于出血证较急者。如十灰散(《十药》)。

【贮存】 贮干燥容器内。茅根炭密闭,置通风干燥处。

正交试验法,对茅根炭的炮制工艺进行优选,结果表明,茅根炭的最佳炮制工艺为 170℃,烘制 16 分钟。

牡 丹 皮

【处方用名】 牡丹皮、丹皮、丹皮炭。

【来源】 本品为毛茛科植物牡丹 *Paeonia suffruticosa* Andr.的干燥根皮。秋季采挖根部,除去细根,剥取根皮,晒干。

【炮制方法】

1. 牡丹皮 取原药材,除去杂质,抢水洗净,润透,切薄片,干燥,筛去碎屑。

2. 牡丹皮炭 取净牡丹皮片,置炒制容器内,用中火加热,炒至表面黑褐色,内部黄褐色,喷淋少许清水,灭尽火星,取出晾干,筛去碎屑。

【工艺研究】

采用正交试验法,对丹皮炭的炮制工艺进行优选。结果表明,丹皮炭的最佳炮制工艺为 250℃,炒制 10 分钟,该炮制品的多种微量元素含量明显升高。

【质量要求】

1. 牡丹皮 本品为中空的类圆形薄片。外表面灰褐色或黄褐色,栓皮脱落处呈粉红色。内表面淡灰黄色或浅棕色,常见发亮的晶点。质脆,粉性。有特殊香气,味微苦而涩。

牡丹皮饮片含水分不得过 13.0%,总灰分不得过 5.0%,醇溶性浸出物不得少于 15.0%,含丹皮酚不得少于 1.2%。

2. 牡丹皮炭 本品形如牡丹皮,呈黑褐色,气香,味微苦而涩。

【炮制作用】 牡丹皮性味苦、辛,微寒。归心、肝、肾经。具有清热凉血,活血散瘀的功能。生牡丹皮长于清热凉血,活血散瘀,用于温毒发斑或发疹,阴虚发热、无汗骨蒸,肠痈,痈肿疮毒,肝火头痛,经闭,痛经,跌扑损伤。如治温热病、身热发疹的化疹汤(《温病述要》);治阴虚发热的青蒿鳖甲汤(《条辨》);肠痈初起的大黄牡丹皮汤(《金匮》)。

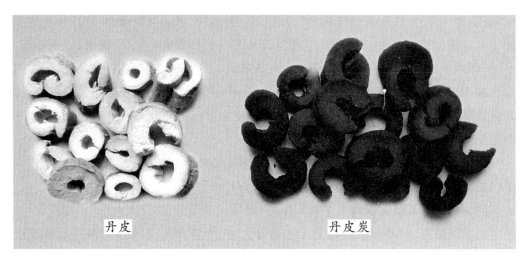

丹皮　　　　　　　　　　　　　丹皮炭

图 4-28　丹皮炮制前后外观对照

炒炭后清热凉血作用较弱,具有止血凉血作用,常用于血热出血。如治吐血、衄血等的十灰散(《十药》)。

【贮存】　贮干燥容器内。丹皮炭密闭,置阴凉干燥处。

乌　梅

【处方用名】　乌梅、乌梅肉、乌梅炭、醋乌梅。

【来源】　本品为蔷薇科植物梅 *Prunus mume* (Sieb.)Sieb. et Zucc.的干燥近成熟果实。夏季果实近成熟时采收,低温烘干后闷至色变黑。

【炮制方法】

1.乌梅　取原药材,除去杂质,洗净,干燥。

2.乌梅肉　取净乌梅,用清水润软或蒸软后,剥取净肉,干燥,筛去碎屑。

3.乌梅炭　取净乌梅或乌梅肉,置炒制容器内,用武火加热,炒至皮肉发泡,表面呈焦黑色,取出晾凉,筛去碎屑。

4.醋乌梅　取净乌梅或乌梅肉,用米醋拌匀,闷润至醋被吸尽,置适宜容器内,密闭,隔水加热 2~4 小时,取出干燥。

每 100kg 净乌梅或乌梅肉,用米醋 10kg。

乌梅色黑,炒炭不易掌握颜色变化,以炒至皮肉鼓起,黏质变枯,色焦黑为宜。

【质量要求】

1.乌梅　本品为不规则的球形或扁圆形,表面乌黑色,皱缩不平。果肉柔软,果核坚硬,椭圆形,棕黄色,内含淡黄色种子 1 粒。味极酸。

乌梅饮片含水溶性浸出物不得少于 24.0%,含枸橼酸不得少于 12.0%。

2.乌梅肉 为去核果肉,呈乌黑色或棕黑色,气特异,味极酸。

3.乌梅炭 皮肉鼓起发泡,质较脆,表面呈焦黑色,味酸兼苦。

乌梅碳含水溶性浸出物不得少于18.0%,含枸橼酸不得少于6.0%。

4.醋乌梅 形如乌梅或乌梅肉,质较柔润,略有醋气。

【炮制作用】 乌梅性味酸、涩、平。归肝、脾、大肠经。具有敛肺,涩肠,生津安蛔的功能。生乌梅长于生津止渴,敛肺止咳,安蛔。多用于虚热消渴,肺虚久咳,蛔厥腹痛。如治消渴证烦渴多饮的玉泉丸(《丹溪》);治肺虚久咳的一眼散(《杂病源流犀烛》);治蛔厥腹痛呕吐的乌梅丸(《伤寒》)。

乌梅肉的功效和适用范围与乌梅同,因去核用肉,故作用更强。

乌梅炭长于涩肠止泻,止血,常用于久泻,久痢及便血,崩漏下血等。如治下痢不能食的乌梅丸(《杂病源流犀烛》),用乌梅烧存性为末,醋打米糊为丸,可治大便下血不止(《济生方》),或小便尿血(《纲目》)。或烧灰为末,乌梅汤调下,治妇人血崩(《妇人良方》)。

醋乌梅功用与生乌梅相似,但收敛固涩作用更强,尤其适用于肺气耗散之久咳不止和蛔厥腹痛。

【贮存】 贮干燥容器内,密闭,置通风干燥处。

鸡 冠 花

【处方用名】 鸡冠花、鸡冠花炭。

【来源】 本品为苋科植物鸡冠花 *Celosia cristata* L.的干燥花序。秋季花盛开时采收,晒干。

【炮制方法】

1.鸡冠花 取原药材,除去杂质及残留的茎叶,切段。

2.鸡冠花炭 取净鸡冠花段,置炒制容器内,用中火加热,炒至表面焦黑色,喷淋少许清水,灭尽火星,取出晾干。

【质量要求】

1.鸡冠花 本品为鸡冠状不规则短段。扁平,有的呈鸡冠状。表面紫色或红色(鸡冠花),或者黄白色(白鸡冠花)。种子黑色,细小,有光泽。质轻,味淡。

2.鸡冠花炭 本品形如鸡冠花,表面焦黑色,内部焦黄色,可见黑色种子,具焦香气。质轻,味涩。

鸡冠花碳含水溶性浸出物不得少于16.0%。

【炮制作用】 鸡冠花性味甘、涩,凉。归肝,大肠经。具有收涩止血、止带、止痢的功能。生鸡冠花性凉,收涩之中兼有清热作用,多用于湿热带下,湿热痢疾,湿热便血和痔血等证。如治五痔肛边肿痛的淋泽鸡冠散(《宝鉴》)。

炒炭后凉性减弱,收涩作用增强。常用于吐血、便血、崩漏反复不愈及带下,久痢不止。如炒白鸡冠花、棕榈炭、羌活为末服用,治下血脱肛(《永类铃方》)。或本品煎酒服治赤白下痢(《濒湖集简方》)。

【贮存】 贮干燥容器内。鸡冠花炭密闭,置通风干燥处。

蒲 黄

【处方用名】 蒲黄、生蒲黄、炒蒲黄、蒲黄炭。

【来源】 本品为香蒲科植物水烛香蒲 *Typha angustifolia* L.、东方香蒲 *Typha orientalis* Presl 或同属植物的干燥花粉。夏季采收蒲棒上部的黄色雄花序,晒干后碾轧,筛取花粉。剪取雄花后,晒干,成为带有雄花的花粉,即为草蒲黄。

【炮制方法】

1. 蒲黄 取原药材,揉碎结块,除去花丝及杂质。

2. 蒲黄炭 取净蒲黄,置炒制容器内,用中火加热,炒制棕褐色,喷淋少许清水,灭尽火星,取出晾干。且结果表明蒲黄炭炮制的最佳工艺是,温度150℃,炒制12分钟。

蒲黄为花粉类药物,质轻松,炒制时火力不可过大,出锅后应摊晾散热,防止复燃,检查确已凉透,方能收贮。如喷水较多,则须晾干,以免发霉。

【质量要求】

1. 蒲黄 本品为黄色粉末。体轻,放水中漂浮水面。手捻有滑腻感,粘手而不成团。气微,味淡。

蒲黄饮片含杂质不得过10.0%,水分不得过13.0%,总灰分不得过10.0%,酸不溶性灰分不得过4.0%,醇溶性浸出物不得少于15.0%,含异鼠李素-3-0-新橙皮糖苷和香蒲新苷的总含量不得少于0.50%。

2. 蒲黄炭 本品形如蒲黄,表面棕褐色或黑褐色。气焦香,味微苦、涩。

蒲黄炭含醇溶性浸出物不得少于11.0%。

【炮制作用】 蒲黄味甘、性平、归肝、心包经。具有行血化瘀、利尿通淋的功能。用于瘀血阻滞的心腹疼痛,痛经,产后淤痛,跌打损伤,血淋涩痛。如治疗心腹疼痛、产后恶露不行或月经不调。少腹急痛的失笑散 (《局方》);治疗血淋涩痛的蒲黄散 (《准绳》)。

蒲黄炭性涩,止血作用增强。常用于咯血、吐血、衄血、尿血、便血、崩漏及外伤出血。如治崩中漏下的蒲黄丸(《总录》);治疗崩漏下血的五灰散(《沈氏尊生方》)。

【贮存】 贮于干燥容器内,密闭,置通风干燥处。防蛀。

荆 芥

【处方用名】 荆芥、荆芥炭。

【来源】 本品为唇形科植物荆芥 *Schizonepeta tenuifolia* Briq. 的干燥地上部分。夏、秋两季花开到顶、穗绿时采割,除去杂质,晒干。

【炮制方法】

1. 荆芥 取原药材,除去杂质,抢水洗净,稍润,切断,干燥,筛去碎屑。

2. 炒荆芥 取荆芥段,置炒药锅内,用文火加热,炒至微黄色,取出,放凉。

3. 荆芥炭 取荆芥段,置炒药锅内,用武火加热,炒至表面黑褐色,内部焦褐色时,喷淋少量清水,灭尽火星。取出,晾干凉透。

【工艺研究】

采用正交设计,并以化学成分分析和药效学实验为综合指标,对荆芥炭、荆芥穗碳的最佳炮制工艺研究。荆芥炭的最佳炮制条件210℃,加热10分钟;荆芥穗碳的最佳炮制条件为210℃,加热6分钟。

【质量要求】

1. 荆芥 本品为不规则小段,茎、叶、穗混合。茎呈方柱形,浅黄绿色至淡紫棕色,被短柔毛。叶片皱缩卷曲,破碎。气芳香,味微涩而辛凉。

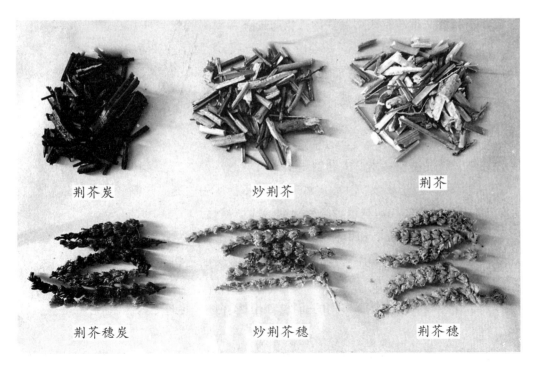

荆芥炭　　　　　　　炒荆芥　　　　　　　荆芥

荆芥穗炭　　　　　　炒荆芥穗　　　　　　荆芥穗

图 4-29　荆芥炮制前后外观对照

荆芥饮片含挥发油不得少于0.30%(ml/g),含薄荷酮不得少于0.020%。

2.炒荆芥　本品形如荆芥,表面棕黄色,略有焦斑,气味稍弱,微具焦香气。

3.荆芥炭　本品形如荆芥,表面黑褐色,内部焦褐色,略具香气,味苦而稍辛。

荆芥炭醇溶性浸出物不得少于8.0%。

【炮制作用】　荆芥味辛,性微温。归肺、肝经。具有解表散风的功能。一般多生用。用于感冒,头痛,麻疹,风疹,咽喉不利,疮疡初起等。如治疗风寒感冒或疮疡初起的荆防败毒散(《摄生众妙方》);治疗风热感冒,头痛发热的银翘散(《条辨》);治疗咽喉肿痛的荆芥汤(《三因》);治疗麻疹初起的竹叶柳蒡汤(《醒斋》)。

炒荆芥具有祛风理血的作用。可用于妇人产后血晕,如治疗产后出血过多,头目眩晕的华佗愈风散(《妇人良方》)。

荆芥炭辛散作用极弱,具有止血的功效。可用于便血、崩漏等证。如治疗妇女血崩的黑蒲黄散(《素庵医药》);配伍人参、当归、熟地等可治疗产后血崩及虚人血崩,如升举大补汤(《傅青主》)。

【贮存】　贮干燥容器内,密闭,置通风干燥处。

第二节　加辅料炒法

加辅料炒法指净制或切制后的药物与固体辅料同炒的一种方法。

加辅料炒的主要目的是降低毒性,缓和药性,增强疗效和矫臭矫味等。同时,某些辅料具有中间传热的作用,能使药物受热均匀,炒后的饮片色泽一致,外观质量好。

常用的加辅料炒法有麸炒、米炒、土炒、砂炒、蛤粉炒、滑石粉炒等。

一、麸炒

麸炒是将净制或切制后的药物用麦麸熏炒的一种方法。

麸炒又称为"麦麸炒"或"麸皮炒"。炒制药物所用的麦麸未制者称净麸炒或清麸炒;麦麸经用蜂蜜或红糖制过者则称蜜麸炒或糖麸炒。

麦麸性味甘平,具有和中作用。明《本草蒙筌》有"麦麸皮制抑酷性勿伤上膈"的记载。故常用麦麸炒制补脾胃或作用强烈及有腥味的药物。

(一)麸炒的目的

1.增强疗效　具有补脾作用的药物,如山药、白术等,经麦麸炒制后,可增强其疗效。

2.缓和药性　某些作用强烈的药物,如枳实具强烈的破气作用、苍术药性燥烈,经麸炒后药性缓和,不致耗气伤阴。

3. 矫臭矫味　某些药物如僵蚕,生品气味腥臭,经麸炒后,矫正其气味,便于服用。

(二)麸炒的操作方法

1. 净麸炒　先用中火或武火将锅烧热,再将麦麸均匀撒入热锅中,至起烟时投入药物,快速均匀翻动并适当控制火力,炒至药物表面呈黄色或深黄色时取出,筛去麦麸,放凉。

麦麸用量一般为:每100kg药物,用麦麸10~15kg。

2. 蜜麸炒　先用中火或武火将锅烧热,再将蜜麸均匀撒入热锅中,至起烟时投入药物,快速均匀翻动并适当控制火力,炒至药物表面呈金黄色或老黄色时取出,筛去麦麸,放凉。

蜜麸用量一般为:每100kg药物,用蜜麸10kg。

蜜麸的制备方法:将麸皮与熟蜜(加适量开水稀释)拌匀,搓散,过筛,干燥至不粘手为度,过筛,放凉,贮藏,备用。每100kg麸皮,用熟蜜20~30kg.

3. 糖麸炒　先用中火或武火将锅烧热,再将糖麸均匀撒入热锅中,至起烟时投入药物,快速均匀翻动并适当控制火力,炒至药物表面颜色加深时取出,筛去麦麸,放凉。

糖麸用量一般为:每100kg药物,用糖麸10kg。

糖麸的制备方法:将红糖(或砂糖)放入锅内,加水溶解(糖、水比例为2:1),加热炼至满锅鱼眼泡,加入麦麸,炒至亮黄色略粘手(手捏为团,揉之即散)为度,过筛,放凉,贮藏,备用。每100kg麸皮,用红糖(或砂糖)30~40kg。

(三)注意事项

1. 辅料用量要适当。麦麸量少则烟气不足,达不到熏炒要求;麦麸量多则造成浪费。

2. 注意火力适当。麸炒一般用中火,并要求火力均匀;锅要预热好,可先取少量麦麸投锅预试,以"麸下烟起"为度。

3. 麦麸要均匀撒布热锅中,待起烟投药。

4. 麸炒药物要求干燥,以免药物黏附焦化麦麸。

5. 麸炒药物达到标准时要求迅速出锅,以免造成炮制品发黑、火斑过重等现象。

苍　术

【处方用名】　苍术、茅苍术、炒苍术、焦苍术。

【来源】　本品为菊科植物茅苍术 *Atractylodes Lancea* (Thunb.) DC. 或北苍术 *Atractylodes chinensis* (DC.) Koidz. 的干燥根茎。春、秋二季采挖,除去泥砂,晒干,撞去须根。

【炮制方法】

1. 苍术　取原药材,除去杂质,用水浸泡,洗净,润透,切厚片,干燥,筛去碎屑。

2. 麸炒苍术　先将锅烧热,撒入麦麸,用中火加热,待冒烟时投入苍术片,不断翻炒,炒至深黄色时,取出,筛去麦麸,放凉。

每100kg苍术片,用麦麸10kg。

3. 焦苍术　取苍术片置热锅内,用中火加热,炒至褐色时,喷淋少许清水,再用文火炒干,取出放凉,筛去碎屑。

【工艺研究】

实验比较苍术的麸炒、米炒和烘制三种方法,结果表明各种方法均可使挥发油含量减少,而挥发油的组分无明显差异。其中烘制工艺改善了加工条件,易于控制温度,饮片受热均匀,便于掌握药物的质量,且此法操作简便。实验结果烘制最佳条件是温度70℃,烘制30分钟。

【质量要求】

1. 苍术　本品为不规则的厚片,边缘不整齐,周边灰棕色,有皱纹、横曲纹,片面黄白色或灰白色,散有多数橙黄色或棕红色的油点(俗称"朱砂点"),以及析出白毛状结晶(习称"起霜")。质坚实。气香特异,味微甘、辛、苦。

苍术饮片水分不得过11.0%,总灰分不得过5.0%,苍术素不得少于0.30%。

2. 麸炒苍术　本品表面深黄色或焦黄色,散有多数棕褐色油室,香气较生品浓。

麸炒苍术水分不得过10.0%,总灰分同生品,苍术素不得少于0.20%。

3. 焦苍术　焦苍术表面焦褐色,有焦香气。

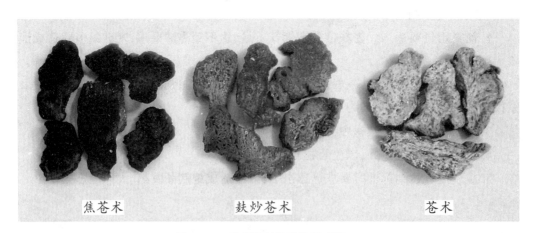

焦苍术　　　　麸炒苍术　　　　苍术

图4-30　苍术炮制前后外观对照

【炮制作用】　苍术性味辛、苦,温。归脾、胃、肝经。具有燥湿健脾,祛风,散寒,明目的功能。生苍术温燥而辛烈,燥湿,祛风,散寒力强。用于风湿痹痛,肌肤麻木不仁,脚膝疼痛,风寒感冒,肢体疼痛,湿温发热,肢节酸痛。如治风湿痹痛的薏苡仁汤(《治栽》)及湿温发热的白虎加苍术汤(《活人书》);治风寒挟湿之感冒的九味羌活汤(《此事难知》)。

麸炒后辛性减弱,缓和燥性,气变芳香,增强了健脾和胃的作用,用于脾胃不和,痰饮停滞,脘腹痞满,青盲,雀目。如治脾胃不和的平胃散和痰饮内停的不换金正气散(《局方》);治青盲、雀盲眼目昏涩的二术散(《准绳》)。

焦苍术辛燥之性大减,以固肠止泻为主。用于脾虚泄泻,久痢,或妇女的淋带白浊。如治脾虚泄泻的椒术丸(《保命集》)。

【贮存】 贮干燥容器内,置通风干燥处。防霉,防蛀。

枳 壳

【处方用名】 枳壳、炒枳壳。

【来源】 本品为芸香科植物酸橙 *Citrus aurantium* L. 及其栽培变种的干燥未成熟果实。7月果皮尚绿时采收,自中部横切为两半,晒干或低温干燥。

【炮制方法】

1. 枳壳 取原药材,除去杂质,洗净,捞出润透,去瓤,切薄片,干燥,筛去碎落的瓤核。

2. 麸炒枳壳 先将锅烧热,均匀撒入定量麦麸,用中火加热,待烟起投入枳壳片,不断翻动,炒至淡黄色时取出,筛去麦麸,放凉。

每 100kg 枳壳片,用麦麸 10kg。

【工艺研究】

针对传统麸炒烟气大,污染环境,且不易控制质量的缺点,有人对其炮制工艺进行了研究,介绍如下:

(1)采用中药炮制控温炉加工麸枳壳,其优选工艺参数为:炒制温度420℃,炒制时间 50 秒,加麸量10%,投料量150g,翻拌速度为每分钟40次。

(2)采用 CY340-460 电热炒药机加工麸枳壳,其优选工艺参数为:炒制温度490℃,炒制时间 20 秒,加麸量10%,投料量1500g。

(3)用烘法代替传统麸炒法加工枳壳的工艺为:枳壳喷湿后,润30分钟,用170℃温度烘 20 分钟。此法炮制的枳壳挥发油降低程度与麸炒法近似,均能减少枳壳对肠道平滑肌的刺激,黄酮类成分薄层层析结果一致,其中橙皮苷含量高于麸炒法。

【质量要求】

1. 枳壳 本品为不规则弧形条状薄片,长达 5cm,宽达 1.3cm,表面黄白色,近外缘有 1-2 列点状油室,内侧具瓤囊脱落后的凹窝。周边绿褐色或棕褐色,粗糙。质脆。气清香,味苦微酸。

枳壳饮片水分不得过 12.0%,总灰分不得过 7.0%,柚皮苷含量不得少于 4.0%,新橙皮苷不得少于3.0%。

2. 麸炒枳壳 本品形如枳壳片,色较深,偶有焦斑,质脆,气香,味较弱。

麸炒枳壳水分、总灰分、柚皮苷含量、新橙皮苷含量同生品。

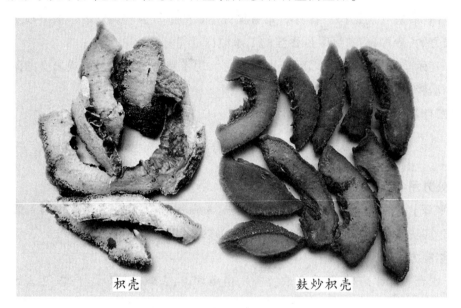

枳壳　　　　　　　麸炒枳壳

图 4-31 枳壳炮制前后外观对照

【炮制作用】 枳壳性味苦、辛、酸,温。归脾、胃经。具有理气宽中,消滞除胀的功能。枳壳辛燥,作用较强,偏于行气宽中除胀。用于气实壅满所致之脘腹胀痛或胁肋胀痛,瘀滞疼痛;子宫下垂,脱肛,胃下垂。如治胁肋胀痛的枳壳散(《本事方》);治瘀血疼痛的膈下逐瘀汤(《医林改错》)。

麸炒枳壳可缓和其峻烈之性,偏于理气健胃消食。用于宿食停滞,呕逆嗳气,风疹瘙痒。如治积滞内停,胃脘痞满的木香槟榔丸(《局方》);治呕逆嗳气兼脾胃虚弱,里急后重的宽肠里气汤(《婴童》)。麸炒枳壳因其作用缓和,同时适宜于年老体弱而气滞者。

【贮存】 贮干燥容器内,密闭,置阴凉干燥处。防蛀。

枳　实

【处方用名】 枳实、炒枳实。

【来源】本品为芸香料植物酸橙 *Citrus aurantium* L. 及其栽培变种或甜橙 *Citrus Sinensis* Osbeck 的干燥幼果。5-6月收集自落的果实,除去杂质,自中部横切为两半,晒干或低温干燥,较小者直接晒干或低温干燥。

【炮制方法】

1. 枳实 取原药材,除去杂质,用清水洗净,润透,切薄片,干燥,筛去碎屑。

2. 麸炒枳实　先将锅烧热,均匀撒入定量的麦麸,用中火加热,待冒烟时投入枳实片,急速翻炒至呈淡黄色时取出,筛去麦麸,晾凉。

每 100kg 枳实片,用麦麸 10kg。

【质量要求】

1. 枳实　本品为不规则弧状条形或圆形薄片,条片长达 2.5cm,宽达 1.2cm,圆片直径 0.3~1.5cm。切面外果皮黑绿色至暗棕色,中果皮部分黄白色至黄棕色,近外缘有 1~2 列点状油室,条片内侧或圆片中央具棕褐色瓤囊。质脆。气清香,味苦微酸。

枳实水分不得过 15.0%,总灰分不得过 7.0%,辛弗林含量不得少于 0.30%。

2. 麸炒枳实　本品形如枳实片,色较深,略有焦斑,质脆易折断,气焦香,味较弱,微酸。

麸炒枳实水分不得过 12.0%,总灰分、辛弗林含量同生品。

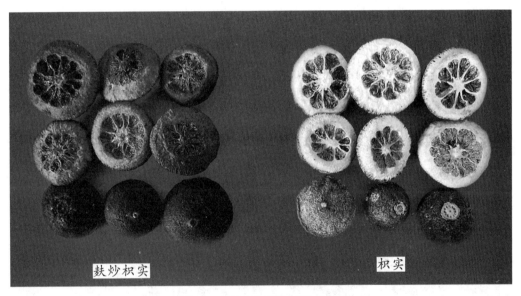

图 4-32　枳实炮制前后外观对照

【炮制作用】　枳实性味苦、辛、酸,微温。归脾、胃经。具有破气消积,化痰散痞的功能。枳实较峻烈,以破气化痰为主,但破气作用强烈,有损伤正气之虑,适宜气壮邪实者。用于胸痹、痰饮;近年亦用于胃下垂。如治痰浊内阻,胸阳不振,胸痹疼痛的枳实薤白桂枝汤(《金匮》);治痰厥吐逆,头目眩晕的导痰汤(《济生方》)。

麸炒枳实可缓和其峻烈之性,以免损伤正气,以散结消痞力胜。用于食积胃脘痞满,积滞便秘,湿热泻痢。如治食积不化而致脘腹胀满的枳术丸和治下痢泄泻的枳实导滞丸(《内外伤辨惑论》);治大肠热结,便秘腹满的大承气汤(《伤寒》)。

【贮存】　贮干燥容器内,密闭置阴凉干燥处。防蛀。

薏苡仁

【处方用名】 薏苡仁、苡仁、苡米、炒苡仁、炒苡米、麸苡仁。

【来源】 本品为禾本科植物薏苡 *Coix lacryma-jobi* L. var. ma-yuen (Roman.) Stapf 的干燥成熟种仁。秋季果实成熟时采割植株,晒干,打下果实,再晒干,除去外壳、黄褐色种皮及杂质,收集种仁。

【炮制方法】

1. 薏苡仁 取原药材,除去杂质,筛去灰屑。

2. 炒薏苡仁 取净薏苡仁,置炒制容器内,用中火加热,炒至表面黄色,略鼓起,表面有突起,取出。

3. 麸炒薏苡仁 先将锅烧热,撒入麦麸即刻烟起,再投入薏苡仁迅速拌炒至黄色,微鼓起,取出,筛去麦麸即得。

每 100kg 薏苡仁,用麦麸 15kg。

【质量要求】

1. 薏苡仁 本品呈宽卵形或椭圆形,一端钝圆,另一端较宽而微凹,背面圆凸,腹面有一条明显的纵沟。表面乳白色或黄白色,光滑,偶有残存的淡棕色种皮。质坚硬,断面白色,粉性。味微甜。

薏苡仁饮片含杂质不得过 1.0%,水分不得过 15.0%,总灰分不得过 2.0%,醇溶性浸出物不得过 5.5%,含甘油三油酸酯不得少于 0.5%。

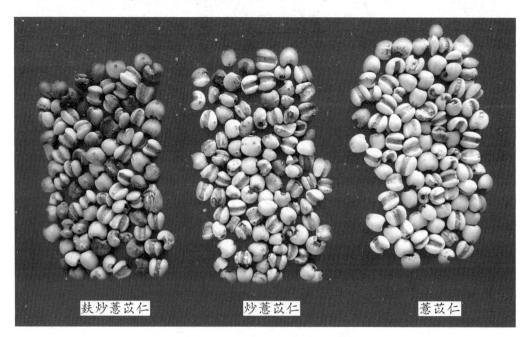

图 4-33 薏苡仁炮制前后外观对照

2.炒薏苡仁　本品形如薏苡仁,微鼓起,表面淡黄色,略有焦斑和突起。

3.麸炒薏苡仁　本品形如薏苡仁,微鼓起,表面微黄色,略有香气。

麸炒薏苡仁含水分不得过 12.0%,总灰分、醇溶性浸出物同生品,含甘油三油酸酯不得少于 0.40%。

【炮制作用】　薏苡仁性味甘、淡,凉。归脾、胃、肺经。具有健脾渗湿,除痹止泻,清热排脓的功能。生品偏寒凉,长于利水渗湿,清热排脓,除痹止痛。可用于小便不利,水肿,脚气,肺痈,肠痈,风湿痹痛,筋脉挛急及湿温病在气分。如治脚气水肿的薏苡杜仲汤(《中药临床应用》);治肺痈咳吐脓痰的苇茎汤(《备急千金要方》);治肠痈初起的薏苡汤(《证治准绳》);治风湿痹痛的薏苡仁散(《普济本事方》);治疗湿温病在气分,湿邪偏盛的三仁汤(《温病条辨》)。

薏苡仁炒或麸炒后寒凉之性偏于平和,长于健脾止泻,可用于脾虚泄泻,纳少腹胀。如参苓白术散(《药典》)。

【贮存】　贮于干燥容器内,密闭,置通风干燥处。防蛀。

芡 实

【处方用名】　芡实、鸡头实、炒芡实、炒鸡头实。

【来源】　本品为睡莲科植物芡 *Euryale ferox* Salisb.的干燥成熟种仁。秋末冬初采收成熟果实,除去果皮,取出种子,洗净,再除去硬壳(外种皮)晒干。

【炮制方法】

1.芡实　取原药材,除去硬壳及杂质。用时捣碎。

2.炒芡实　取净芡实,置炒制容器内,用文火加热,炒至表面微黄色,取出晾凉。用时捣碎。

3.麸炒芡实　先将锅用中火加热,均匀撒入麦麸即刻烟起,随即投入净芡实,迅速拌炒至表面亮黄色时,取出,筛去麸皮,放凉。

每 100kg 芡实,用麦麸 15kg。

【质量要求】

1.芡实　本品呈类球形,多为半球形破粒。表面有红棕色内种皮,一端黄白色,约占全体的 1/3,有凹点状种脐痕,除去内种皮显白色。质较硬,断面白色,粉性。无臭,味淡。

芡实饮片含水分不得过 14.0%,总灰分不得过 1.0%。

2.炒芡实　本品形如芡实,表面淡黄色至黄色,偶有焦斑。

3.麸炒芡实　本品形如芡实,表面亮黄色或黄色,味淡、微酸。略有香气。

麸炒芡实含水分不得过 10.0%,总灰分同生品。

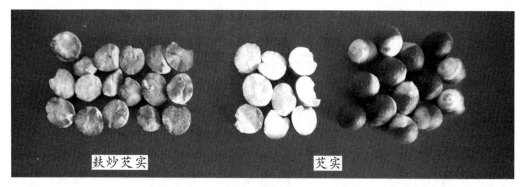

图 4-34　芡实炮制前后外观对照

【炮制作用】　芡实性味甘、涩,平。归脾、肾经。具有益肾固精,补脾止泻,祛湿止带的功能。生品性平,涩而不滞,补脾肾而兼能祛湿,常用于遗精,带下,白浊,小便不禁,兼有湿浊者尤宜。如治遗精、带下的水陆二仙丹(《洪氏》);治梦遗漏精的玉锁丹(《杨氏家藏方》)。

炒后性偏温,补脾和固涩作用增强,适用于脾虚之证和虚多实少者。清炒芡实和麸炒芡实功效相似,均以补脾固涩力胜。主要用于脾虚泄泻和肾虚精关不固的滑精,亦可用于脾虚带下。如治脾气虚弱,泄泻急迫,不能稍停的甘缓汤(《罗氏会约医镜》);治肾虚精关不固的滑精,腰膝酸软,头昏耳鸣,四肢无力等的锁阳固精丸(《中华人民共和国药典》)。

【贮存】　贮于干燥容器内,密闭,置通风干燥处。防蛀。

僵　蚕

【处方用名】　僵蚕、白僵蚕、炒僵蚕。

【来源】　本品为蚕蛾科昆虫家蚕 *Bombyx mori* Linnaeus 4-5 令的幼虫感染(或人工接种)白僵菌 *Beauveria bassiana* (Bals.)Vuillant 而致死的干燥体。多于春、秋季生产,将感染白僵菌病死的蚕干燥。

【炮制方法】

1. 僵蚕　取原药材,除去杂质及残丝,洗净,晒干。

2. 麸炒僵蚕　先用中火将锅烧热,均匀撒入定量麦麸,待起烟时加入净僵蚕,急速翻炒至表面呈黄色时出锅,筛去麸皮,放凉。

每 100kg 僵蚕,用麦麸 10kg。

【质量要求】

1. 僵蚕　本品略呈圆柱形,多弯曲皱缩,表面灰黄色。被有白色粉霜,质硬而脆,易折断。断面棕黄色,有光泽,气微腥,味微咸。

2. 麸炒僵蚕　本品表面黄色,偶有焦黄斑,腥气减弱。

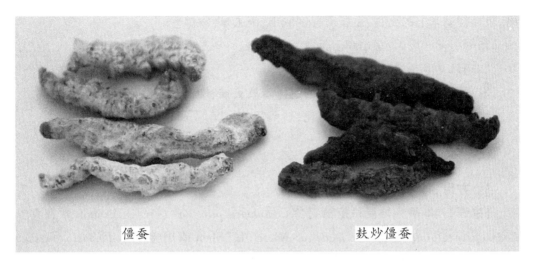

僵蚕　　　　　　　　　　　　麸炒僵蚕

图 4-35　僵蚕炮制前后外观对照

【炮制作用】　僵蚕性味咸、辛,平。归肝、肺、胃经。具有祛风定惊,化痰散结的功能。僵蚕辛散之力较强,药力较猛。用于惊痫抽搐,风疹瘙痒,肝风头痛。如治惊痫抽搐,口眼歪斜的牵正散(《杨氏家藏方》)。

麸炒后疏风解表之力稍减,长于化痰散结。用于瘰疬痰核,中风失音。如治中风失音或喉中痰声作响的通关散 (《准绳》);治喉风,咽喉肿痛的白僵蚕散 (《魏氏家藏方》)。同时有助于除去生僵蚕虫体上的菌丝和分泌物,矫正气味,便于粉碎和服用。

【贮存】　贮干燥容器内,置通风干燥处。防蛀。

二、米炒

米炒是指将净制或切制后的药物与米同炒的一种方法。

米炒药物所用的米,一般认为以糯米为佳,有些地区用"陈仓米",现通常多用大米。大米甘平,健脾和中,除烦止渴。《修事指南》载:"米制润燥而泽"。米炒后产生焦香味而增强药物的健脾和中作用;米能吸附某些药物的毒性成分,故能降低药物的毒性。因此米炒多用于炮制某些补脾益胃药和某些昆虫类有毒性的药物。

(一)米炒的目的

1.增强健脾止泻的作用,如党参。

2.降低药物的毒性,如红娘子、斑蝥。

3.矫正不良气味,如昆虫类药物有腥臭味,经米炒后能矫臭矫味。

(二)米炒的操作方法

1.先将锅烧热,加入定量的米用中火炒至冒烟时,投入药物,拌炒至一定程度,取出,筛去米,放凉。

2.先将锅烧热,撒上浸湿的米,使其平贴锅上,用中火加热炒至米冒烟时投入药物,轻轻翻动米上的药物,至所需程度取出,筛去米,放凉。

米的用量一般为:每 100kg 药物,用米 20kg。

(三)注意事项

炮制昆虫类药物时,一般以米的色泽观察火候,炒至米变焦黄或焦褐色为度。炮制植物类药物时,观察药物色泽变化,炒至黄色为度。

党 参

【处方用名】 党参、炒党参、炙党参。

【来源】 本品为桔梗科植物党参 *Codonopsis pilosula* (Franch.)Nannf. 素花党参 *Codonopsis Pilosula Nannf.var. modesta* (Nannf.)L.T.Shen 或川党参 *Codonopsis tangshen* Oliv. 的干燥根。秋季采挖,洗净,晒干。

【炮制方法】

1. 党参 取原药材,除去杂质,洗净,润透,切厚片,干燥。

2. 米炒党参 将大米置热的炒药锅内,用中火加热至米冒烟时,投入党参片拌炒,至党参呈黄色时取出,筛去米,放凉。

每 100kg 党参片,用米 20kg。

3. 蜜炙党参 取炼蜜用适量开水稀释后,与党参片拌匀,闷透,置热炒药锅内,用文火加热,不断翻炒至黄棕色,不粘手时取出,放凉。

每 100kg 党参片,用炼蜜 20kg。

【质量要求】

1. 党参 本品为椭圆形或类圆形的厚片,表面黄棕色,切面黄白色或黄棕色,有

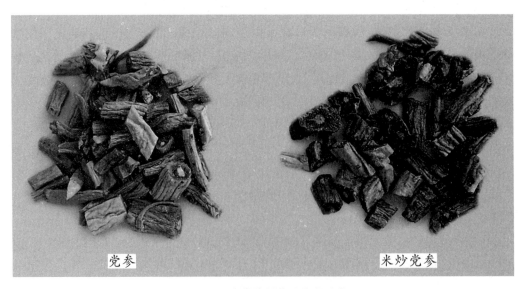

党参　　　　　　　　　　　　　　　　　　米炒党参

图 4-36 党参炮制前后外观对照

裂隙或菊花纹,中央有淡黄色圆心。周边淡黄白色至黄棕色,有纵皱纹。有特殊香气,味微甜。

党参饮片水分不得过 16.0%, 总灰分不得过 5.0%, 醇溶性浸出物不得少于55.0%。

2.米炒党参 本品形如党参,表面老黄色,偶有焦斑,具香气,余同生党参片。

米炒党参水分不得过10.0%,总灰分、醇溶性浸出物同生品

3.蜜炙党参 本品形如党参片,表面黄棕色,显光泽,味甜。

【炮制作用】 党参性味甘,平。归脾、肺经。具补中益气,健脾益肺功能。党参擅长益气生津。常用于气津两伤或气血两亏。如治气阴两亏的上党参膏(《得配》);治气血两亏的两仪膏(《中药成方集》)。

米炒党参气变清香,能增强和胃、健脾止泻作用。多用于脾胃虚弱,食少,便溏。如治脾虚泄泻的理中汤(《伤寒论》)。

蜜党参增强了补中益气润燥养阴的作用。用于气血两虚之证。如参芪白术汤(《不知医必要》);具补中益气,升阳举陷的作用,可治中气下陷,内脏下垂者。

【贮存】 贮干燥容器内,蜜党参密闭,置通风干燥处。防蛀。蜜炙品防尘。

红 娘 子

【处方用名】 红娘子、红娘、红娘虫、炒红娘、米炒红娘。

【来源】 本品为蝉科昆虫黑翅红娘 *Huechys sarguinea* De Geer 的干燥虫体。夏季,早起露水未干时,带好手套及口罩,进行捕捉。捉后投入沸水中烫死,捞出,干燥。

【炮制方法】

1.红娘子 取原药材,除去头、足、翅等杂质。

2.米炒红娘 将米置热锅内,用文火加热炒至冒烟时,投入净红娘子拌炒,至米呈焦黄色为度,取出,筛去米,摊凉。

每 100kg 红娘子,用米 20kg。

【注意事项】 红娘子能分泌毒液,刺激皮肤发泡,故在捕捉或炮制时宜带防护用品;同时炮制后的米宜妥善处理,避免人畜中毒。

【质量要求】

1.生红娘子 本品为去除头、足、翅的干燥躯体,形似蝉而较小。前胸背板前狭后宽,黑色;中胸背板黑色,左右两侧有 2 个大形斑块,呈朱红色;可见鞘翅残痕。体轻,质脆,有特殊臭气。味辛。

2.米炒红娘子 表面老黄色,臭气轻微。

【炮制作用】 红娘子性味苦,辛,平;有毒。归肝经。具有攻毒,通瘀破积的功能。生红娘子毒性较大,有腥臭味,多作外用,可解毒蚀疮。用于瘰疬结核,疥癣恶疮。

米炒后降低毒性,除去腥臭气味,可供内服,以破瘀痛经为主。用于月经闭塞,狂犬咬伤。红娘子在《药品管理法》中收载为二类毒性中药,故要用米制降低毒性,一般不生用。

【贮存】 贮干燥容器内,置通风干燥处。防蛀。按毒剧药管理。

斑 蝥

【处方用名】 斑蝥、炒斑蝥、米炒斑蝥。

【来源】 本品为芫青科昆虫南方大斑蝥 *Mylabris phalerata* Pallas 或黄黑小斑蝥 *Mylabris cichorii* Linnaeus 的干燥体。夏、秋两季晨露未干时捕捉,放入容器内闷死或烫死,干燥。

【炮制方法】

1. 斑蝥　取原药材除去杂质;或取原药材,除去头、足、翅及杂质。

2. 米炒斑蝥　将米置热锅中,用中火加热至冒烟,投入斑蝥拌炒,至米呈黄棕色,取出,筛去米,除去头、足、翅,摊凉。或者投入去头、足、翅的斑蝥拌炒,至米呈黄棕色,取出,筛去米,摊凉。

每 100kg 斑蝥,用米 2kg。

【工艺研究】

采用低浓度的药用氢氧化钠溶液炮制斑蝥,可以使斑蝥素在虫体内转化成斑蝥酸钠,以达到降低毒性,保留和提高斑蝥抗癌活性的目的,其作用优于米炒法。

注意事项:斑蝥在炮制时和研粉加工时,操作人员宜带眼罩或防毒面具进行操作,以保护眼、鼻黏膜免受其损伤,所炒制后的米要妥善处理,以免伤害人畜,发生意外事故。

【质量要求】

1. 生斑蝥　本品为干燥虫体(或为去除头、足、翅的干燥躯体),略呈长圆形,背部具革质鞘翅 1 对,黑色,有三条黄色或棕黄色的横纹;鞘翅下面有棕褐色薄膜状透明的内翅 2 片。胸腹部乌黑色,胸部有足 3 对。有特殊的臭气。

斑蝥饮片含斑蝥素不得少于 0.35%。

2. 米炒斑蝥　本品微挂火色,显光泽,臭味轻微。

米炒斑蝥含斑蝥素应为 0.25%~0.65%。

【炮制作用】 斑蝥性味辛,热;有大毒。归肝、胃、肾经。具有破血消癥,攻毒蚀疮的功能。生斑蝥多外用,毒性较大,以攻毒蚀疮为主。用于瘰疬瘘疮,痈疽肿毒,顽癣瘙痒。如治瘰疬结核,疮瘘流脓,久不敛口的生肌干脓散(《验方》);治顽癣瘙痒的顽癣必效方(《正宗》)。

米炒后,降低其毒性,矫正其气味,可内服。以通经,破癥散结为主。用于经闭癥痕,狂犬咬伤,瘰疬,肝癌,胃癌。如治瘀血阻滞,月经闭塞的斑猫通经丸(《济阴》)。民间常用配方"斑蝥煮鸡蛋"弃斑蝥食鸡蛋,用以治疗肝癌、胃癌。

【贮存】 贮干燥容器内,置于干燥处。防蛀。按毒剧药管理。

三、土炒

土炒是将净选或切制后的药物与灶心土(伏龙肝)拌炒的方法。亦有用黄土、赤石脂炒。

(一)土炒的目的

灶心土味辛性温,能温中燥湿,止呕,止泻,明《本草蒙筌》有"陈壁土制,窃真气骤补中焦"的记载。故常用来炮制补脾止泻的药物。经土炒后,能增强补脾止泻的功能。如山药。

(二)土炒的操作方法

将灶心土研成细粉,置于锅内,用中火加热,炒至土呈灵活状态时投入净药物,翻炒至药物表面均匀挂上一层土粉,并透出香气时,取出,筛去土粉,放凉。

土的用量一般为:每100kg药物,用土粉25~30kg。

(三)注意事项

1. 灶心土呈灵活状态时投入药物后,要适当调节火力,一般用中火,防止药物烫焦。

2. 用土炒制同种药物时,土可连续使用,若土色变深时,应及时更换新土。

山 药

【处方用名】 山药、淮山药、土炒山药、炒山药。

【来源】 本品为薯蓣科植物薯蓣 *Dioscorea opposita* Thunb. 的干燥根茎。冬季茎叶枯萎后采挖,切去根头,洗净,除去外皮及须根,用硫黄熏蒸后,干燥;也有选择肥大顺直的干燥山药,置清水中,浸至无干心,闷透,用硫黄熏后,切齐两端,用木板搓成圆柱状,晒干,打光,习称"光山药"。

【炮制方法】

1. 山药 取原药材,除去杂质,大小分开,洗净,润透,切厚片,干燥,筛去碎屑。

2. 土炒山药 先将土粉置锅内,用中火加热至灵活状态,再投入山药片拌炒,至表面均匀挂土粉时,取出,筛去土粉,放凉。

每100kg山药片,用灶心土30kg。

3. 麸炒山药 将锅烧热,撒入麦麸,待其冒烟时,投入山药片,用中火加热,不断翻动至黄色时,取出,筛去麦麸,晾凉。

每100kg山药片,用麦麸10kg。

注意事项：①山药切片以春秋季为宜,在切制水处理过程中,防止发黏变质,切片后宜及时干燥。②土经加热后逐渐变色,因此炒山药的土稍显黑色时及时换新土,以保持药色美观。

【质量要求】

1. 山药 本品为类圆形厚片,表面白色或淡黄色,周边显浅黄白色,质地坚硬,粉性。无臭,味淡、微酸。

山药饮片水分不得过16.0%,总灰分不得过2.0%,水溶浸出物不得少于4.0%。

2. 土炒山药 表面土红色,粘有土粉,略具焦香气。

3. 麸炒山药 表面黄色,偶有焦斑,略具焦香气。

麸炒山药水分不得过12.0%,总灰分不得过4.0%,水溶性浸出物不得少于4.0%。

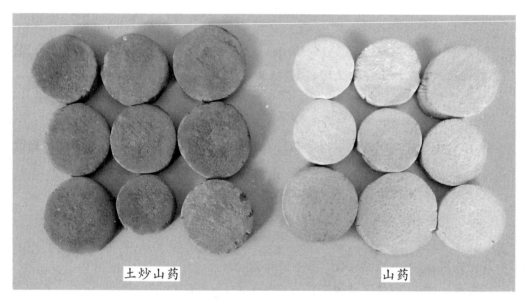

图 4-37 山药炮制前后外观对照

【炮制作用】 山药性味甘、平。归脾、胃、肾经。具有补脾益胃,生津益肺,补肾涩精的功能。山药以补肾生精,益肺阴为主。用于肾虚遗精,尿频,肺虚喘咳、阴虚消渴。如治肺虚喘咳的薯蓣丸(《金匮》);治阴虚消渴的玉液汤(《参西录》)及治肝肾阴虚的六味地黄丸(《药证》)。

土炒山药以补脾止泻为主,用于脾虚久泻,或大便泄泻。如治脾虚久泻,身体羸瘦的扶中汤(《参西录》)。

麸炒山药以补脾健胃为主。用于脾虚食少,泄泻便溏,白带过多。如治脾虚厌食或脾虚泄泻的参苓白术散(《局方》)及脾虚带下的完带汤(《傅青主》)。

【贮存】 贮干燥容器内,置通风干燥处。防蛀、防潮、防鼠。

白 术

【处方用名】 白术、土炒白术、麸炒白术。

【来源】 本品为菊科植物白术 *Atractylodes macrocephala* Koidz. 的干燥根茎。冬季下部叶枯黄,上部叶变脆时采挖,除去泥砂,烘干或晒干,再除去须根。

【炮制方法】

1. 白术 取原药材,除去杂质,用水洗净、润透,切厚片,干燥,筛去碎屑。

2. 土炒白术 先将土置锅内,用中火加热,炒至土呈灵活状态时,投入白术片,炒至白术表面均匀挂上土粉时,取出,筛去土粉,放凉。

每 100kg 白术片,用灶心土 25kg。

3. 麸炒白术 先将锅用中火烧热,撒入麦麸(或蜜炙麦麸),待冒烟时,投入白术片,不断翻炒,至白术呈焦黄色,逸出焦香气,取出,筛去麦麸,放凉。

每 100kg 白术片,用麦麸 10kg。

【质量要求】

1. 白术 本品为不规则厚片,表面黄白色或淡黄棕色,粗糙不平,中间色较深,有放射状纹理和棕黄色的点状油室散在,周边灰棕色或灰黄色,有皱纹和瘤状突起。质坚实,气清香,味甘、微辛,嚼之略带黏性。

白术饮片水分不得过 15.0%,总灰分不得过 5.0%,色度与黄色 9 号标准比色液比较不得更深,醇溶性浸出物不得少于 35.0%。

2. 土炒白术 本品表面杏黄土色,附有细土末,有土香气。

3. 麸炒白术 本品表面焦黄色或黄棕色,偶见焦斑,有焦香气。

麸炒白术水分、总灰分同生品,色度与黄色 9 号标准比色液比较不得更深,醇溶性浸出物同生品。

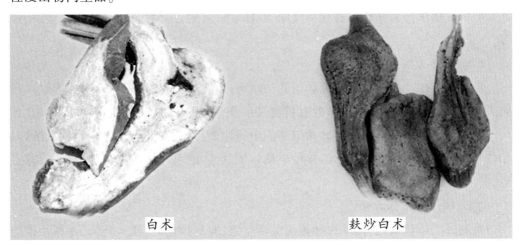

白术   麸炒白术

图 4-38 白术炮制前后外观对照

【炮制作用】 白术性味苦、甘,温。归脾、胃经。具有健脾益气,燥湿利水,止汗,安胎的功能。白术以健脾燥湿,利水消肿为主,用于痰饮,水肿,以及风湿痹痛。如治四肢水肿小便不利的五苓散,痰饮内停,脾失健运,心悸的苓桂术甘汤(《伤寒论》);治风湿痹痛的白术附子汤(《金匮》)。

土炒白术,借土气助脾,补脾止泻力胜,用于脾虚食少,泄泻便溏,胎动不安。如治脾虚泄泻的理中丸(《脾胃论》)和附子理中丸(《局方》);治脾虚食少的大健脾丸(《古今医统》),以及胎动不安的千金保胎丸(《玉尺》)。

麸炒白术能缓和燥性,借麸入中,增强健脾、消胀作用。用于脾胃不和,运化失常,食少胀满倦怠乏力,表虚自汗。如治脾虚气滞,脘腹胀满的枳术丸,以及脾气不足,中气下陷的补中益气汤(《脾胃散》);治气虚自汗的玉屏风散(《世医》)。

【贮存】 贮干燥容器内,置于阴凉干燥处。防霉。

四、砂炒

砂炒是将净选或切制后的药物与热砂共同拌炒的一种方法,亦称砂烫。

砂作为中间传热体,由于质地坚硬,传热较快,与药材接触面积较大,所以用砂炒药物可使其受热均匀,又因砂炒火力强,温度高,故适用于炒制质地坚硬的药材。

(一)砂炒的目的

1. 增强疗效,便于调剂和制剂　质地坚硬的药物,经砂炒,质变酥脆,易于粉碎,易于煎出有效成分,可以提高疗效。如狗脊、穿山甲等。

2. 降低毒性　砂炒温度较高,使某些药物的毒性成分结构改变或破坏,可降低其毒性。如马钱子等。

3. 便于去毛　有些药物表面长有绒毛,属非药用部分,经砂炒后,容易除去,可以提高药物的纯度。如骨碎补等。

4. 矫臭矫味　某些药物有腥臭气味,经砂炒后可矫正其腥臭味。如鸡内金、脐带等。

(二)制砂方法

1. 制普通砂　一般选用颗粒均匀的洁净河砂,先筛去粗砂粒及杂质,再置锅内用武火加热翻炒,以除净其中夹杂的有机物及水分等。取出晾干,备用。

2. 油砂的制备　取筛去粗砂和细砂的中间河砂,用清水洗净泥土,干燥后置锅内加热,加入 1%~2% 的食用植物油拌炒至油尽烟散,砂的色泽均匀加深时取出,放凉备用。

(三)砂炒的操作方法

取制过的砂置锅内,用武火加热至灵活状态,容易翻动时,投入药物,不断用砂掩埋,翻动,至质地酥脆或鼓起,外表呈黄色或较原色加深时,取出,筛去砂,放凉。或趁热投入醋中略浸,取出,干燥即得。

砂的用量以能掩盖所加药物为度。

(四)注意事项

1. 用过的河砂可反复使用,但需将残留在其中的杂质除去。炒过毒性药物的砂不可再炒其他药物。

2. 若反复使用油砂时,每次用前均需添加适量油拌炒后再用。

3. 砂炒温度要适中。温度过高时可添加冷砂或减小火力等方法调节。砂量也应适宜,量过大易产生积热使砂温过高,反之砂量过少,药物受热不均匀,易烫焦,也会影响炮制品质量。

4. 砂炒时一般都用武火,温度较高,因此操作时翻动要勤,成品出锅要快,并立即将砂筛去。有需醋浸淬的药物,砂炒后应趁热浸淬、干燥。

龟 甲

【处方用名】 龟甲、龟板、炙龟甲、制龟甲、酥龟甲。

【来源】 本品为龟科动物乌龟 *Chinemys reevesii* (Gray) 的背甲及腹甲。全年均可捕捉,以秋、冬两季为多,捕捉后杀死,或用沸水烫死,剥取背甲及腹甲,除去残肉,晒干。

【炮制方法】

1. 龟甲 取原药材,置蒸锅内,沸水蒸45分钟,取出,放入热水中,立即用硬刷除净皮肉,洗净,晒干。或取原药材用清水浸泡,不换水,使皮肉筋膜腐烂,与甲骨容易分离时取出,用清水洗净,日晒夜露至无臭味,晒干。

2. 醋龟甲 取砂子置热锅内,武火加热至灵活状态,投入大小分开的净龟甲,炒至质酥表面黄色时,取出,筛去砂子,立即投入醋中淬之,捞出,干燥。

每100kg龟甲,用醋20kg。

【工艺研究】

(1)在净制工艺上,传统的水浸泡去除筋膜残肉,受季节气候影响很大,一般浸泡需20~30天以上,由于药物在浸泡过程中,大量细菌生长繁殖,导致药物腐烂发臭,影响了药物疗效。为此,各地进行了许多工艺改进研究,主要分为热解法和酶解法两大类。热解法主要是用蒸法、高压蒸法、水煮法、水煮闷法和砂炒处理;酶解法则采用蛋白酶法、酵母菌法和猪胰脏法处理。改进后的净制工艺具有缩短加工时间,制法简便,操作过程易掌握,不受季节、气候、场地所限,而且清洁卫生不污染环境等优点,同时也不影响药物的功效。据实验分析表明,用食用菌炮制龟甲,其中游离氨基酸、水解后氨基酸、总氮量、水浸出物、醇浸出物和灰分含量均高于传统法。微量元素 Cr、Ca、Fe、Cu 略高于传统法,Al、Mn 等略低于传统方法,对人体有害的 As、Pb 含量低于传统法,说明改进后的工艺优于传统法。

(2)从烘法炮制龟甲的实验结果来看,炮制品的最大煎出率优于中国药典(砂炒醋淬)法,而饮片加工损耗率却大大低于药典法。再者,不同温度,不同时间所得的炮制品,其有效成分煎出率不同,温度太低或时间太短,药材酥脆度不够,煎出率就低;反之,温度太高或时间太长,药材过于酥脆或近于焦化,可供煎出的物质受到破坏,同样煎出率亦低。

【质量要求】

1. 龟甲　本品为不规则的小碎块,表面淡黄色或黄白色,有放射状纹理。内面黄白色,边缘呈锯齿状,质坚硬,可自骨板缝处断裂。气微腥,味微咸。

龟甲饮片水溶性浸出物不得少于 4.5%。

2. 醋龟甲　本品表面黄色或棕褐色,内表面棕黄色或棕褐色,质松脆,略有醋气。

龟甲饮片水溶性浸出物不得少于 8.0%。

【炮制作用】　龟甲性味咸、甘、微寒。归肝、肾、心经。具有滋阴潜阳,益肾强骨,养血补心的功能。龟甲质地坚硬,有腥气,功善滋阴潜阳,用于肝风内动,肝阳上亢。如治肝肾阴虚,肝阳上亢之镇肝熄风汤(《参西录》);虚风内动之大定风珠(《条辨》)。

砂炒醋淬后质变酥脆,易于粉碎,利于煎出有效成分,并能矫臭矫味。制龟甲以补肾健骨,滋阴止血力胜,常用于劳热咯血,脚膝痿弱,潮热盗汗,痔疮肿痛。如治阴虚发热,骨蒸盗汗的大补阴丸、筋骨痿弱的虎潜丸(《丹溪》);治经行不止或崩中漏下的固经丸(《入门》)。

【贮存】　贮干燥容器内,置通风干燥处。防蛀。

鳖　甲

【处方用名】　鳖甲、炙鳖甲、制鳖甲、酥鳖甲、烫鳖甲。

【来源】　本品为鳖科动物鳖 *Trionyx Sinensis* Wiegmann 的背甲。全年均可捕捉,以秋、冬两季为多。捕捉后杀死,置沸水中烫至背甲上的硬皮能剥落时,取出,剥取背甲,除去残肉,晒干。

【炮制方法】

1. 鳖甲　取原药材,置蒸锅内,沸水蒸 45 分钟,取出,放入热水中,立即用硬刷除去皮肉,洗净,晒干。或取原药材用清水浸泡,不换水,至皮肉筋膜与甲骨容易分离时取出背甲,洗净,日晒夜露至无臭味,干燥。

2. 醋鳖甲　先将砂置锅内,武火加热,砂炒至灵活状态时,投入大小分档的净鳖甲,炒至酥脆,外表呈深黄色,取出,筛去砂,趁热投入醋液中稍浸,捞出,干燥,捣碎。

每 100kg 鳖甲,用醋 20kg。

【工艺研究】

(1)采用远红外烤箱炮制鳖甲能控制温度同样达到药物受热均匀的目的,且容易掌握。同时在密闭条件下操作,不污染环境,清洁卫生。

(2)净制时采用食用菌法操作,净制品中游离氨基酸,醇溶性浸出物均高于传统炮制品。微量元素 Cr、Cu、Fe、Ca 含量也均高于传统炮制品,而有毒的 As、Pb 含量低于传统炮制品。

【质量要求】

1. 鳖甲　本品呈不规则的碎片,外表面黑褐色或墨绿色,略有光泽,内表面类白色,质坚硬。气腥,味淡。

2. 醋鳖甲　本品呈深黄色,质酥脆,略具醋气。

【炮制作用】　鳖甲性味咸,微寒。归肝、肾经。具有滋阴潜阳,软坚散结,退热除蒸的功能。鳖甲质地坚硬,有腥臭气。养阴清热,潜阳熄风之力较强,多用于热病伤阴或内伤虚热,虚风内动。如治外邪传里伤阴、骨蒸潮热的秦艽鳖甲散(《宝鉴》);虚风内动的三甲复脉汤(《条辨》)。

砂炒醋淬后,质变酥脆,易于粉碎及煎出有效成分,并能矫臭矫味。醋制还能增强药物入肝消积,软坚散结的作用。常用于癥瘕积聚,月经停闭。如治癥瘕、疟疾的鳖甲饮(《济生方》);妇人月水不通而成癥块的鳖甲丸(《圣惠方》)。

【贮存】　贮干燥容器内,置通风干燥处。防蛀。

穿 山 甲

【处方用名】　穿山甲、山甲、炮山甲、炮甲珠、山甲珠、醋山甲、醋甲片。

【来源】　本品为鲮鲤科动物穿山甲 *Manis pentadactyla* Linnaeus 的鳞甲。收集鳞甲,洗净,晒干。

【炮制方法】

1. 穿山甲　取原药材,除去杂质,洗净,干燥。

2. 炮山甲　取砂置热锅内,用武火加热至灵活状态时,投入大小一致的净穿山甲片,拌炒至鼓起,呈金黄色时,取出,筛去砂子,放凉。

3. 醋山甲　取砂置热锅内,用武火加热至灵活状态时,投入大小一致的净穿山甲片,拌炒至鼓起,呈金黄色时,取出,筛去砂子,趁热倒入醋液中,略浸,捞出,晒干。

每 100kg 穿山甲,用醋 30kg。

【工艺研究】

(1)实验研究表明,用爆花机炮制穿山甲,饮片均匀,体积膨胀增大,质地更加酥脆,并提高了工效,炮制品煎液中水溶性浸出物明显高于砂烫法,而重金属含量却不比砂烫法高。

(2)采用卧式炒药机炮制穿山甲,利用中速转动搅拌,锅内温度120℃左右,只需8~12分钟,同样能达到炮制品的质量要求。

(3)穿山甲炮制时的砂温,有实验认为230℃~250℃为好,在此温度范围内炮制的穿山甲外观性状较好,水煎出率及蛋白质含量较高,但醋山甲蛋白质含量稍低于烫山甲。

【质量要求】

1. 穿山甲 本品呈扇面形,三角形或盾形,大小不一,中央较厚,边缘较薄。外表青黑色,有纵纹多条,底部边缘有数条横纹线。内表面色浅较润滑,中部有一条弓形的横向棱线。角质,微透明,坚韧有弹性,不易折断。气微腥,微咸。

穿山甲饮片杂质不得过4.0%,总灰分不得过3.0%。

2. 炮山甲 本品鼓起,呈卷曲状,金黄色,质酥脆,易碎,气微腥,味咸。

炮山甲杂质、总灰分同生品。

3. 醋山甲 本品膨胀呈卷曲状,黄色,质松脆,易碎,有醋味。

醋山甲杂质、总灰分同生品。

【炮制作用】 穿山甲性味咸,微寒。归肝、胃经。具有通经下乳,消肿排脓,搜风通络的功能。穿山甲质地坚硬,不易煎煮和粉碎,并有腥臭气。多不直接入药。

砂炒或砂炒醋淬后质变酥脆,易于粉碎及煎出有效成分,矫正其腥臭之气。

炮山甲擅于消肿排脓,搜风通络,用于痈疡肿毒,风湿痹痛。如治痈毒初起,赤肿焮痛的仙方活命饮(《外科发挥》)及风湿痹痛,筋脉拘挛的透痉解挛汤(《治裁》)。

醋山甲通经下乳力强,用于经闭不通,乳汁不下。如治经闭不通的穿山甲散(《妇科全》)及产妇乳汁不下的涌泉散(《宝鉴》);还可治跌打损伤,瘀血肿痛,如复元活血汤(《医学发明》)。

【贮存】 贮干燥容器内,密闭,置通风干燥处。

骨 碎 补

【处方用名】 骨碎补、申姜、制骨碎补、烫骨碎补。

【来源】 本品为水龙骨科植物槲蕨 *Drynaria fortunei* (kunze)J.Sm. 的干燥根茎。全年均可采挖,除去泥砂,干燥,或再燎去茸毛(鳞片)。

【炮制方法】

1. 骨碎补 取原药材,除去非药用部位及杂质,洗净,润透,切厚片,干燥。筛去碎屑。

2. 砂炒骨碎补 先将砂置热锅内,用武火加热,至灵活状态时,投入骨碎补片,不断翻动,炒至鼓起,取出,筛去砂,放凉,撞去毛。

【工艺研究】

将骨碎补的传统砂烫法改为 180℃ 烘箱烘烤 10 分钟至全部鼓起,撞去毛或经砂烫后的骨碎补放入糖衣锅或滚筒式炒药机中,转动以摩擦后撞断绒毛,再取出筛净。新法均可提高饮片质量及工作效率。

【质量要求】

1. 骨碎补　本品为不规则的厚片,周边密被深棕色至暗棕色的小鳞片,柔软如毛,经火燎者呈棕褐色或暗棕色,片面红棕色或淡红棕色,有小黄点呈圆圈状排列。质坚硬,味涩。

骨碎补饮片水分不得过 14.0%,总灰分不得过 7.0%,醇溶性浸出物不得少于 16.0%,柚皮苷不得少于 0.50%。

2. 砂炒骨碎补　本品为扁圆状鼓起,质轻脆,表面棕褐色或焦黄色,无鳞叶。断面淡棕褐色或淡棕色,味微涩,气香。

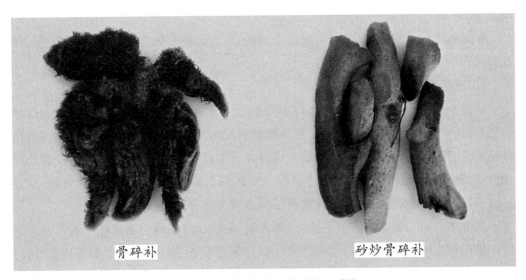

骨碎补　　　　　　　　　　砂炒骨碎补

图 4-39　骨碎补炮制前后外观对照

【炮制作用】　骨碎补性味苦,温。归肾、肝经。具有补肾强骨,续伤止痛的功能。骨碎补密被鳞片,不易除净,且质地坚硬而韧,不利于粉碎和煎煮出有效成分,故临床多用其炮制品。

砂炒骨碎补,质地松脆,易于除去鳞片,便于调剂和制剂,有利于煎出有效成分,以补肾强骨,续伤止痛为主。如治跌打损伤,腰脚疼痛的骨碎补散(《妇人》)及肾虚耳鸣、泄泻的加味地黄汤(《本草汇言》)。

【贮存】　贮干燥容器内,置通风干燥处。

马钱子

【处方用名】 马钱子、制马钱子。

【来源】 本品为马钱子科植物马钱 *Strychnos mux-vomica* L. 的干燥成熟种子。冬季采收成熟果实,取出种子,晒干。

【炮制方法】

1. 马钱子 取原药材,除去杂质,筛去灰屑。

2. 制马钱子

(1)砂烫:将砂置热锅内,用武火加热至灵活状态时,投入大小一致的马钱子,不断翻动,至棕褐色,鼓起,内部红褐色,并起小泡时,取出,筛去砂子,放凉。亦可供制马钱子粉用。

(2)油炸:取麻油适量置锅内,加热至230℃左右,投入马钱子,炸至老黄色时,立即取出,沥去油,放凉。用时研粉。

3. 马钱子粉 取砂烫马钱子,粉碎成细粉,测定士的宁的含量后,加适量淀粉,使含量符合规定,混匀,即得。

【工艺研究】

目前全国各地的各种炮制方法均能降低马钱子的毒性,但从生物碱的得率、药材利用率、经济效益等方面综合考虑,用液体辅料浸泡马钱子,成分流失较多,故总生物碱得率低,且费时、费辅料,操作繁杂。而砂烫和油炸既能降低毒性,并且内在成分损失少,炮制时间短,其中尤以砂烫法更佳。从研究士的宁加热反应的效果来看,砂烫马钱子以230℃~240℃和3~4分钟为最佳的炮制温度和时间。

用烘法考察马钱子的炮制工艺,结果表明,温度和时间两个因素对马钱子中士的宁含量均有影响,而时间又是主要因素。以炮制温度在200℃~240℃,炮制时间5~12分钟范围内,马钱子中士的宁含量可达到传统砂烫的炮制结果。其最佳工艺条件尤以200℃和12分钟为好。

有报道认为,砂烫马钱子用爆声来控制炮制程度,简便易行。经反复观察,用热砂翻炒至马钱子逐渐产生膨胀爆鸣声,并由少渐多,后由多渐少,最终爆鸣声消失,整个爆鸣声持续时间约为40~50秒,爆鸣声消失后,再翻炒50秒,即出锅放凉。成品性状完全符合药典规定。

马钱子的皮毛中未检出与种仁不同的生物碱成分,两者成分仅在含量上有所不同,毒性实验结果显示,去毛与不去毛的马钱子两者无显著差异。因此,现已不作去毛的法定要求。

【质量要求】

1. 马钱子 呈纽扣状圆板形,常一面隆起,一面稍凹下,直径 1.5~3cm,厚 0.3~

0.6cm,表面密被灰棕或灰绿色绢状绒毛,自中间向四周呈辐射状排列,有丝样光泽。边缘稍隆起,较厚,有突起的珠孔,底面中心有突起的圆点状种脐。质坚硬,平面剖面可见淡黄白色胚乳,角质状,子叶心形,叶脉 5~7 条。无臭,味极苦。

马钱子饮片水分不得过 12.0%,总灰分不得过 2.0%,含士的宁应为 1.20%~2.20%,马钱子碱不得少于 0.80%。

2. 砂烫马钱子 中间略鼓,表面棕褐色,断面红褐色,中间有裂隙,质坚脆,无臭,味苦。油炸马钱子中间略鼓,表面老黄色,质坚脆,有油香气,味苦。

砂烫马钱子水分、总灰分、含士的宁同生品。

3. 马钱子粉 为黄褐色粉末,气糊香,味极苦。

马钱子粉水分不得过 14.0%,含士的宁应为 0.78%~0.82%,马钱子碱不得少于 0.50%。

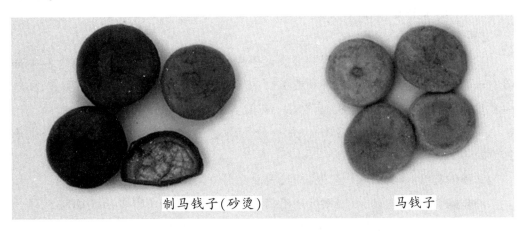

制马钱子(砂烫)　　　　马钱子

图 4-40　马钱子炮制前后外观对照

【炮制作用】 马钱子性味苦,温;有大毒。归肝、脾经。具有通络止痛,散结消肿的功能。生马钱子毒性剧烈,而且质地坚硬,仅供外用。常用于局部肿痛或痈疽初起。如"伤湿止痛膏"。

制马钱子毒性降低,质地酥脆,亦易粉碎,可供内服,常制成丸散应用。多用于风湿痹痛,跌打损伤,骨折瘀痛,痈疽疮毒,瘰疬,痰核,麻木瘫痪。如治风湿疼痛的疏风定痛丸(《御药院方》);治跌打损伤疔疮肿痛的马前散(《救生苦海》);治瘰疬痰核痈疽发背肿毒的五虎散(《串雅补》);以及麻木瘫痪的振颓丸(《参西录》)。

【贮存】 贮干燥容器内,置通风干燥处。按剧毒药管理。

狗 脊

【处方用名】 狗脊、金毛狗脊、炒狗脊、烫狗脊、制狗脊、炙狗脊。

【来源】 本品为蚌壳蕨科植物金毛狗脊 *Cibotium barometz* (L.)J.Sm. 的干燥根

茎。秋、冬两季采挖,除去泥砂,干燥;或去硬根、叶柄及金黄色绒毛,切厚片,干燥,为"生狗脊片";蒸后,晒至六、七成干,切厚片,干燥,为"熟狗脊片"。

【炮制方法】

1. 狗脊　取原药材,除去杂质;未切片者,浸泡,润透,切厚片(或蒸软后切片),干燥。筛去碎屑。

2. 砂炒狗脊　将砂置热锅内,用武火加热至灵活状态时,投入狗脊片,不断翻动,炒至鼓起,鳞片呈焦褐色时取出,筛去砂,放凉,除去残存绒毛。

3. 蒸狗脊　取净狗脊片置蒸笼内,用武火加热,蒸4~6小时,停火,闷6~8小时,取出,干燥。

4. 酒狗脊　取净狗脊片,加定量黄酒拌匀,润透后,置蒸制容器内,用武火加热,蒸4~6小时,停火,闷6~8小时,取出,干燥。

每100kg狗脊片,用黄酒15kg。

【质量要求】

1. 狗脊　本品为不规则的椭圆或圆形厚片,切面浅棕色,较平滑,近边缘1~4mm处有一条棕黄色隆起的木质部环纹或条纹,中间浅棕色,满布小点,周边不整齐,偶有金黄色绒毛残留;质脆,易折断,有粉性。味微涩。

狗脊饮片水分不得过13.0%,总灰分不得过3.0%,醇溶性浸出物不得少于20.0%。

2. 砂炒狗脊　本品稍鼓起,质松脆,表面棕褐色,无绒毛。

砂炒狗脊水分、总灰分、醇溶性浸出物同生品,元儿茶酸不得少于0.020%。

3. 蒸狗脊　表面褐色,质地坚硬,角质,微有香气,味微甘。

4. 酒狗脊　表面暗褐色,质坚硬,角质,微有酒香气。

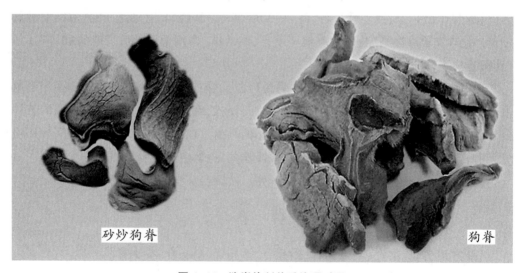

砂炒狗脊　　狗脊

图4-41　狗脊炮制前后外观对照

【炮制作用】 狗脊性味苦、甘、温。归肝、肾经。具有补肝肾,强腰膝,祛风湿的功能。狗脊质地坚硬,并在边缘覆有金黄色绒毛,不易除去。以祛风湿,利关节为主,用于风寒湿痹,关节疼痛,屈伸不利。如治风湿痹痛的狗脊散(《圣惠方》)及肾虚腰痛的肾气丸(《古今录验方》)。

狗脊经砂炒后质变酥脆,便于粉碎和煎出有效成分,也便于除去残存绒毛。砂炒狗脊以补肝肾,强筋骨为主。用于肝肾不足或冲任虚寒的腰痛脚软,遗精,遗尿,妇女带下等。如治腰痛脚软的狗脊饮和遗精,遗尿,及女子带下的白蔹丸(《圣惠方》)。

狗脊经蒸制或酒拌蒸后,增强补肝肾,强腰脊的作用。

【贮存】 贮干燥容器内,密闭,置阴凉干燥处。

鸡 内 金

【处方用名】 鸡内金、内金、鸡肫皮、炒鸡内金、焦鸡内金、醋鸡内金。

【来源】 本品为雉科动物家鸡 *Gallus gallus domesticus* Brisson 的干燥砂囊内壁。杀鸡后,取出鸡肫,立即剥下内壁,洗净,干燥。

【炮制方法】

1. 鸡内金　取原药材,除去杂质,洗净,干燥。

2. 炒鸡内金　将净鸡内金置热锅内,用中火加热,炒至表面焦黄色,取出,放凉。

3. 砂炒鸡内金　取砂子置锅内,用中火加热至灵活状态,投入大小一致的鸡内金,不断翻动,炒至鼓起卷曲、酥脆、呈深黄色时取出,筛去砂子,放凉。

4. 醋鸡内金　将鸡内金压碎,置锅内用文火加热,炒至鼓起,喷醋,取出,干燥。

每 100kg 鸡内金,用醋 15kg。

注意事项:砂炒鸡内金宜用中火,选用中粗河砂进行炒制,否则成品会出现粘砂现象。

【质量要求】

1. 鸡内金　本品呈不规则的卷状片,表面黄色、黄褐色或黄绿色,片薄而半透明,具明显的条状皱纹。质脆,易碎,断面角质样,气微腥,味微苦。

2. 炒鸡内金　本品表面暗黄褐色至焦黄色,鼓起,质松脆,用放大镜观察,显颗粒状或微细泡状。轻折即断,断面有光泽。

3. 砂炒鸡内金　本品灰黄色,鼓起或微鼓起,略有焦斑,质松脆,易碎。

4. 醋鸡内金　本品褐黄色,鼓起,略有醋气。

【炮制作用】 鸡内金性味甘,平。归脾、胃、小肠、膀胱经。具有健胃消食,涩精止遗的功能。鸡内金长于攻积,通淋化石。用于泌尿系结石和胆道结石。如治砂石淋证的砂淋丸(《参西录》)。

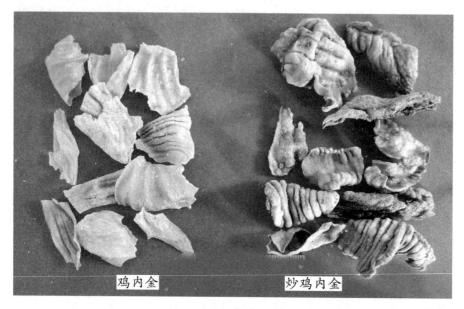

图4-42 鸡内金炮制前后外观对照

炒制后质地酥脆,便于粉碎,并增强健脾消积的作用。用于消化不良,食积不化,肝虚泄泻及小儿疳积。如治饮食停滞,食积不化的反胃吐食方(《千金方》)以及治脾虚泄泻的益脾饼(《参西录》)。

醋鸡内金质酥易碎,矫正不良气味。有疏肝助脾的作用,用于脾胃虚弱,脘腹胀满。如治肝脾失调,消化失常,腹满膨胀的鸡胵汤(《参西录》)。

【贮存】 贮干燥容器内,置阴凉干燥处。防蛀。

五、蛤粉炒

蛤粉炒是将净制或切制后的药物与蛤粉共同拌炒的方法,又称为蛤粉烫。

蛤粉是软体动物文蛤或青蛤的贝壳,经洗净晒干研粉或煅后研粉而成。其性味咸寒,有清热利湿、软坚化痰的功能。

蛤粉炒由于火力较弱,而且蛤粉颗粒细小,传热作用较砂稍慢,故能使药物缓慢受热,而适于炒制胶类药物。

(一) 蛤粉炒的目的

1. 使药物质地酥脆,便于制剂和调剂。

2. 降低药物的滋腻之性,矫正不良气味。

3. 可增强药物的疗效。

(二) 蛤粉炒的操作方法

将研细过筛后的蛤粉置热锅内,中火加热至蛤粉滑利易翻动时减小火力,投入经加工处理后的药物,不断沿锅底轻翻烫炒至膨胀鼓起,内部疏松时取出,筛去蛤粉,放凉。

每 100kg 药物,用蛤粉 30~50kg。

(三) 注意事项

1. 胶块切成立方丁,再大小分档,分别炒制。

2. 炒制时火力不宜过大,以防药物黏结、焦糊或"烫僵"。如温度过高可酌加冷蛤粉调节温度。

3. 胶丁下锅翻炒要速度快而均匀,否则会引起互相粘连,造成不圆整而影响外观。

4. 蛤粉烫炒同种药物可连续使用,但颜色加深后需及时更换。

5. 贵重、细料药物如阿胶之类,在大批炒制前最好先采取试投的方法,以便掌握火力,保证炒制品质量。

阿 胶

【处方用名】 阿胶、阿胶珠、胶珠、炒阿胶。

【来源】 本品为马科动物驴 *Equus asiuns* L.的皮经煎煮、浓缩制成的固体胶。

【炮制方法】

1. 阿胶丁 取阿胶块,置文火上烘软,切成小丁块。

2. 蛤粉炒阿胶 取蛤粉适量置热锅内,用中火加热炒至灵活状态时,投入阿胶丁,不断翻动,炒至鼓起呈圆球形,内无溏心时取出,筛去蛤粉,放凉。

每 100kg 药物,用蛤粉 30–50kg。

3. 蒲黄炒阿胶 将蒲黄置热锅内,用中火加热炒至稍微变色,投入阿胶丁,不断翻动,炒至鼓起呈圆球形,内无溏心时取出,筛去蒲黄,放凉。

【工艺研究】

(1)实验证明,阿胶的烫制条件与蛤粉温度和烫制时间呈函数关系。蛤粉温度在 145℃~160℃之间,时间在 3~5 分钟时,炮制品质量较好。

(2)将阿胶块在 80℃烘箱内烘 10 分钟,取出切"阿胶丁"。在专用烤盘内装适量蛤粉(或滑石粉)铺平(约 5cm 厚),放入烤箱内预热,待预热到 150℃,取出烤盘,放入阿胶丁,再置烘箱内烤制 10 分钟,取出,筛去铺粉。

【质量要求】

1. 阿胶 本品为长方块或小方块,呈黑褐色,具光泽,断面光亮,对光照视呈棕色半透明,质硬脆,气微腥,味微甘。

阿胶水分不得过 15.0%,重金属及有害元素:铅不得过百万分之五,铬不得过千万分之三,砷不得过百万分之二,汞不得过千万分之二,铜不得过百万分之二十。水不溶物不得过 2.0%。含 L–羟脯氨酸不得少于 8.0%,甘氨酸不得少于 18.0%,丙氨酸不得少于 7.0%,L–脯氨酸不得少于 10.0%。

2. 阿胶珠　本品呈圆球形,外表灰白色或灰褐色,附有白色粉末。体轻,质酥,易碎。断面中空或多孔状,淡黄色至棕色。气微香,味微甘。

阿胶珠水分不得过 10.0%,总灰分不得过 4.0%,L-羟脯氨酸、甘氨酸、丙氨酸、L-脯氨酸含量同生品。

3. 蒲黄炒阿胶　本品外表呈棕褐色,其余同蛤粉炒。

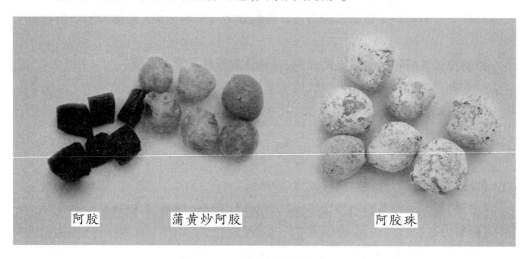

阿胶　　　　蒲黄炒阿胶　　　　　　阿胶珠

图 4-43　阿胶炮制前后外观对照

【炮制作用】　阿胶性味甘,平。归肺、肝、肾经。具有补血滋阴,润燥,止血的功能。用于血虚萎黄,眩晕心悸,心烦失眠,虚风内动,温燥伤肺,干咳无痰。如治阴虚火旺,心烦失眠的黄连阿胶汤(《伤寒》);治疗温燥伤肺,干咳无痰,咽喉干燥,心烦口渴,舌干无苔的清燥救肺汤(《医门法律》)。

炒制后降低了滋腻之性,同时也矫正了不良气味。蛤粉炒阿胶善于益肺润燥。用于阴虚咳嗽,久咳少痰或痰中带血。如治肺虚火盛,咳喘咽干痰少,或痰中带血的补肺阿胶汤(《药证》)。

蒲黄炒阿胶以止血安络力强。多用于阴虚咳血,崩漏,便血。如治脾阳不足所致的大便下血,或吐血,血色黯淡,四肢不温的黄土汤(《金匮》);治冲任不固,崩中漏下,妊娠下血的胶艾汤(《金匮》)。

【贮存】　密闭,置阴凉干燥处。防热,防潮。

鹿 角 胶

【处方用名】　鹿角胶、鹿角胶珠。

【来源】　本品为鹿科动物马鹿 *Cervus elaphus* Linnaeus 或梅花鹿 *Cervus nippon* Temminck 已骨化的角或锯茸后翌年春季脱落的角基(即鹿角盘)经水煎煮,浓缩制成的固体胶块。

【炮制方法】

1. 鹿角胶 去净杂质,擦去灰尘,捣成碎块,或烘软后,切成小方块(丁)。

2. 鹿角胶珠 将蛤粉置热锅内,中火加热炒至灵活状态,投入鹿角胶块,不断翻动,炒至鼓起成圆球形,内无溏心时取出,筛去蛤粉,放凉。

每 100kg 药物,用蛤粉 30~50kg。

【质量要求】

1. 鹿角胶 本品呈立方块或不规则的碎块,黄棕色或红棕色,半透明,有的块上有黄白色泡沫层。质脆易碎,断面光亮。气微,味微甜。

鹿角胶水分不得过 15.0%,总灰分不得过 3.0%,重金属不得过百万分之三十,砷盐不得过百万分之二,水不溶物不得过 2.0%,含总氮(N)不得少于 10.0%。

2. 鹿角胶珠 本品呈类圆形,表面黄白色或淡黄色,光滑,附有蛤粉。质松泡而易碎。气微,味微甜。

【炮制作用】 鹿角胶性味甘、咸、温。入肝、肾经。具有温补肝肾,益精养血的功能。用于阳痿滑精,腰膝酸冷,虚劳羸瘦,崩漏下血,便血尿血,阴疽肿痛。如治妊娠胎动,漏血不止的鹿角胶汤(《总录》);治五劳七伤,腰脊疼痛的鹿角胶煎方(《圣惠方》)。

蛤粉炒后可降低其黏腻之性,矫正其不良气味,使之质地酥脆,便于服用,并利于粉碎,可入丸、散剂。

【贮存】 贮干燥容器内,置阴凉干燥处,防潮。

六、滑石粉炒

滑石粉炒是将净制或切制后的药物与滑石粉共同拌炒的一种方法,亦称滑石粉烫。

滑石粉性味甘寒,具清热利尿作用。滑石粉质地细腻而滑利,传热较缓慢,用滑石粉炒制药物,由于其滑利细腻,与药物接触面积大,使药物受热均匀。滑石粉炒适用于韧性较大的动物类药物。

(一) 滑石粉炒的目的

1. 使药物质地酥脆,便于粉碎和煎煮。如象皮、黄狗肾。

2. 降低毒性及矫正不良气味,以利于用药安全和服用方便。如刺猬皮、水蛭等。

(二) 滑石粉炒的操作方法

将滑石粉置热锅内,用中火加热至灵活状态时,投入经加工处理后的药物,不断翻动,至药物质酥或鼓起或颜色加深时取出,筛去滑石粉,放凉。

每 100kg 药物,用滑石粉 40~50kg。

(三) 注意事项

1. 滑石粉炒一般用中火,操作时适当调节火力,防止药物生熟不均或焦化。如温度过高时,可酌加冷滑石粉调节。

2.滑石粉可反复使用,色泽变灰暗时应及时更换,以免影响成品外光色泽。

鱼 鳔 胶

【处方用名】 鱼鳔、鱼胶、炒鱼鳔胶、鱼鳔珠。

【来源】 本品为石首鱼科动物大黄鱼 *Pseudosciaena crocea* (Richardson)、小黄鱼 *Pseudosciaena polyactis* Bleeker 或鲟科动物中华鲟 *Acipenser sinensis* Gray、鳇鱼 *Husodauricus* Georgi 等的干燥鱼鳔。取得鱼鳔后,剖开,压扁或制成一定形状,干燥。

【炮制方法】

1.鱼鳔胶 取鱼鳔胶除去杂质,微火烘软,切成小方块或丝。

2.滑石粉炒鱼鳔胶 将滑石粉置热锅内,用中火加热炒至灵活状态时,投入净鱼鳔,不断翻动,至发泡,鼓起,颜色加深时,取出,筛去滑石粉,放凉。

每 100kg 鱼鳔,用滑石粉 40kg。

【工艺研究】

在 185℃恒温箱内烘烤至鱼鳔形体鼓起,松泡,呈黄色时,取出放凉。此法简便易行,制品受热均匀,色泽一致,且无糊化现象。

【质量要求】

1.鱼鳔胶 本品为小方块状或不规则条状,黄白色或淡黄色,半透明角质样,质坚韧,气微腥,味淡。

2.滑石粉炒 本品表面鼓胀发泡,黄色,质地酥脆,气微香。

【炮制作用】 鱼鳔胶性味甘、咸,平。归肾经。具有补肾益精,滋养筋脉,止血,散瘀的功能。

炒制后降低滋腻之性,矫正腥臭味;并使其质地酥脆,利于粉碎。临床多用其制品,用于肾虚滑精,吐血,血崩。如治肾虚气弱,阳痿不举,命门火衰,腰腿酸痛,精神疲倦,食欲不佳的三肾丸(《处方集》)及肾水不足、阴虚血虚的鱼鳔丸(《拔萃良方》)。

【贮存】 贮干燥容器内,密闭,置通风干燥处。防霉、防蛀。

黄 狗 肾

【处方用名】 狗肾、制狗肾

【来源】 本品为犬科动物黄狗 *Canis familiaris* L.的干燥阴茎和睾丸。捕获后,割取生殖器(阴茎及睾丸),置阴凉处风干。

【炮制方法】

1.狗肾 取原药材,用碱水洗净,再用清水洗涤,润软或蒸软,切成小段或片,干燥。

2. 滑石粉炒狗肾　将滑石粉置热锅中,用中火加热割取呈灵活状态,投入狗肾段或片,炒至松泡,呈黄褐色时取出,筛去滑石粉,放凉。

每 100kg 黄狗肾,用滑石粉 40kg。

【质量要求】

1. 黄狗肾　本品为圆柱状小段或圆形片状,黄棕色,有少许毛黏附,质地坚韧,有腥臭味。

2. 滑石粉炒　本品质地松泡,呈黄褐色,腥臭味减弱。

【炮制作用】　黄狗肾性味咸,温。归肾经。具有暖肾、壮阳、益精的功能。黄狗肾因气腥、质坚韧,一般不生用。

炒后质地松泡酥脆,便于粉碎和煎煮,同时矫正其腥臭味,便于服用。临床多用其制品。主要用于肾虚阳衰所致的阳痿、阴冷,以及畏寒肢冷,腰酸尿频。

【贮存】　贮干燥容器内,密闭,置通风干燥处。防霉、防蛀。

刺　猬　皮

【处方用名】　刺猬皮、猬皮、炒刺猬皮。

【来源】　本品为刺猬科动物刺猬 *Erinaceus europoeus* L. 或短刺猬 *Hemichianus dauricus* Sundevall 的干燥外皮。捕获后,将皮剥下,除去肉脂,撒上一层石灰,于通风处阴干。

【炮制方法】

1. 刺猬皮　取原药材,用碱水浸泡,将污垢洗刷干净,再用清水洗净,润透,剁成小方块,干燥。

2. 滑石粉炒刺猬皮　取滑石粉置热锅中,用中火加热炒至灵活状态,投入净刺猬皮块,拌炒至黄色、鼓起,皮卷曲,刺尖秃时,取出,筛去滑石粉,放凉。

每 100kg 刺猬皮,用滑石粉 40kg。

3. 砂炒刺猬皮　取砂置锅内,用武火加热炒至灵活状态时,投入净刺猬皮块,不断翻埋,至刺尖卷曲焦黄,质地发泡时,取出,筛去砂,放凉。另有用砂炒至上述规格时,取出,筛去砂,趁热投入醋液中稍浸,捞出,干燥。

每 100kg 刺猬皮,用醋 10kg。

【质量要求】

1. 刺猬皮　本品为密生硬刺的不规则小块,外表面灰白色,黄色或灰褐色,皮内面灰白色,边缘有毛,质坚韧,有特殊腥臭气。

2. 滑石粉炒刺猬皮　本品质地发泡,鼓起,黄色,刺尖秃,易折断,边缘皮毛脱落,呈焦黄色,皮部边缘向内卷曲,微有腥臭味。

3. 砂炒刺猬皮　本品同滑石粉炒刺猬皮,但色泽较深,醋浸有醋气。

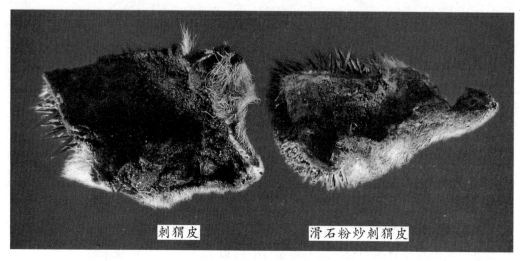

刺猬皮　　　　　　　　滑石粉炒刺猬皮

图 4-44　刺猬皮炮制前后外观对照

【炮制作用】　刺猬皮性味苦,平。归胃、大肠经。具有止血行瘀、固精缩尿、止痛的功能。因腥燥气味较浓,很少生用。

炒制后质地松泡酥脆,便于煎煮和粉碎。并能矫臭矫味。临床多用其炮制品。醋淬后矫味矫臭效果更佳,并能增强行瘀止痛的作用。用于胃痛吐食,痔瘘下血,遗精,遗尿。如治痔漏的猬皮丸(《总录》);治肠风下血的猬皮散(《杨氏家藏方》)。

【贮存】　贮干燥容器内,密闭,置通风干燥处。防霉,防蛀。

水　蛭

【处方用名】　水蛭、制水蛭、炒水蛭。

【来源】　本品为水蛭科动物蚂蟥 *Whitmania pigra* Whitman、水蛭 *Hirude nipponica* Whitman 或柳叶蚂蟥 *Whitmania acranulata* Whitman 的干燥全体。夏、秋两季捕捉,用沸水烫死,晒干或低温干燥。

【炮制作用】

1. 水蛭　取水蛭,洗净,闷软,切段,晒干。

2. 滑石粉炒水蛭　取滑石粉置锅内,中火加热炒至灵活状态时,投入水蛭段,勤加翻动,拌炒至微鼓起,呈黄棕色时取出,筛去滑石粉,放凉。

每 100kg 水蛭,用滑石粉 40kg。

【质量要求】

1. 水蛭　本品为不规则小段,长约 10~15mm,扁平,有环纹,背部呈褐色,腹部黄棕色,质韧,有腥气。

2. 滑石粉炒水蛭　本品呈淡黄色或黄棕色,微鼓起,质酥脆,易碎。气微腥,味咸苦。

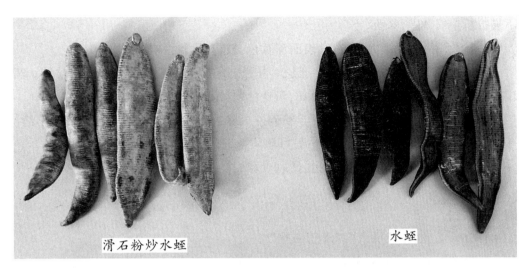

图 4-45　水蛭炮制前后外观对照

烫水蛭水分不得过 14.0%，总灰分不得过 12.0%，酸不溶性灰分不得过 3.0%，pH 值应为 4.5~6.5，醇浸出物不得少于 15.0%。

【炮制作用】　水蛭性味咸，苦，平；有毒。归肝经。具有破血逐瘀、通经的功能。生品有毒，多入煎剂，以破血逐瘀为主。如治瘀滞癥瘕、经闭及跌打损伤，瘀滞疼痛等证的化癥回生丹（《条辨》）。

滑石粉炒后能降低毒性，质地酥脆，利于粉碎，多入丸散。如治跌打损伤，内损瘀血，心腹疼痛，大便不通的夺命散（《济生方》）和治热入下焦与血结滞引起的癥瘕痞块、胁腹胀满的抵当汤（《金匮》）。

【贮存】　置干燥容器内，密闭，置通风干燥处。防潮、防蛀。

玳　瑁

【处方用名】　玳瑁、制玳瑁。

【来源】　本品为海龟科动物玳瑁 *Eretmochelys imbricata*(Linnaeus)的干燥背甲。全年均产，捕捉后，用沸醋浇泼，剥下甲片，除净残肉，洗净、干燥。

【炮制方法】

1. 玳瑁　取原药材，刷净，用温水浸软或蒸软，切成细丝，干燥或研成细粉。

2. 滑石粉炒玳瑁　取滑石粉置锅内，用文火加热至灵活状态，加入净玳瑁丝，拌炒至表面微黄色，鼓起，取出，筛去滑石粉，放凉。

每 100kg 玳瑁，用滑石粉 30~50kg。

【质量要求】

1. 玳瑁粉　本品为灰黄色粉末，气微腥，味淡。玳瑁丝呈不规则的细丝状，外表面淡黄棕色，光滑，内表面有白色沟纹，切面角质，对光照视可见紧密透明小点。质坚韧，不易折断。气微腥,味淡。

2.制玳瑁 本品形如玳瑁丝,表面深黄色,鼓起,质脆,微具香气。

【炮制作用】 玳瑁性味甘,寒。归心、肝经。具有清热解毒、镇惊平肝的功能。玳瑁多以生用,用于热病神昏,谵语惊狂,斑疹吐衄,惊风抽搐,痈肿疮毒。

滑石粉炒后,使其质地酥脆,便于粉碎并可除去腥气。如治急风中恶、神志不清、四肢厥冷的玳瑁丸(《圣惠方》);另可预防痘毒、治痘疮黑陷等症的《灵苑方》。

【贮存】贮干燥容器内,密闭,置通风干燥处。防霉,防蛀。

【习题】

1.为什么说"逢子必炒"、"逢子必破"?

2.麸炒时应注意哪些问题?

3.米炒红娘子的目的是什么?炮制时应注意什么问题?

4.生斑蝥为什么仅供外用,而不能内服,炮制时该注意什么问题?

5.砂炒时应该注意哪些问题?

6.简述滑石粉炒时的注意事项。

第五章 炙 法

炙法是将净选或切制后的药物,加入一定量的液体辅料拌炒,使辅料逐渐深入药物组织内部的一种炮制方法。

药物吸入辅料经加工炒制后在性味、功效、作用趋向、归经和理化性质方面均能发生某些变化,起到降低毒性、抑制偏性、增强疗效、矫臭、矫味和使有效成分易于溶出等作用,从而达到最大限度地发挥疗效。

炙法与加辅料炒法在操作方法上基本相似, 但二者又略有区别。加辅料炒法使用固体辅料,掩埋翻炒使药物受热均匀或黏附表面共同入药;而炙法则是用液体辅料,拌匀闷润使辅料渗入药物内部发挥作用。加辅料炒的温度较高,一般用中火或武火,在锅内翻炒时间较短,药物表面颜色变黄或加深;炙法所用温度较低,一般用文火,在锅内翻炒时间稍长,以药物炒干为宜。炙法根据所用辅料不同,可分为酒炙、醋炙、盐炙、姜炙、蜜炙、油炙等法。

第一节 酒炙法

酒炙法是将净选或切制后的药物,加入一定量酒拌炒的一种方法。

酒性味甘辛,大热。气味芳香,能升能散,宣行药势,具有活血通络、祛风散寒、矫臭去腥的作用。

➤ 酒炙法的主要目的

1.改变药性,引药上行 临床上常用的一些苦寒药,性本沉降下行,多用于清中、下焦湿热。酒炙后不但能缓和寒性,免伤脾胃阳气,并可借酒升提之力引药上行,而能清上焦邪热。如大黄、黄连、黄柏等。

2.增强活血通络作用 酒制能改变药物组织的物理状态,有利于成分的浸润、溶解、置换、扩散与溶出过程的进行,即可产生某些"助溶"作用,提高有效成分的溶出率。临床上常用的一些活血祛瘀、通络药多用酒炙,一方面使酒与药物协同发挥作用,另一方面使药物有效成分易于煎出而增强疗效。如当归、川芎、桑枝等。

3.矫臭去腥 一些具有腥气的动物类药物,经酒炙后可除去或减弱腥臭气。如乌梢蛇、蕲蛇、紫河车等。

➤ **酒炙的操作方法**

1.先拌酒后炒药 将净制或切制后的药物与一定量的酒拌匀,稍闷润,待酒被吸尽后,置炒制容器内,用文火炒干,取出晾凉。此法适用于质地较坚实的根及根茎类药物,如黄连、川芎、白芍等。

2.先炒药后加酒 先将净制或切制后的药物,置炒制容器内,加热至一定程度,再喷洒一定量的酒炒干,取出晾凉。此法多用于质地疏松的药物,如五灵脂。

酒炙法的操作方法,一般多采用第一种方法,因第二种方法不易使酒渗入药物内部,加热翻炒时,酒易迅速挥发,所以一般少用,只有个别药物适用此法。

酒炙法所用的酒以黄酒为主。酒的用量:一般为每100kg药物,用黄酒10~20kg。

➤ **注意事项**

1.加入一定量酒拌匀闷润过程中,容器上面应加盖,以免酒被迅速挥发。

2.若酒的用量较少,不易与药物拌匀时,可先将酒加适量水稀释后,再与药物拌润。

3.药物在加热炒制时,火力不宜过大,一般用文火,勤加翻动,炒至近干,颜色加深时,即可取出,晾凉。

黄　连

【处方用名】 黄连、川连、酒黄连、姜黄连、吴萸连、萸黄连。

【来源】 本品为毛茛科植物黄连 *Coptis chinensis* Franch、三角叶黄连 *Coptis deltoidea* C.Y.Cheng et Hsiao 或云连 *Coptis teeta* Wall.的干燥根茎。以上三种分别习称"味连"、"雅连"、"云连"。秋季采挖,除去须根及泥砂,干燥,撞去残留须根。

【炮制方法】

1.黄连 取原药材,除去杂质,抢水洗净,润透,切薄片,干燥,筛去碎屑;或用时捣碎。

2.酒黄连 取黄连片,加入定量黄酒拌匀,稍闷润,待酒被吸尽后,置炒制容器内,用文火加热,炒干,取出晾凉,筛去碎屑。

每100kg黄连片,用黄酒12.5kg。

3.姜黄连 取黄连片,用姜汁拌匀,稍闷润,待姜汁被吸尽后,置炒制容器内,用文火加热炒干,取出晾凉,筛去碎屑。

每100kg黄连片,用生姜12.5kg或干姜4kg,绞汁或煎汁。

4.萸黄连 取吴茱萸加适量水煎煮,取汁去渣,煎液与黄连片拌匀,稍闷润,待药液被吸尽后,置炒制容器内,用文火加热,炒干,取出晾凉,筛去碎屑。

每 100kg 黄连片,用吴茱萸 10kg。

【质量要求】

1. 黄连　本品为不规则的薄片或碎块,周边黯黄色,粗糙,富有残存细小须根,片面黄色。质坚硬,气微,味极苦。

黄连饮片水分均不得过 12.0%,总灰分不得过 3.5%,醇溶性浸出物不得少于 15.0%,含小檗碱以盐酸小檗碱计不得少于 5.0%,含表小檗碱、黄连碱、巴马汀的总量以盐酸小檗碱计不得少于 3.3%。

2. 酒黄连　本品色泽较生片加深,味苦,略带酒气。

酒黄连饮片水分、总灰分、醇溶性浸出物、小檗碱含量及表小檗碱、黄连碱、巴马汀总量同生品。

3. 姜黄连　本品形如黄连片,表面棕黄色,味苦,略带姜的辛辣味。

姜黄连饮片水分、总灰分、醇溶性浸出物、小檗碱含量及表小檗碱、黄连碱、巴马汀总量同生品。

4. 萸黄连　本品形如黄连片,色泽暗黄色,味苦,略带吴萸的辛辣味。

姜黄连饮片水分、总灰分、醇溶性浸出物、小檗碱含量及表小檗碱、黄连碱、巴马汀总量同生品。

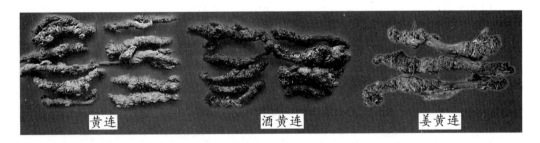

图 5-1　黄连炮制前后外观对照

【炮制作用】　黄连性味苦,寒。归心、肝、胃、大肠经。具有泻火解毒,清热燥湿的功能,用于湿热痞满,呕吐,泻痢,黄疸,高热神昏,心火亢盛,心烦不寐,血热吐,目赤吞酸,牙痛,消渴,痈肿疔疮;外治湿疹,湿疮,耳道流脓。如治热毒壅盛、高热烦躁及痈疽疔疮的黄连解毒汤(《正宗》);治气血两燔的清瘟败毒饮(《疫疹一得》);治热痢泄泻的白头翁汤(《伤寒论》)。

酒炙黄连能引药上行,缓其寒性,善清头目之火。如治目赤肿痛、口舌生疮的黄连天花粉丸(《准绳》)。

姜炙黄连缓和其苦寒之性,并增强止呕作用,如治湿热中阻,胃失和降,呕吐,泄泻的香姜散(《准绳》);治脘胁疼痛,嗳气吞酸,大便热泻的萸连丸(《四川省药品标准》1983 年)。

吴萸制黄连抑制其苦寒之性,使黄连寒而不滞,以清气分湿热,散肝胆郁火为主。如治积滞内阻,胸膈痞闷,胁肋胀满或下痢脓血的大香连丸((《局方》)。

【贮存】 贮干燥容器内,炮制品密闭,置阴凉干燥处,防蛀。

大　黄

【处方用名】 大黄、生大黄、川军、酒军、酒大黄、醋大黄、熟军、熟大黄、大黄炭。

【来源】 本品为蓼科植物掌叶大黄 *Rheum palmatum* L.、唐古特大黄 *Rheum tanguticum* Maxim. ex Balf. 或药用大黄 *Rheum officinale* Baill. 的干燥根及根茎。秋末茎叶枯萎或次春发芽前采挖,除去细根,刮去外皮,切瓣或段,绳穿成串干燥或直接干燥。

【炮制方法】

1. 大黄　取原药材,除去杂质,大小分开,洗净,捞出,淋润至软后,切厚片或小方块,晾干或低温干燥,筛去碎屑。

2. 酒大黄　取大黄片或块,用黄酒喷淋拌匀,稍闷润,待酒被吸尽后,置炒制容器内,用文火炒干,色泽加深,取出晾凉,筛去碎屑。

每 100kg 大黄片或块,用黄酒 10kg。

3. 熟大黄

(1)取大黄片或块,置木甑、笼屉或其他容器内,隔水蒸至大黄内外均呈黑色为度,取出,干燥。

(2)取大黄片或块,用黄酒拌匀,闷约 1~2 小时至酒被吸尽,装入炖药罐内或适宜容器内,密闭,隔水炖约 24~32 小时至大黄内外均呈黑色时,取出,干燥。

每 100kg 大黄片或块,用黄酒 30kg。

4. 大黄炭　取大黄片或块,置炒制容器内,用武火加热,炒至外表呈黑色时,取出,晾凉。

5. 醋大黄　取大黄片或块,用米醋拌匀,稍闷润,待醋被吸尽后,置炒制容器内,用文火加热,炒干,取出,晾凉,筛去碎屑。

每 100kg 大黄片或块,用米醋 15kg。

6. 清宁片　取大黄片或块,置煮制容器内,加水浸过药面,用武火加热,煮烂时,加入黄酒(100:30)搅拌,再煮成泥状,取出晒干,粉碎,过 100 目筛,取细粉,再与黄酒、炼蜜混合成团块状,置笼屉内蒸至透,取出揉匀,搓成直径约 14mm 的圆条,于50℃~55℃低温干燥,烘至七成干时,装入容器内,闷约 10 天至内外湿度一致,手摸有挺劲,取出,切厚片,晾干。筛去碎屑。

每 100kg 大黄片或块,用黄酒 75kg,炼蜜 40kg。

【工艺研究】

炮制工艺方面,有人将大黄与黄酒拌润后加压蒸制来制备熟大黄。另外,大黄经酒精酵母,面包酵母分别发酵后,能使大黄结合型蒽醌转化为游离性蒽醌,发酵法可作为大黄的新方法。

【质量要求】

1. 大黄　本品为不规则厚片或块,表面黄棕色或黄褐色,中心有纹理,微显朱砂点,习称"锦纹",质轻,气清香,味苦而微涩。

2. 酒大黄　本品形如大黄片或块,表面深棕色或棕褐色,偶有焦斑,折断面呈浅棕色,质坚实。略有酒香气。

3. 熟大黄　本品形如大黄片或块,表面黑褐色。质坚实。有特异芳香气,味微苦。

4. 大黄炭　本品形如大黄片或块,表面焦黑色,断面焦褐色,质轻而脆。有焦香气,味微苦。

5. 醋大黄　本品形如大黄片或块,表面深棕色或棕褐色,断面浅棕色。略有醋香气。

6. 清宁片　本品为圆形厚片,表面乌黑色。有香气,味微苦、甘。

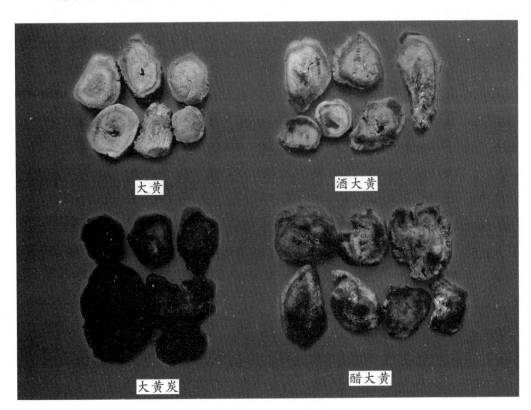

图 5-2　大黄炮制前后外观对照

【炮制作用】 大黄性味苦,寒。归脾、胃、大肠、肝、心包经。生大黄苦寒沉降,气味重浊,走而不守,直达下焦,泻下作用峻烈,具有攻积导滞,泻火解毒力的功能。用于实热便秘,高热,谵语,发狂,吐血,衄血,湿热黄疸,跌打瘀肿,血瘀经闭,产后瘀阻腹痛,痈肿疔毒;外治烧烫伤。如治热结便秘,潮热谵语的大承气汤(《伤寒论》);治湿热黄疸的茵陈蒿汤(《伤寒论》);治热毒肠痈的大黄牡丹皮汤(《金匮》);治疮痈肿毒,或烧伤、烫伤的金黄散(《外科精义》)。

酒炙大黄其苦寒泻下作用稍缓,并借酒升提之性,引药上行,善清上焦血分热毒。用于目赤咽肿,齿龈肿痛。如治眼暴热痛,头肿起的大黄汤(《圣济总录》)。

熟大黄经酒蒸后,泻下作用缓和,减轻腹痛之副作用,并增强活血祛瘀之功。如治瘀血内停、腹部肿块、月经停闭的大黄䗪虫丸(《金匮》)。治跌扑伤损,瘀血凝积,气绝欲死,烦躁疼痛的鸡鸣散(《三因方》)。

大黄炭泻下作用极微,并有凉血化瘀止血作用。用于血热有瘀出血。如治大肠有积滞的大便出血及热邪伤络,血不循经之呕血、咯血的十灰散(《十药》)。

醋大黄泻下作用稍微,以消积化瘀为主,用于食积痞满,产后瘀停,癥瘕癖积。如治小儿饮食过多,痞闷疼痛,食不消化,久而成癖;并治妇人气滞血结,经闭不通的三棱煎丸(《卫生宝鉴》)。

清宁片泻下作用缓和,具缓泻而不伤气,逐瘀而不败正之功。用于饮食停滞,口燥舌干,大便秘结之年老、体弱、久病患者,可单用。

【贮存】 贮干燥容器内,炮制品密闭,置阴凉干燥处,防蛀。

常 山

【处方用名】 常山、黄常山、炒常山、酒常山。

【来源】 本品为虎耳草科植物常山 *Dichroa febrifuga* Lour.的干燥根。秋季采挖,除去须根,洗净,晒干。

【炮制方法】

1.常山 取原药材,除去杂质及残茎,分开大小浸泡至三、四成透时,取出润透,切薄片,干燥,取出晾凉,筛去碎屑。

2.炒常山 取常山片,置炒制容器内,用文火加热,翻炒至常山色变深,取出晾凉。

3.酒常山 取常山片,加定量黄酒拌匀,稍闷润,待酒被吸尽后,置炒制容器内,用文火加热,炒干,取出晾凉,筛去碎屑。

每 100kg 常山片,用黄酒 10kg。

常山在临床治疗心律失常等疾病时,用炒常山配伍他药,取得较好效果。因此,常山的炮制原理及工艺研究有待进一步深入进行。

【质量要求】

1. 常山　本品为不规则的薄片,片面黄白色,有放射状纹理,周边棕黄色,有细纵纹。质坚脆。无臭,味苦。

常山饮片水分不得过 10.0%,总灰分不得过 4.0%。

2. 炒常山　本品形如常山片,表面黄色,略有香气。

炒常山饮片水分、总灰分同生品。

3. 酒常山　本品形如常山,呈深黄色,略有酒气。

【炮制作用】　常山性味苦、辛,寒;有毒。归肺、肝、心经。生用则上行,有较强的涌吐痰饮作用,多用于胸膈痰饮积聚。如治胸中多痰,头痛不欲食以本品配甘草煎汤和蜜服,以吐去痰饮而取效(《肘后方》);治痰厥头痛,往来寒热以本品配云母粉为散盐汤送下得吐为效(《圣惠方》)。治食中失惊,发搐涎塞,可单用本品冷水如茶,调灌吐涎即苏(《宝庆本草折衷》)。

炒黄或酒炙后可减轻恶心呕吐的副作用,毒性降低,即可单用浸酒或酒煎服以治疟疾,也可配伍以祛痰截疟。如治一切疟病,寒热往来,发作有时的胜金丸(《局方》)。

【贮存】　贮干燥容器内,酒常山密闭,置阴凉干燥处。

乌 梢 蛇

【处方用名】　乌梢蛇、乌蛇、乌梢蛇肉、制乌梢蛇。

【来源】　本品为游蛇科乌梢蛇 *Zaocys dhumnades* (Cantor)的干燥体。多于夏、秋两季捕捉,剖开蛇腹或剥去蛇皮留头尾,除去内脏,盘成圆盘状,干燥。

【炮制方法】

1. 乌梢蛇　取原药材,除去头、鳞片及灰屑,切段,筛去碎屑。

2. 乌梢蛇肉　取乌梢蛇,除去头、鳞片及灰屑,用定量黄酒闷透后,取出趁湿除去皮骨,切段,干燥,筛去碎屑。

每 100kg 乌梢蛇,用黄酒 20kg。

3. 酒乌梢蛇　取净乌梢蛇段,加入定量黄酒拌匀,稍闷润,待酒被吸尽后,置炒制容器内,用文火加热,炒至微黄色,取出晾凉,筛去碎屑。

每 100kg 乌梢蛇段,用黄酒 20kg。

【工艺研究】

酒炙乌梢蛇炮制工艺研究,有报道取洁净乌梢蛇段块,黄酒拌匀,放容器内加盖后送进烘箱 30℃烘闷 30 分钟,取出充分凉透,再敞开送进烘箱 60℃低温干燥 15 分钟,移出,在通风干燥处放凉。另有麸炒、酒炙法和蒸后切段砂炒喷酒晾干的经验方法。

【质量要求】

1. 乌梢蛇　本品呈段状,表皮乌黑色或黑褐色,无光泽,切面黄白色或灰棕色。质坚硬。气腥,味淡。

2.乌梢蛇肉 本品呈段片状,无皮骨,肉厚柔软,黄白色或灰黑色。质韧。气腥,略有酒气。

3.酒乌梢蛇 本品形如乌梢蛇段,棕褐色或黑色,略有酒气。

【炮制作用】 乌梢蛇性味甘,平。归肝经。具有祛风止痒的功能。如治风瘙瘾疹的乌蛇膏(《圣惠方》);治湿疹、瘙痒的止敏片(《中医杂志》1980年第3期)。

酒炙增强祛风通络止痉作用,并能矫臭,防腐,利于服用和贮存。多用于风湿痹痛,肢体麻木,筋脉拘急,中风,口眼歪斜,半身不遂,痉挛抽搐,惊厥,皮肤顽癣,麻风。如治风湿痹痛,手足缓弱不能伸举的乌蛇丸(《圣惠方》);治破伤风,颈项紧硬,身体强直的定命散(《圣济总录》);治麻风的乌蛇丸(《秘传大麻风丸》);治一切干湿癣的三味乌蛇散(《圣济总录》)。

【贮存】 贮放于石灰缸内,或与花椒共贮,或喷酒精少许,密闭,置通风干燥处。防潮,防蛀。

蕲 蛇

【处方用名】 蕲蛇、大白花蛇、蕲蛇肉、酒蕲蛇。

【来源】 本品为蝰科动物五步蛇 *Agkistrodon acutus* (Guenther)的干燥体。多于夏、秋两季捕捉,剖开蛇腹,除去内脏,洗净,用竹片撑开腹部,盘成圆盘状,干燥后拆出竹片。

【炮制方法】

1.蕲蛇 取原药材,除去头、鳞,切成寸段,筛去碎屑。

2.蕲蛇肉 取蕲蛇,去头,用定量黄酒润透后,除去鳞、骨,取净肉,干燥,筛去碎骨。

每100kg蕲蛇,用黄酒20kg。

3.酒蕲蛇 取蕲蛇段,加入定量黄酒拌匀,稍闷润,待酒被吸尽后,置炒制容器内,用文火加热,炒至黄色,取出晾凉,筛去碎屑。

每100kg蕲蛇段,用黄酒20kg。

【质量要求】

1.蕲蛇 本品呈小段状,表面黑褐色或浅棕色,有鳞片痕,近腹部呈灰白色,内面腹壁黄白色,可见脊柱骨或肋骨。气腥,味微咸。

2.蕲蛇肉 本品呈小段片状,黄白色,质较柔软,略有酒气。

3.酒蕲蛇 本品形如蕲蛇段,棕褐色或黑色,略有酒气。

【炮制作用】 蕲蛇性味甘、咸,温;有毒。除去头、鳞,消除毒性。生品气腥,不利于服用和粉碎,临床较少应用。

经酒制后,能增强祛风、通络、止痉的作用,并可矫味,减少腥气,便于粉碎和制剂,临床多用酒制品。用于风湿顽痹,肢体麻木,筋脉拘挛,中风,口眼歪斜,半身不遂,破伤风,小儿急慢性惊风,痉挛抽搐,惊厥。如治小儿急惊,高热抽搐及中风的白花蛇丸(《圣济总录》);治破伤风颈项紧硬,身体强直的定命散(《圣济总录》);治风湿痹痛的白花蛇酒(《濒湖集简方》);治卒中急风的蛇蝎续命汤(《御药院方》);治瘰疬的白花蛇散(《三因》)。

【贮存】 贮存于石灰缸内,或与花椒共贮,或喷少许酒精,密闭,置通风干燥处。防霉,防蛀。

蛇 蜕

【处方用名】 蛇蜕、蛇退、蛇皮、龙衣、酒蛇蜕。

【来源】 本品为游蛇科动物黑眉锦蛇 *Elaphe taeniura* Cope、锦蛇 *Elaphe carinata* (Guenther)或乌梢蛇 *Zaocys dhumnades* (Cantor)等蜕下的干燥表皮膜。春末夏初或冬初采集,除去泥砂,干燥。

【炮制方法】

1. 蛇蜕 取原药材,除去杂质,泥屑,洗净,干燥,切段。

2. 酒蛇蜕 取蛇蜕段,加入定量黄酒拌匀,稍闷润,待酒被吸尽后,置炒制容器内,用文火加热,炒至表面微显黄色,取出晾凉。

每 100kg 蛇蜕段,用黄酒 15kg。

3. 蛇蜕炭 取净蛇蜕段置锅内,上扣一较小的锅,两锅结合处用盐泥封严,上压重物,扣锅底部贴一白纸条,或放几粒大米,用武火加热,煅至白纸或大米呈深黄色为度,离火,待凉后取出。

【质量要求】

1. 蛇蜕 本品为圆筒形小段,多压扁而皱缩,背部银灰色或淡灰棕色,有光泽,具菱形或椭圆形鳞迹,鳞迹衔接处呈白色,略抽皱或凹下,腹部乳白色或略显黄色,鳞迹长方形,呈覆瓦状排列。体轻,质微韧,手捏有润滑感,略有弹性,轻轻搓揉,砂砂作响。气微腥,味淡或微咸。

2. 酒蛇蜕 本品形如蛇蜕段,微显黄色,略有酒气。

3. 蛇蜕炭 本品形如蛇蜕段,呈黑褐色。

【炮制作用】 蛇蜕性味咸,甘,平。归肝经。具有祛风,定惊,解毒,退翳的功能。生品有腥气,不利于服用和粉碎,多入煎剂。如(《幼幼新书》)以蛇蜕煎液调牛黄顿服,治急慢惊风。

酒炙后可增强祛风定惊、退翳疗效,并减少腥气,利于服用和粉碎,多入散剂。用于小儿惊风,抽搐痉挛,角膜出翳,喉痹,疔肿,皮肤瘙痒。如治小儿百种风邪,惊痫癫疾以酒蛇蜕配雄黄、胆星等共为散剂薄荷汤调服(《本草汇言》);治诸障翳的开障散(《直指方》);治风疹瘙痒不止的蛇蜕散(《古今医统》)。

煅炭后便于粉碎和制剂,具解毒消肿作用,以外用为主,亦有内服。用于痈肿疔毒,瘰疬恶疮。如治妇人乳痈痛甚的无比散(《传信适用方》);治发背肿毒的蛇蜕皮散(《圣惠方》);治疗毒的蛇蜕散(《圣济总录》)。

【贮存】 贮干燥容器内,置通风干燥处。防蛀。

桑　枝

【处方用名】 桑枝、嫩桑枝、酒桑枝、炒桑枝。

【来源】 本品为桑科植物桑 *Morus alba* L.的干燥嫩枝。春末夏初采收,去叶,晒干,或趁鲜切片,晒干。

【炮制方法】

1.桑枝　取原药材,除去杂质,稍浸洗净,润透,切薄片,晒干,筛去碎屑。

2.酒桑枝　取桑枝片,加入定量黄酒拌匀,待酒被吸尽后,置炒制容器内,用文火加热,炒至黄色,取出晾凉,筛去碎屑。

每100kg桑枝片,用黄酒12kg。

3.炒桑枝　取桑枝片,置炒制容器内,用文火加热,炒至微黄色,取出晾凉,筛去碎屑。

【质量要求】

1.桑枝　本品为椭圆形的斜薄片,俗称瓜子片,片面黄白色,呈放射状纹理,中心有髓,白色,海绵状,周边灰黄色或黄褐色。质坚韧。气微,味淡。

桑枝饮片水分不得过10.0%,总灰分不得过4.0%,醇溶性浸出物不得少于3.0%。

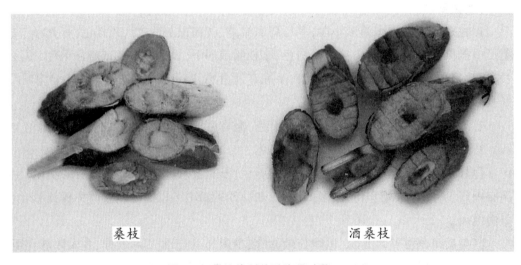

桑枝　　　　　　　　　　　　酒桑枝

图5-3　桑枝炮制前后外观对照

2.炒桑枝 本品形如桑枝片,表面微黄色,偶有焦斑,微有香气。

炒桑枝片水分、总灰分、醇溶性浸出物同生品。

3.酒桑枝 本品形如桑枝片,表面呈黄色,略带焦斑,稍有酒气。

【炮制作用】 桑枝性味微苦,平。归肝经。生品以祛血中风热为主,可用于风热入营血所至遍体风痒,肌肤干燥,紫白癜风。多煎汤外洗或炼膏涂抹,也可内服。如治内外障及翳膜,赤脉,昏涩的洗眼方(《圣济总录》);治紫癜风的桑枝煎(《圣惠方》)。

炒桑枝善达四肢经络,通利关节,用于肩臂关节酸痛麻木,水肿脚气等。如治风湿热痹,尤宜上肢臂痛,单用本品炒香煎服(《本事方》);治水气、脚气亦以桑条炒香水煎(《圣济总录》);治筋骨酸痛,四肢麻木或脚气水肿的桑枝膏(《景岳》)。

酒炙后,增强祛风除湿,通络止痛的作用。如治风寒湿痹,关节疼痛,四肢拘挛的桑尖汤(《中药临床应用》)。

【贮存】 贮干燥容器内,置通风干燥处。防霉。

地 龙

【处方用名】 地龙、酒地龙。

【来源】 本品为钜蚓科动物参环毛蚓 *Pheretima aspergillum* (E.Perrier)、通俗环毛蚓 *Pheretima vulgaris* Chen、威廉环毛蚓 *Pheretima guillelmi* (Michaelsen)或木节盲环毛蚓 *Pheretima pectinifera* Michaelsen 的干燥体。前一种习称"广地龙",后三种习称"沪地龙"。广地龙春季至秋季捕捉,沪地龙夏季捕捉,及时剖开腹部,除去内脏及泥砂,洗净,晒干或低温干燥。

【炮制方法】

1.地龙 取原药材,除去杂质,洗净,切段,干燥,筛去碎屑。土地龙、碾碎,筛去土。

2.酒地龙 取净地龙段,加入定量黄酒拌匀,稍闷润,待酒被吸尽后,置炒制容器内,用文火加热,炒至表面呈棕色时,取出晾凉。

每 100kg 地龙段,用黄酒 12.5kg。

【工艺研究】

有报道采用酒润麸炒法,即取生地龙用绍酒(100:15)拌匀,闷润 1 小时,另将麦麸炒至冒烟时,投入地龙共同拌炒,拌炒至地龙表面棕黄色时取出,筛去麦麸,放凉。另有取生地龙加醋(1:0.2)拌匀,闷润 1 小时,置电烘箱 100℃,烘 2 小时,至地龙表面棕色时取出。

【质量要求】

1.地龙 广地龙为薄片状小段,边缘略卷,具环节,背部棕褐色至紫灰色,腹部浅黄棕色,生殖环较光亮。体轻,略呈革质,质韧不易折断。气腥,味微咸;沪地龙为不规则碎段,表面灰褐色或灰棕色,多皱缩不平,生殖环带多不明显。体轻,质脆易折断,肉薄。

2.酒地龙 本品形如地龙,棕色,偶见焦斑,略具酒气。

【炮制作用】 地龙性味咸,寒。归肝、脾、膀胱经。具有熄风止痉,祛热定惊,平喘,通络,利尿的功能。用于高热神昏,惊痫抽搐,小便不通,肿毒疔疮及高热惊风,肝阳头痛,中风偏瘫,痰鸣痰息,尿少水肿,如治热狂癫痫,即以本品同盐化为水饮服(《本草拾遗》);治惊风,则用本品研烂,同朱砂末作丸服(《应验方》);治热结膀胱,小便不通单用本品,捣烂浸水,滤取浓汁服(《斗门方》);治乳痈,以本品加生姜于乳钵内研如泥状,涂敷患处(《普济方》);治高热惊风抽搐,常与石膏、钩藤等同用;治肝阳上亢,头痛眩晕,则与石决明、黄芩等配伍;治中风偏瘫,肢体麻木,又常与天麻、南星、半夏等合用,如治中风半身不遂的补阳还五汤(《医林改错》);治热痹之关节红肿热痛,屈伸不利,常与桑枝、忍冬藤、络石藤等配伍;治肺热喘咳,则与麻黄、杏仁等同用;治热结膀胱,小便不利,或尿闭不通等证,可单用或配其他利尿药同用。

酒炙,利于粉碎和解腥矫味,便于内服外用,又可增强通经活络作用,用于偏正头痛,寒湿痹痛,骨折肿痛。如治白虎风疼痛不可忍的地龙散(《圣惠方》);治风头痛的地龙散(《圣济总录》);治寒湿痹痛,肢体屈伸不利的小活络丹(《局方》);治跌打损伤,骨折疼痛的地龙散(《证治准绳》)。

【贮存】 贮干燥容器内,密闭,置通风阴凉干燥处。防霉、防蛀。

龙 胆

【处方用名】 龙胆、龙胆草、酒龙胆。

【来源】 本品为龙胆科植物条叶龙胆 *Gentiana manshurica* Kitag.、龙胆 *Gentiana scabra* Bge、三花龙胆 *Gentiana triflora* Pall.或坚龙胆 *Gentiana rigescens* Franch.的干燥根及根茎。前三种习称"龙胆",后一种习称"坚龙胆"。春、秋二季采挖,洗净,干燥。

【炮制方法】

1.龙胆 取原药材,除去杂质及残茎,洗净,闷润至透,切厚片或段,干燥,筛去碎屑。

2.酒龙胆 取龙胆片或段,喷淋定量黄酒拌匀,稍闷润,待酒被吸尽后,置炒制容器内,用文火加热,炒干,取出晾凉,筛去碎屑。

每100kg龙胆片或段,用黄酒10kg。

【质量要求】

1.龙胆 本品为圆柱形或不规则的段。根茎呈不规则块状,表面暗灰色或深棕色,根呈类圆柱形,表面淡黄色或黄棕色,有的有横皱纹,具纵皱纹,切面皮部黄白色至棕黄色,本部色较浅。气微,味甚苦。

坚龙胆 本品为圆柱形或不规则的段。根表面无横皱纹,膜质外皮易脱落,表面黄棕色至深棕色,切面皮部黄棕色,本部色较浅。气微,味甚苦。

龙胆饮片水分不得过 9.0%,总灰分不得过 7.0%,酸不溶性灰分不得过 3.0%,水溶性浸出物不得少于 36.0%,龙胆含龙胆苦苷不得少于 3.0%。坚龙胆含龙胆苦苷不得少于 1.5%。

2. 酒龙胆 本品形如龙胆段,色泽加深,略有酒气。

【炮制作用】 龙胆性味苦,寒。归肝、胆经。具有清热泻火燥湿的功能。用于湿热黄疸,阴肿阴痒,白带,湿疹。如治阴黄的龙胆汤(《圣济总录》);治惊痫热搐的凉惊丸(《药证》);治小儿惊热不退,变而为痫的龙胆丸(《圣惠方》);治湿热下注之阴肿阴痒,白带,阴囊湿疹,以本品配苦参、黄柏等,煎汤内服或外用。

酒制后,升提药力,引药上行。用于肝胆实火所致的头胀头痛,耳鸣耳聋,以及风热目赤肿痛等。如治肝胆火旺,心烦不宁,头晕目眩,耳鸣耳聋的当归龙荟丸(《中国药典》);治肝胆实火而致的目赤肿痛,胁痛口苦及阴肿阴痛,妇女带下的龙胆泻肝汤(《医方集解》);治风热眼目赤肿痛,胬肉翳障,以酒浸龙胆草配柴胡同用。

【贮存】 贮干燥容器内,酒制品密闭,置通风干燥处。防潮。

丹 参

【处方用名】 丹参、酒丹参。

【来源】 本品为唇形科植物丹参 *Salvia miltiorrhiza* Bge.的干燥根及根茎。春、秋两季采挖,除去泥砂,干燥。

【炮制方法】

1. 丹参 取原药,除去杂质及残茎,洗净,润透,切厚片,干燥。筛去碎屑。

2. 酒丹参 取丹参片,加入定量黄酒拌匀,稍闷润,待酒被吸尽后,置炒制容器内,用文火加热,炒干,取出晾凉。筛去碎屑。

每 100kg 丹参片,用黄酒 10kg。

以丹参中水溶性总分含量为指标,优选出丹参酒制新工艺:取净丹参饮片 100g,用 20g 黄酒拌匀,闷润至透,置烘箱中 40℃~50℃烘干,取出放凉。

【质量要求】

1. 丹参 本品为类圆形的厚片,片面红黄色或黄棕色,见有散在黄白色筋脉点,呈放射状排列,中心略黄,周边外皮暗红棕色。气微,味微苦涩。

丹参饮片水分不得过 13.0%,总灰分不得过 10.0%,酸不溶性灰分不得过 2.0%,醇溶性浸出物不得少于 11.0%,水溶性浸出物不得少于 35.0%。

2. 酒丹参 本品形如丹参片,表面红褐色,略具酒香气。

酒丹参饮片水分不得过 10.0%,总灰分、醇溶性浸出物、水溶性浸出物同生品。

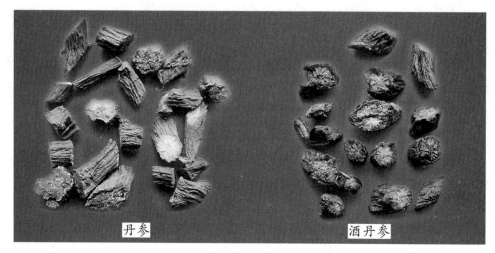

图 5-4　丹参炮制前后外观对照

【炮制作用】　丹参性味苦,微寒。归心、肝经。临床多生用。具有祛瘀止痛、清心除烦,通血脉的功能。善调妇女经脉不匀,因其性偏寒凉,故多用于血热瘀滞所致的疮痈,产后瘀滞疼痛,经闭腹痛,心腹疼痛及肢体疼痛。如治心腹诸痛,属半虚半实者的丹参饮(《医学金针》);治风热皮肤生疮,苦痒成疥的丹参汤(《圣惠方》);治乳痈肿痛的消乳汤(《参西录》);或治温热病热入营血的清营汤(《条辨》)。

　　酒制后,缓和寒凉之性,增强活血祛瘀、调经止痛之功。多用于月经不调,血滞经闭,恶露不下,心胸疼痛,癥瘕积聚,风湿痹痛。如治月经不调的丹参散加减(《妇人明理论》);治气血凝滞,心胸疼痛的活络效灵丹(《参西录》);以及治风湿痹痛的独活散(《普济方》)。

【贮存】　贮干燥容器内,酒丹参密闭,置通风干燥处,防潮。

益 母 草

【处方用名】　益母草、酒益母草。

【来源】　本品为唇形科植物益母草 *Leonurus japonicus* Houtt. 的干燥地上部分。夏季茎叶茂盛、花未开或初开时采割,晒干,或切段晒干。

【炮制方法】

1. 鲜益母草　除去杂质,迅速洗净。

2. 干益母草　取原药材,除去杂质,切去残根,洗净,润透,切段,干燥。

3. 酒益母草　取益母草段,喷洒定量黄酒拌匀,稍闷润,待酒被吸尽后,置炒制容器内,用文火加热,炒干,取出晾凉。

　　每 100kg 益母草段,用黄酒 15kg。

【质量要求】

1. 益母草 本品幼苗期无茎,基生叶圆心形,边缘 5-9 浅裂,每裂片有 2-3 钝齿。花前期茎呈方柱形,上部多分枝,四面凹下呈纵沟;表面青绿色;质鲜嫩,断面中部有髓。叶交互对生,有柄;叶片青绿色,质鲜嫩,揉之有汁;下部茎生叶掌状 3 裂,上部叶羽状深裂或浅裂 3 片,裂片全缘或具少锯齿。气微,味微苦。

2. 干益母草 本品呈不规则的段。茎方形,四面凹下成纵沟,灰绿色或黄绿色。切面中部有白髓。叶片灰绿色,多皱缩、破碎。轮伞花序腋生,花黄棕色,花萼筒状,花冠二唇形,气微,味微苦。

干益母草饮片水溶性浸出物不得少于 12.0%,盐酸水苏碱不得少于 0.40%,盐酸益母草碱不得少于 0.0040%。

3. 酒益母草 本品形如干益母草段,表面色泽加深,偶见焦斑,略具酒气。

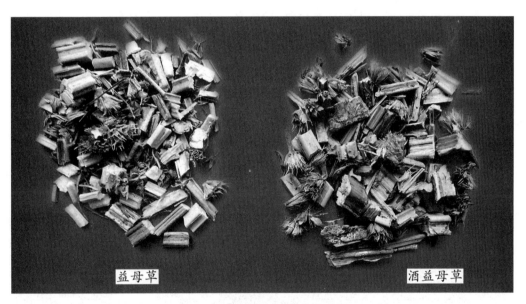

益母草　　　　　　　　　　　　　酒益母草

图 5-5　益母草炮制前后外观对照

【炮制作用】 益母草性味苦、辛,微寒。临床多生用或鲜用,具有活血调经,利水消肿的功能。用于月经不调,痛经,经闭,恶露不尽,水肿尿少,急性肾炎水肿及疔疮乳痈。如治月经不调的益母草丸(《奇方类编》);治水肿,小便不利常与白茅根、车钱子等同用,可提高利尿消肿效果;疔疮,乳痈常与菊花、二花等同用,有清热解毒之效。

经酒制后,缓和其寒性,增强活血祛瘀,调经止痛的作用。多用于月经不调,血结作痛,恶露癥瘕,瘀滞作痛及跌打伤痛等。如治月经不调,血结作痛,腹有癥瘕的益母丸(《入门》);治产后恶露不尽,瘀滞腹痛的益母草膏(《惠直堂经验方》);治跌打损伤所致的瘀血疼痛的益母丸(《医宗说约》)。

【贮存】 贮干燥容器内,置通风干燥处。防潮。

川 芎

【处方用名】 川芎、酒川芎。

【来源】 本品为伞形科植物川芎 *Ligusticum chuanxiong* Hort. 的干燥根茎。夏季当茎上的节盘显著突出,并略带紫色时采挖,除去泥砂,晒后炕干,再去须根。

【炮制方法】

1. 川芎 取原药材,除去杂质,大小分开,洗净,用水泡至指甲能掐入外皮为度,取出,润透,切薄片,干燥。筛去碎屑。

2. 酒川芎 取川芎片,加入定量黄酒拌匀,稍闷润,待酒被吸尽后,置炒制容器内,用文火加热,炒至棕黄色时,取出晾凉。筛去碎屑。

每 100kg 川芎片,用黄酒 10kg。

本品含挥发油,在闷润时注意检查,防止出油变质,并忌高温干燥。

【质量要求】

1. 川芎 本品为不规则的薄片,表面黄白色或灰黄色,片面可见波状环纹或不规则多角形的纹理,散有黄棕色的小油点(油室),切面光滑,周边粗糙不整齐。质坚韧。具特异香气,味苦辛,稍有麻舌感,微回甜。

川芎饮片水分不得过 12.0%,总灰分不得过 6.0%,醇溶性浸出物不得少于 12.0%,阿魏酸不得少于 0.10%。

2. 酒川芎 本品形如川芎片,色泽加深,偶见焦斑,质坚脆,略有酒气。

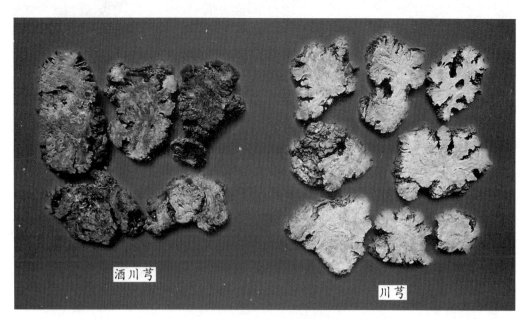

图 5-6 川芎炮制前后外观对照

【炮制作用】　川芎性味辛,温。归肝、胆、心包经。具有活血行气,祛风止痛的功能。临床多生用,用于月经不调,经闭痛经,癥瘕腹痛,胸胁刺痛,跌扑肿痛,头痛,风湿痹痛。如治产后血虚受寒,恶露不行的生化汤(《傅青主》);治冲任虚寒,月经不调的温经汤(《金匮》);治肝气郁结,胸胁疼痛的柴胡疏肝散(《景岳全书》);治风邪头痛的川芎茶调散(《局方》);治痈肿疮疡的旁芷香苏散(《世医得效方》)。

经酒制后,能引药上行,增强活血行气止痛作用。多用于血瘀头痛,偏头痛,风寒湿痛,产后瘀阻腹痛等。如治血瘀头痛的通窍活血汤(《医林改错》);治偏头痛,用本品细锉,酒浸服之(《斗门方》);治风寒湿痹,肢体关节疼痛的蠲痹汤(《医学心悟》);治产后恶露不下,瘀阻腹痛的生化汤(《傅青主女科》)。

【贮存】　贮干燥容器内,密闭,置阴凉干燥处。防霉、防蛀。

白　芍

【处方用名】　白芍、炒白芍、酒白芍、醋白芍、土炒白芍。

【来源】　本品为毛茛科植物芍药 *Paeonia lactiflora* Pall.的干燥根。夏、秋二季采挖,洗净,除去头尾及细根,置沸水中煮后除去外皮或去皮后再煮,晒干。

【炮制方法】

1. 白芍　取原药材,除去杂质,大小条分开,洗净,浸泡至六、七成透,取出闷润至透,切薄片,干燥。筛去碎屑。

2. 酒白芍　取白芍片,加入定量黄酒拌匀,稍闷润,待酒被吸尽后,置炒制容器内,用文火加热,炒干,取出晾凉。筛去碎屑。

每100kg白芍片,用米醋15kg。

3. 炒白芍　取白芍片,置炒制容器内,用文火加热,炒至表面微黄色,取出晾凉。筛去碎屑。

4. 醋白芍　取白芍片,加入定量米醋拌匀,稍闷润,待醋被吸尽后,置炒制容器内,用文火加热,炒干,取出晾凉。筛去碎屑。

每100kg白芍片,用米醋20kg。

5. 土炒白芍　取定量灶心土(伏龙肝)细粉,置炒置容器内,用中火加热,炒至土呈灵活状态,加入白芍片,炒至表面挂土色,微显焦黄色时,取出,筛去土粉,摊晾。

每100kg白芍片,用灶心土粉15kg。

【工艺研究】

以芍药苷含量为指标,对常水常压浸润、常水减压浸润、常水减压冷浸、温水减压温浸软化进行比较,结果三种改进方法加压冷浸、减压冷浸和减压温浸都较传统自然浸润好,芍药苷含量高而且省工省时,其中减压温浸效果最佳。采用正交实验设计,与芍药苷的含量为指标,优选酒制白芍的炮制工艺:加酒量5%,温度控制在90℃,炒制 10 分钟。

【质量要求】

1. 白芍　本品为近圆形或椭圆形的薄片,表面类白色或微带棕红色,片面平滑,角质样;中间类白色,有明显的环玟和放射状纹理;周边淡棕红色或粉白色,有皱纹。质坚脆。气微,味微苦酸。

白芍饮片水分不得过 14.0%,总灰分不得过 4.0%,水溶性浸出物不得少于 22.0%,芍药苷不得少于 1.2%。

2. 酒白芍　本品形如白芍片,表面微黄色或淡棕黄色,有的可见焦斑,微具酒气。

酒白芍饮片水溶性浸出物不得少于 20.5%,水分、总灰分、芍药苷含量同生品。

3. 炒白芍　本品形如白芍片,表面微黄色,偶见有焦斑。气微香。

炒白芍饮片水分不得过 10.0%,总灰分、水溶性浸出物、芍药苷含量同生品。

4. 醋白芍　本品形如白芍片,呈微黄色,微有醋气。

5. 土炒白芍　本品形如白芍片,芍呈土黄色,微有焦土气。

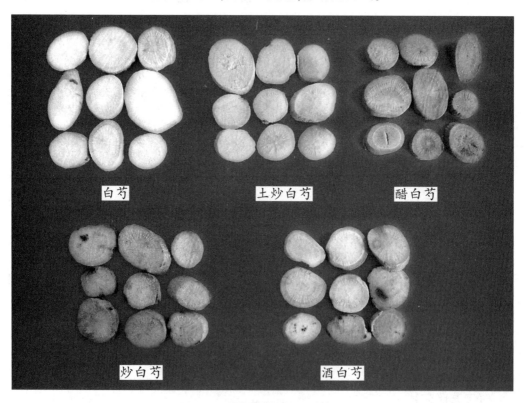

图 5-7　白芍炮制前后外观对照

【炮制作用】　白芍性味苦、酸、微寒。归肝、脾经。具有泻肝火,平抑肝阳,养阴祛烦的功能。多用于肝阳上亢,头痛,眩晕,耳鸣,阴虚发热,烦躁易怒。如治肝阳上亢,头痛眩晕的建瓴汤(《参西录》);治积热不散,目赤肿痛,或生翳障的泻肝汤(《圣济总录》);治阴虚发热的芍药散(《普济方》);治产后虚烦不得眠的芍药栀豉汤(《济阴纲目》)。

炒白芍缓和寒性,以养血和营,敛阴止汗为主。用于血虚萎黄,腹痛泻泄,自汗盗汗。如治肝旺脾虚之肠鸣腹痛,泄泻的痛泻要方(《景岳》);治泻痢日久,腹痛喜按喜温的养脏汤(《局方》);治虚劳自汗不止的芍药黄耆汤(《赤水玄珠》);治酒毒下血的芍药丸(《朱氏集验方》)。

酒炙后降低酸寒伐肝之性,入血分,善于调经止血,柔肝止痛,用于肝郁血虚,胁痛腹痛,月经不调,四肢挛痛。如治血崩腹痛的六一散(《一盘珠》);治妇人血伤兼赤白带下的芍药浸酒方(《普济方》);治骨髓虚冷,疼痛倦怠的芍药虎骨散(《圣济总录》)。

醋炙后,引药入肝,增强敛血养血,疏肝解郁的作用。用于肝郁乳汁不通,尿血等。如治产后郁结,乳汁不通的通肝生乳汤(《傅青主女科》);治尿血,血色鲜红的加减黑逍遥散(《医略六书》)。

土炒可借土气入脾,增强养血和脾,止泻作用,适用于肝旺脾虚,腹痛腹泻。如配伍土炒白术,陈广皮,炮姜炭等治伏气、泄洞泄及风痢(《时病论》);配伍西洋参,米炒黄芪,土炒白术等治泻痢不已,气虚下陷,谷道不合,肛门下脱(《时病论》)。

【贮存】 贮干燥容器内,酒白芍、醋白芍,密闭,置阴凉干燥处。防潮,防蛀。

【备注】 尚有白芍炭,炒炭后,能增强止血作用。动物实验表明,白芍炒炭后,凝血时间比用药前缩短50%。临床上用白芍炭治疗晚期血吸虫病,食管静脉破裂出血有相当疗效。

续 断

【处方用名】 继断、川断、酒续断、盐续断。

【来源】 本品为川续断科植物川续断 *Dipsacus asperoides* C.Y.Cheng et T.M.Ai 的干燥根。秋季采挖,除去根头及须根,用微火烘至半干。堆至"发汗"至内部变绿色时,再烘干。

【炮制方法】

1. 续断 取原药材,除去杂质,洗净,润透,切薄片,干燥,筛去碎屑。

2. 酒续断 取续断片,加入定量黄酒拌匀,稍闷润,待酒被吸尽后,置炒制容器内,用文火加热,炒至微带黑色时,取出晾凉,筛去碎屑。

每100kg续断片,用黄酒10kg。

3. 盐续断 取续断片,用盐水拌匀,稍闷润,待酒被吸尽后,置炒制容器内,用文火加热,炒干,取出晾凉,筛去碎屑。

每100kg续断片,用食盐2kg。

【质量要求】

1. 续断　本品为类圆形或椭圆形薄片,表面粗糙,有沟纹,微带墨绿色或棕色,中心有黄褐色花纹(维管束),呈放射状排列。周边黄褐色,或灰褐色,有皱纹。气微,味苦,微甜而后涩。

续断饮片水分不得过 10.0%,总灰分不得过 12.0%,酸不溶性灰分不得过 3.0%,水溶性浸出物不得少于 45.0%,川续断皂 Ⅵ 不得少于 1.5%。

2. 酒续断　本品形如续断片,表面微黑色或灰褐色,略有酒气。

酒续断饮片水分、总灰分、酸不溶性灰分、水溶性浸出物、川续断皂 Ⅵ 含量同生品。

3. 盐续断　本品形如续断片,表面黑褐色,味微咸。

盐续断饮片水分、总灰分、酸不溶性灰分。水溶性浸出物、川续断皂 Ⅵ 含量同生品。

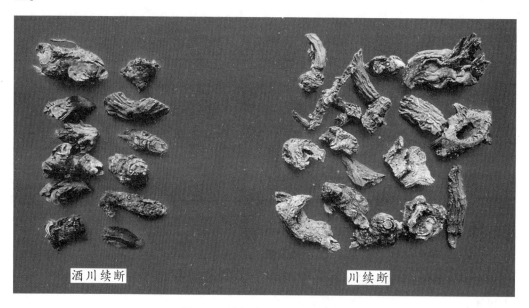

酒川续断　　　　川续断

图 5-8　续断炮制前后外观对照

【炮制作用】　续断性味苦、辛,微温。具有补肝肾,强筋骨的功能。用于腰膝酸软,关节痹痛。如治肝肾不足,腰痛并脚软的续断丸(《扶寿精方》);治风寒湿痹,肢体麻木的续断丸(《局方》);治老人风冷,转筋骨痛的续断散(《杨氏家藏方》)。

酒炙后,能增强通血脉,续筋骨,止崩漏作用。多用于崩漏经多,胎漏下血,跌打损伤,乳痈肿痛。如治跌打损伤,疼痛剧烈的接骨散(《临床常用中药手册》);治下血久不止,虚寒色淡红的断红丸(《张氏医通》);治妊娠胎动两三月堕以酒浸川续断配姜杜仲、枣肉为丸,米饮下(《本草纲目》);治乳痈以酒炒续断和炒蒲公英共为散剂,初起可消,久患可愈(《本草汇言》)。

盐炙后引药下行,增强补肝肾,强腰膝的作用。用于腰背酸痛,足膝软弱。如治肾虚腰痛,损伤性腰痛或腰痛腰酸的补肾壮筋汤(《临床常用中药手册》)。

【贮存】 贮干燥容器内,酒续断、盐续断,密闭,置阴凉干燥处。防潮、防蛀。

当 归

【处方用名】 当归、秦归、归头、归身、归尾、全当归、酒当归、土炒当归、当归炭。

【来源】 本品为伞形科植物当归 *Angelica sinensis* (Oliv.)Diels 的干燥根。秋末采挖,除去须根及泥砂,待水分稍蒸发后,捆成小把,上棚,用烟火慢慢熏干。

【炮制方法】

1.当归(全当归) 取原药材,除去杂质,洗净,稍润,切薄片,晒干或低温干燥。筛去碎屑。

2.当归头 取净当归,洗净,稍润,将当归头部分切下 4~6 片(薄片),晒干或低温干燥(有取当归头部分,纵向切薄片)。筛去碎屑。

3.当归身 取原药材,除去杂质,洗净,润透,去根皮,取当归身部分,切薄片,晒干或低温干燥。筛去碎屑。

4.当归尾 取原药材,除去杂质,洗净,润透,取须根部分,切片,晒干或低温干燥。

5.酒当归 取当归片,加入定量黄酒拌匀,稍闷润,待酒被吸尽后,置炒制容器内,用文火加热,炒至深黄色,取出晾凉。

每 100kg 当归片,用黄酒 10kg。

6.土炒当归 将灶心土粉置炒制容器内,炒至灵活状态,倒入当归片,炒至当归片上粘满细土时(俗称挂土),取出。筛去土,摊凉。

每 100kg 当归片,用灶心土粉 30kg。

7.当归炭 取当归片,置炒制容器内,用中火加热,炒至微黑色,取出晾凉。

【质量要求】

1.当归 本品为圆形或类圆形薄片,表面黄白色,或淡黄色,平坦,有裂隙,中有一浅棕色的环纹,并有多数棕色的油点,周边灰棕色或灰褐色,有裂缺。质柔韧,香气浓郁,味甘辛,微苦。

当归饮片水分不得过 15.0%,总灰分不得过 7.0%,酸不溶性灰分不得过 2.0%,醇溶性浸出物不得少于 45.0%。

2.酒当归 本品形如当归片,表面色泽加深,偶见焦斑,略有酒香气。

酒当归饮片水分不得过 10.0%,总灰分、酸不溶性灰分同生品,醇溶性浸出物不得少于 50.0%。

3.土炒当归 本品形如当归片,表面挂土黄色,具土香气。

4. 当归炭 本品形如当归片,表面黑褐色,断面灰棕色,质枯脆,气味减弱,并带涩味。

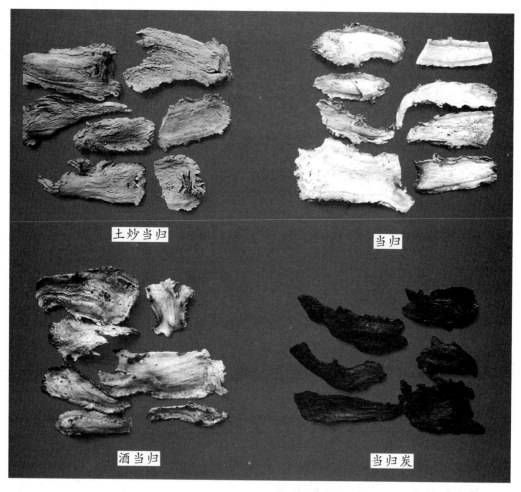

土炒当归　　　　　　当归

酒当归　　　　　　当归炭

图 5-9　当归炮制前后外观对照

【炮制作用】 当归性味甘、辛,温。归肝、心、脾经。生品质润,具有补血,调经,润肠通便的功能。传统习惯止血用当归头,如治血崩不止的当归头散(《杏苑生春》);补血用归身,如治血虚烦躁的当归补血汤(《兰室秘藏》);破血用当归尾,如治月经逆行从口鼻出(《简单便方》);补血活血用全当归,如治痔漏及脱肛便血的连归丸(《医学入门》)。当归生用还可用于血虚萎黄,眩晕心悸,月经不调,肠燥便秘,痈疽疮痒。如治血虚体亏的当归补血汤(《内外伤辨惑论》);治气乱,月经或前或后的归附丸(《张氏医通》);治血虚肠燥便秘的润肠丸(《沈氏尊生书》);治骨痛及一切恶疮的当归散(《奇效良方》)。

酒炙后,增强活血通经,祛瘀止痛的作用。用于经闭痛经,风湿痹痛,跌扑损伤,瘀血肿痛。如治血虚血滞,崩中漏下的四物汤(《局方》);治血瘕痛胀,脉滞涩的当归蒲延散(《医略六书》);治风湿相博,手足冷痹的蠲痹汤(《杨氏家藏方》);治从高堕坠,损伤肢体的当归汤(《圣济总录》)。

土炒后,既能增强入脾补血作用,又缓和油润而不至滑肠。适用于血虚便溏,腹中时痛。

炒炭后,以止血补血为主。用于崩中漏下,月经过多。如治妇人血崩,以本品与白芍、干姜、棕榈同为炭药,共入散剂(《百一选方》)。

【贮存】 贮干燥容器内,密闭,置阴凉干燥处。防霉、防蛀。

牛 膝

【处方用名】 牛膝、怀牛膝、酒牛膝、盐牛膝。

【来源】 本品为苋科植物牛膝 *Achyranthes bidentata* Bl.的干燥根。冬季茎叶枯萎时采挖,除去须根及泥砂,捆成小把,晒至干皱后,用硫黄熏两次,将顶端切齐,晒干。

【炮制方法】

1.牛膝 取原药材,除去杂质,洗净,润透,除去芦头,切段,晒干或低温干燥。

2.酒牛膝 取牛膝段,加入定量黄酒拌匀,稍闷润,待酒被吸尽后,置炒制容器内,用文火加热,炒干,取出晾凉。

每 100kg 牛膝段,用黄酒 10kg。

3.盐牛膝 取牛膝段,加入定量食盐水拌匀,稍闷润,待盐水被吸尽后,置炒制容器内,用文火加热,炒干,取出晾凉。

每 100kg 牛膝段,用食盐 2kg。

【质量要求】

1.牛膝 本品为类圆形小段,表面灰黄色或淡棕色,切面平坦,略半透明状,中心黄白色,外周散有多数筋脉点(维管束),排列成 2~4 轮,周边外皮有细纵皱纹。质坚脆。气微,味微甜涩,嚼之略黏牙。

牛膝饮片水分不得过 15.0%,总灰分不得过 9.0%,醇溶性浸出物不得少于 5.0%,β-蜕皮甾酮不得少于 0.030%。

2.酒牛膝 本品形同牛膝段,表面色略深,偶见焦斑,微有酒气。

酒牛膝饮片醇溶性浸出物不得少于 4.0%,水分、总灰分、醇溶性浸出物、β-蜕皮甾酮含量同生品。

3.盐牛膝 本品形同牛膝段,多有焦斑,微有咸味。

【炮制作用】 牛膝性味苦、酸,平。归肝、肾经。具有逐瘀通经的功能。还可引血下行。用于胎衣不下,肝阳眩晕,火热上逆。如治胎衣半出不出或子死腹中,血气上冲,以本品配伍葵子、榆白皮等同用(《经效产宝》);治女人血风走注,腰脚疼痛的牛膝散(《圣惠方》);治阴虚阳亢,头目眩晕的镇肝熄风汤(《参西录》);治胃热阴虚之牙痛、头痛、牙龈出血的玉女煎(《景岳全书》)。

酒炙后,增强补肝肾,强筋骨,祛瘀止痛的作用。用于腰膝酸痛,筋骨无力,经闭症瘕。如治肝肾不足之腰腿疼痛,软弱无力的酒浸牛膝丸(《张氏医通》);治血滞经闭的牛膝散(《准绳》);治冷痹脚膝疼痛无力的牛膝散(《圣济总录》);治血瘕,脐腹坚胀的牛膝丸(《鸡峰普济方》)。

盐炙后,能引药下行走肾经,增强通淋行瘀的作用。用于小便淋沥涩痛,尿血,小便不利。如治淋浊涩痛的石韦散(《本事方》)。

【贮存】 贮干燥容器内,炮制品,密闭,置阴凉干燥处。防霉。

威 灵 仙

【处方用名】 威灵仙、灵仙、酒威灵仙。

【来源】 本品为毛茛科植物威灵仙 *Clematis chinensis* Osbeck、棉团铁线莲 *Clematis hexapetala* Pall.或东北铁线莲 *Clematis manshurica* Rupr.的干燥根及根茎。秋季采挖,除去泥砂,晒干。

【炮制方法】

1.威灵仙 取原药材,拣净杂质,洗净,润透,切段或厚片,干燥。

2.酒威灵仙 取净威灵仙段或片,加入定量黄酒拌匀,稍闷润,待酒被吸尽后,置炒制容器内,用文火加热,炒干,取出晾凉。

每 100kg 威灵仙段,用黄酒 10kg。

【质量要求】

1.威灵仙 本品为细条形小段或不规则厚片。表面灰黄色,有空隙,切面中心黄白色,略呈方形,周边棕褐色或棕黑色。质硬脆,易折断。气微,味微苦。

威灵仙饮片水分不得过 15.0%, 总灰分不得过 10.0%, 酸不溶性灰分不得过 4.0%,醇溶性浸出物不得少于 15.0%,齐墩果酸和常春藤皂苷元不得少于 0.30%。

2.酒威灵仙 本品形如威灵仙片或段,表面呈黄色或微黄色,微有酒气。

【炮制作用】 威灵仙性味辛、咸,温。具有利湿祛痰的功能。以消诸骨鲠咽为主。用于痰饮积聚,疟疾,骨鲠咽喉。如治停痰宿饮,喘咳呕逆,全不入食,配半夏、皂角、生姜同用(《纲目》);治积湿停痰,常配葶苈子、半夏、皂角等同用(《正义》);治诸骨鲠咽,威灵仙配伍砂仁和砂糖,水煎温服(《纲目》)。

酒炙后,增强祛风除痹,通络止痛的功能。用于风湿痹痛,肢体麻木,筋脉拘挛,屈伸不利。如治风湿痹痛,骨节不利,肢体疼痛的灵仙除痛饮(《沈氏尊生书》);治腰脚疼痛久不愈的威灵仙散(《圣惠方》);治腹内气血冷滞,久积癥瘕的灵仙散(《妇人良方大全》)。

【贮存】 贮干燥容器内,酒威灵仙密闭,置阴凉干燥处。

仙 茅

【处方用名】 仙茅、酒仙茅。

【来源】 本品为石蒜科植物仙茅 *Curculigo orchioides* Gaertn.的干燥根茎。秋、冬两季采挖,除去根头和须根,洗净。

【炮制方法】

1. 仙茅 取原药材,除去杂质,洗净,稍润,切段,干燥,筛去碎屑。

2. 酒仙茅 取净仙茅段,加入定量黄酒拌匀,稍闷润,待酒被吸尽后,置炒制容器内,用文火加热,炒干,取出晾凉,筛去碎屑。

每 100kg 仙茅段,用黄酒 10kg。

【质量要求】

1. 仙茅 本品为圆柱形小段,表面棕褐色,或黑褐色,粗糙,断面不平坦,淡褐色或棕褐色,近中心处色较深。质硬而脆,易折断。气微香,味微苦、辛。

仙茅饮片水分不得过 13.0%,总灰分不得过 10.0%,酸不溶性灰分不得过 2.0%,醇溶性浸出物不得少于 7.0%,仙茅苷不得少于 0.080%。

2. 酒仙茅 本品形如仙茅段,表面色泽加深,微有酒香气。

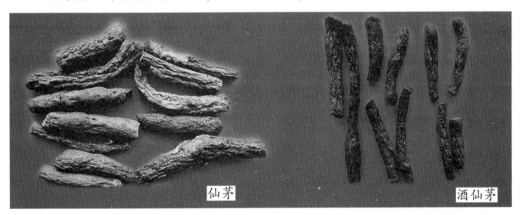

仙茅　　　　　　　　　　　　　酒仙茅

图 5-10　仙茅炮制前后外观对照

【炮制作用】 仙茅性味辛,热;有毒。归肾、肝、脾经。生品有毒,具有消散痈肿的功能。用于痈疽肿痛,毒蛇咬伤。如治痈疽肿毒,可单味煎服或鲜品捣烂外敷;治毒蛇咬伤,以本品与半边莲共煎,药渣外敷。

酒炙后,可降低毒性,增强补肾阳,强筋骨,祛寒湿作用。用于阳痿精冷,筋骨痿软,腰膝冷痹,小便频数。如治男子虚损,阳痿不举的仙茅酒(《万氏家抄方》);治头目眩晕,腰腿酸软的仙茅丸(《总录》);治气逆喘咳,痰多清稀的神秘散(《三因》)。治尿频、小便失禁,常与菟丝子、桑螵蛸同用,亦可单味泡酒服(《贵州草药》)。

【贮存】 贮干燥容器内,酒仙茅密闭,置阴凉干燥处。防潮,防蛀。

第二节　醋炙法

醋炙法是将净选或切制后的药物,加入定量的米醋拌炒至规定程度的一种方法。

醋性味酸苦温。主入肝经血分,具有收敛、解毒、散瘀止痛、矫味的作用。故醋炙法多用于疏肝解郁、散瘀止痛、攻下逐水的药物。

➢ **醋炙的主要目的**

1.引药入肝,增强活血止痛的作用　主要适用于化瘀止痛药和疏肝行气药,如乳香、没药、三棱、莪术等,经醋炙后可增强活血散瘀的作用;又如柴胡、香附、青皮、延胡索等,经醋炙后能增强疏肝止痛的作用。

2.降低毒性,缓和药性　主要用于峻下逐水药,如京大戟、甘遂、芫花、商陆等,经醋炙后,可消减毒性,缓和峻下作用。

3.矫臭矫味　主要用于某些具特殊气味的药物,如乳香、没药、五灵脂等,经醋炙后,不但增强活血散瘀作用,而且还减少了不良气味,便于服用。

➢ **醋炙的操作方法**

1.先拌醋后炒药　将净制或切制后的药物,加入定量的米醋拌匀,闷润,待醋被吸尽后,置炒制容器内,用文火炒至一定程度,取出晾凉,即得。此法适用于大多数植物类药材,如甘遂、商陆、芫花、柴胡、三棱等。

2.先炒药后喷醋　将净选后的药物,置炒制容器内,炒至表面熔化发亮(树脂类)或炒至表面颜色改变,有腥气溢出(动物粪便类)时,喷洒定量米醋,炒至微干,取出后继续翻动,摊开晾干。此法适于用树脂类、动物粪便类药材,如乳香、没药、五灵脂等。

醋炙时用醋量,一般为每100kg药物,用米醋20~30kg,最多不超过50kg。

➢ **醋炙的注意事项**

1.醋炙前药材应大小分档。

2.若醋的用量较少,不易与药材拌匀时,可加适量水稀释后,再与药材拌匀。

3.醋炙时用醋量,一般为每100kg药物,用米醋20~30kg,最多不超过50kg。

4.一般用文火炒制,勤加翻动,使之受热均匀。炒至规定的程度。

5.树脂类、动物粪便类药材必须用先炒药后喷醋法;且出锅要快,防熔化粘锅,摊晾时宜加翻动,以免相互成团块。

甘 遂

【处方用名】 甘遂、炙甘遂、醋甘遂。

【来源】 本品为大戟科植物甘遂 *Euphorbia kansui* T.N. Liou ex T.P.Wang 的干燥块根。春季开花前或秋末茎叶枯萎后采挖,撞去外皮,晒干。

【炮制方法】

1. 甘遂 取原药材,除去杂质,洗净,晒干,大小个分档。

2. 醋甘遂 取净甘遂,加入定量的米醋拌匀,闷润至醋被吸尽后,置炒制容器内,用文火加热,炒至微干,取出晾干。用时捣碎。

每 100kg 甘遂,用米醋 30kg。

【质量要求】

1. 生甘遂 本品为椭圆形、长圆柱形或连珠形,长 1~5cm,直径 0.5~2.5cm。表面类白色或黄白色,凹陷处有棕色外皮残留。质脆,易折断,断面粉性,类白色,木部微显放射状纹理。气微,味微甘而辣。

甘遂饮片水分不得过 12.0%,总灰分不得过 3.0%,醇溶性浸出物不得少于15.0%,含大戟二烯醇不得少于 0.12%。

2. 醋甘遂 本品形如甘遂,表面棕黄色,偶有焦斑。略有醋气。

醋甘遂饮片水分、总灰分、醇溶性浸出物、大戟二烯醇含量同生品。

【炮制作用】 甘遂性味苦、寒;有毒。归肺、肾、大肠经。具有泻水逐饮的功能。生甘遂药力峻烈,临床多入丸、散剂用,可用于痈疽疮毒,胸腹积水,二便不通。如治胸腹积水的十枣汤(《伤寒论》);治水饮结胸、痰迷心窍的遂心丹(《济生方》)。

醋甘遂毒性减低,缓和峻泻作用。用于腹水胀满,痰饮积聚,气逆喘咳,风痰癫痫,二便不利。如治疗腹水胀满,小便短少,大便秘结的舟车丸(《景岳》);治癥瘕的甘遂破结散(《圣惠方》)。

【贮存】 贮干燥容器内,醋甘遂密闭,置阴凉干燥处。防蛀。

芫 花

【处方用名】 芫花、炙芫花、醋芫花。

【来源】 本品为瑞香科植物 *Daphne genkwa* Sieb.et Zucc.的干燥花蕾。春季花未开放时采收,除去杂质,干燥。

【炮制方法】

1. 生芫花 取原药材,除去杂质及梗、叶。筛去灰屑。

2. 醋芫花 取净芫花,加入定量的米醋拌匀,闷润至醋被吸尽,置炒制容器内,用文火加热,炒至微干,取出干燥。

每 100kg 芫花,加米醋 30kg。

【质量要求】

1. 生芫花　本品为小棒槌状,多弯曲,花被筒表面淡紫色或灰绿色,密被短柔毛,先端 4 裂。质软。气微,味甘、微辛。

生芫花饮片醇溶性浸出物不得少于 20.0%,芫花素不得少于 0.20%。

2. 醋芫花　本品形如生芫花,表面呈灰褐色,微有醋气,味微酸辣。

【炮制作用】　芫花性味苦、辛,温;有毒。归肺、脾、肾经。具有泻水逐饮,解毒杀虫的功能。生芫花峻泻逐水力较猛,较少内服,多外用。如外敷秃疮,头癣等,以芫花末、猪脂和涂之(《集效方》);治痈,以芫花末、和胶如粥敷之(《千金方》)。

醋炙后,能降低毒性,缓和泻下作用和腹痛症状。多用于胸腹积水,水肿胀满,痰饮积聚,气逆喘咳,二便不利等症。如用于水湿内停的舟车丸(《古今医统》);治湿痰壅滞的十枣汤(《伤寒论》);治寒湿内壅,月经不通的芫花散(《沈氏尊生书》);治疟母停水结癖,腹胁坚痛的消癖丸(《仁斋直指方》)。

【贮存】　贮干燥容器内,醋芫花密闭,置阴凉干燥处。防霉、防蛀。

京 大 戟

【处方用名】　生大戟、炙大戟、醋大戟。

【来源】　本品为大戟科植物大戟 *Euphorbia pekinensis* Rupr.的干燥根。秋、冬两季采挖,洗净、晒干。

【炮制方法】

1. 生大戟　取原药材,除去杂质,洗净,润透,切厚片,晒干,筛去碎屑。

2. 醋大戟

(1)取净大戟片,加入定量的米醋拌匀,闷润至醋被吸尽后,置炒制容器内,用文火加热,炒干,取出晾凉,筛去碎屑。

每 100kg 大戟片,用米醋 30kg。

(2)取净大戟药材,置煮制容器内,加入定量的米醋与适量水,浸润约 1~2 小时,用文火加热,煮至醋液被吸尽,内无白心时,取出,晾至 6~7 成干时,切厚片,干燥,筛去碎屑。

每 100kg 大戟药材,用米醋 30kg。

【质量要求】

1. 大戟　本品为不规则长圆形或圆形厚片,表面棕黄色或类白色,纤维性,周边灰棕色或棕褐色。质坚硬。气微,味微苦涩。

2. 醋大戟　色泽加深。微有醋气。

【炮制作用】 大戟性味苦、寒;有毒。归肺、脾、肾经。具有泻水逐饮的功能。生品有毒,泻下力猛,多外用。如治疗蛇虫咬伤,热毒痈肿疮毒,内服外敷均可的紫金锭(《片玉新书》);治各种恶疮疔毒、阴疽的大戟膏(《临床常用中药手册》);治痰涎内伏胸膈上下的控涎丹(《三因》)。

醋大戟能降低毒性,缓和峻泻作用。用于水饮泛溢所致的水肿喘满,胸腹积水及痰饮结聚等证。单用有效,也可与甘遂、芫花同用。如治悬饮,胁下有水气,或肝硬化腹水等证的十枣汤(《伤寒论》);治水湿中阻,水肿胀满的舟车丸(《丹溪心法》);治水肿壅盛的大戟散(《治法机要》)。

【贮存】 贮干燥容器内,醋大戟密闭,置阴凉干燥处。防蛀。

商 陆

【处方用名】 生商陆、醋商陆。

【来源】 本品为商陆科植物商陆 *Phytolacca acinosa* Roxb. 或垂序商陆 *Phytolacca americana* L.的干燥根。秋季至次春采挖,除去须根及泥砂,切成块或片,晒干或阴干。

【炮制方法】

1. 商陆 取原药材,除去杂质,洗净,润透,切厚片,干燥。

2. 醋商陆 取净商陆片,加入定量的米醋拌匀,闷润至醋被吸尽,置炒制容器内,用文火加热,炒干,取出放凉,即得。

每 100kg 商陆片,用米醋 30kg。

【工艺研究】

以商陆毒素、组织胺、γ-氨基丁酸(GABA)等 18 种氨基酸及钾、钠等 8 种无机元素含量和刺激性降低指数、LD50 提高指数、祛痰指数及利尿指数等指标的测定结果比较,筛选商陆的炮制工艺,经综合评价依次为:清蒸法>醋蒸法>水煮法>醋煮法>醋炙法>生饮片>原药材。清蒸法与醋煮法两种新工艺经过中试产品验证,其 LD50 均显著高于原工艺醋炙品,商陆毒素含量低于原工艺醋炙品。

【质量要求】

1. 生商陆 本品为不规则的厚片,横切面浅棕黄色或黄白色,木部隆起,形成数个凹凸不平的棕色同心性环纹;纵切面木部呈平行条状突起。周边外皮灰黄色或灰棕色,皱缩。质硬。气微,味稍甜,久嚼麻舌。

2. 醋商陆 本品形如生商陆片。表面黄棕色,略有醋气,味稍甜,久嚼麻舌。

醋商陆饮片杂质不得过 2.0%,水分不得过 13.0%,酸不溶性灰分不得过 2.0%,水溶性浸出物不得少于 15.0%,商陆皂苷甲不得少于 0.20%。

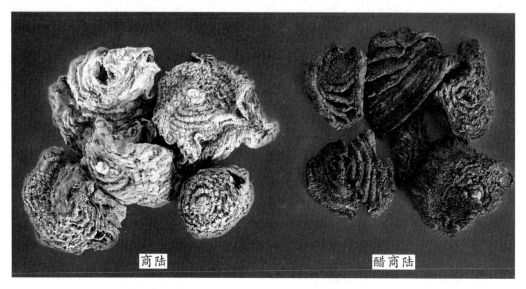

图 5-11 商陆炮制前后外观对照

【炮制作用】 商陆性味苦,寒;有毒。归肺、脾、肾、大肠经。具有逐水消肿,通利二便,解毒散结的功能。生品擅于消肿解毒,如治痈疽肿毒的商陆膏(《疡医大全》)。

醋制后毒性降低,缓和峻泻作用,以逐水消肿为主。如治疗水气通身皆肿,二便不利的疏凿饮子(《济生方》);治腹水胀满的商陆丸(《总录》)。

【贮存】 贮干燥容器内,醋商陆密闭,置阴凉干燥处。防霉、防蛀。

狼 毒

【处方用名】 生狼毒、炙狼毒、醋狼毒。

【来源】 本品为大戟科植物狼毒大戟 *Euphorbia fisheriana* Steud.或月腺大戟 *Euphorbia ebracteolata* Hayata 的干燥根。秋、冬季采挖,除去残茎,干燥或洗净,切厚片,干燥。

【炮制方法】

1.生狼毒 取原药材,除去杂质,洗净润透,切厚片,干燥。筛去碎屑。

2.醋狼毒 取狼毒片,加入定量米醋拌匀,闷润至醋被吸尽后,置炒制容器内,用文火加热,炒干,取出晾凉。筛去碎屑。

每 100kg 狼毒片,用米醋 30kg。

【质量要求】

1.狼毒 本品为不规则片状,周边外表棕色或棕褐色,片面黄白色,有菊花心。质坚韧。气微,味微辛,有刺激性辣味。

2.醋狼毒 本品形如生狼毒片,表面黄色,略有醋气。

【炮制作用】 狼毒性味苦、辛、平,有毒。具有逐水祛痰,破积杀虫的功能。生品毒性剧烈,少有内服,多外用杀虫。可用于久年干疥干癣及一切癞疮。如治干癣积年生痂,搔之黄水出,单用狼毒醋磨涂之(《圣惠方》);治稻田皮炎的狼毒浸剂(《中医皮肤病学简编》);治慢性湿疹的狼毒洗剂(《中医皮肤病学简编》)。

醋狼毒能降低毒性,可供内服。如用于治积聚,心腹胀如鼓之狼毒丸(《圣惠方》)。

【贮存】 贮干燥容器内,醋狼毒密闭,置阴凉干燥处。防蛀。

延胡索(元胡)

【处方用名】 延胡索、醋延胡索、酒延胡索。

【来源】 本品为罂粟科植物延胡索 *Corydalis yanhusuo* W.T.Wang 的干燥块茎。夏初茎叶枯萎时采挖,除去须根,洗净,置沸水中煮至恰无白心时,取出,干燥。

【炮制方法】

1. 延胡索 取原药材,除去杂质,大小分开,洗净,稍浸、润透,切厚片,干燥。筛去碎屑;或洗净干燥后捣碎。

2. 醋延胡索

(1)取净延胡索或延胡索片,加入定量的米醋拌匀,闷润至醋被吸尽后,置炒制容器内,用文火加热,炒干,取出晾凉。筛去碎屑。

每 100kg 延胡索,用米醋 20kg。

(2)取净延胡索,加入定量的米醋与适量清水(以平药面为宜),置煮制容器内,用文火加热煮至透心。醋液被吸尽时,取出,晾至 6 成干,切厚片,晒干。筛去碎屑;或干后捣碎。

每 100kg 延胡索,用米醋 20kg。

3. 酒延胡索 取延胡索片,加入定量的黄酒拌匀,闷润至酒被吸尽后,置炒制容器内,用文火加热,炒干,取出晾凉。筛去碎屑。

每 100kg 延胡索片,用黄酒 15kg。

【质量要求】

1. 延胡索 本品为圆形厚片,或不规则的碎颗粒,周边呈黄色或黄褐色,有不规则网状皱纹,片面黄色,角质样,具蜡样光泽。质硬而脆。气微,味苦。

延胡索饮片水分不得过 15.0%,总灰分不得过 4.0%,醇溶性浸出物含量不得少于 13.0%。延胡索乙素含量不得少于 0.040%。

2. 醋延胡索 本品形如延胡索片,表面深黄色或黄褐色,光泽不明显,味苦,略有醋气。

醋延胡索饮片水分、总灰分、醇溶性浸出物、延胡索乙素含量同生品。

3. 酒延胡索 本品形如延胡索片,表面深黄色或黄褐色,光泽不明显,质较硬,气微,味苦,略具酒气。

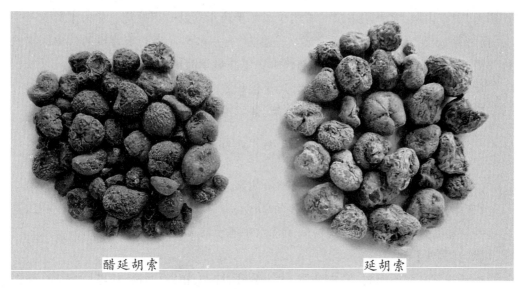

醋延胡索　　　　　　　　延胡索

图 5-12　延胡索炮制前后外观对照

【炮制作用】　延胡索性味辛、苦、温。归肝、脾经。具有活血,利气,止痛的功能。用于胸胁、脘腹疼痛,经闭痛经,产后瘀阻,跌打肿痛等证。生品止痛有效成分不易煎出,效果欠佳,故临床多用醋制品。

醋延胡索行气止痛作用增强。广泛用于身体各部位的多种疼痛证候。如治疗肝郁气滞,胁肋疼痛,以及胃气阻滞疼痛,心腹冷痛等的金铃子散(《圣惠方》);治瘀血阻滞,经闭腹痛的延胡索散(《妇科大全》);治疝气疼痛,肠鸣气走,身寒便秘的延附汤(《济生方》)。

酒延胡索以活血、祛痰、止痛为主。如治心血瘀滞所致的胸痛、胸闷、心悸的瓜蒌薤白汤(《伤寒论》);也可用于跌打损伤,瘀血疼痛,如治坠落车马筋骨痛不止方(《圣惠方》)。

【贮存】　贮干燥容器内,醋延胡密闭,置阴凉干燥处。

香　附

【处方用名】　香附、炙香附、醋香附、四制香附、酒香附、香附炭。

【来源】　本品为莎草科植物莎草 *Cyperus rotundus* L.的干燥根茎。秋季采挖,燎去毛须,置沸水中略煮或蒸透后晒干,或燎后直接干燥。

【炮制方法】

1.香附　取原药材,除去毛须及杂质,碾成绿豆大颗粒,或润透,切薄片,干燥。筛去碎屑。

2.醋香附

(1)取净香附颗粒或片,加定量的米醋拌匀,闷润至醋被吸尽后,置炒制容器内,用文火加热炒干,取出晾凉。筛去碎屑。

每100kg香附,用米醋20kg。

(2)取净香附,加入定量的米醋,再加与米醋等量的水,共煮至醋液基本吸尽,再蒸5小时,闷片刻,取出微凉,切薄片,干燥。筛去碎屑;或取出干燥后,碾成绿豆大颗粒。

每100kg香附颗粒或片,用米醋20kg。

3.四制香附　取净香附颗粒或片,加入定量的生姜汁、米醋、黄酒、食盐水拌匀,闷润至汁液被吸尽后,用文火加热炒干,取出晾凉。筛去碎屑。

每100kg香附颗粒或片,用生姜5kg(取汁),米醋、黄酒各10kg,食盐2kg(清水溶化)。

4.酒香附　取净香附颗粒或片,加入定量的黄酒拌匀,闷润至黄酒被吸尽,置炒制容器内,用文火加热炒干,取出晾凉。筛去碎屑。

每100kg香附颗粒或片,用黄酒20kg。

5.香附炭　取净香附,大小分档,置炒制容器内,用中火加热,炒至表面焦黑色,内部焦褐色,喷淋清水少许,灭尽火星,取出晾干,凉透。筛去碎屑。

【质量要求】

1.香附　本品为不规则颗粒或薄片,周边棕褐色或棕黄色,片面黄白色而显粉性,内皮层环纹明显。质硬。气香,味微苦。

香附饮片水分不得过13.0%,总灰分不得过4.0%,醇溶性浸出物不得少于11.5%,挥发油不得少于0.8%(ml/g)。

2.醋香附　本品形如香附颗粒或片,表面棕褐色或红棕色,微有焦斑,角质样,略有醋气。

醋香附饮片水分、总灰分同生品,醇溶性浸出物不得少于13.0%,挥发油同生品。

3.四制香附　本品形如香附颗粒或片,表面深棕褐色,内部呈黄褐色,具有清香气。

4.酒香附　本品形如香附颗粒或片,表面红紫色,略具酒气。

5.香附炭　本品形如香附颗粒或片,表面焦黑色,内部焦褐色。质脆,易碎。气焦香,味苦涩。

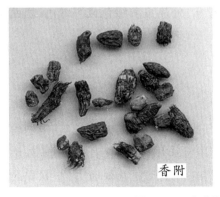 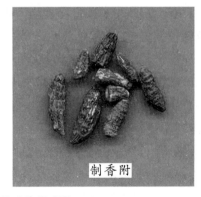

图5-13　香附炮制前后外观对照

【炮制作用】 香附性味辛、微苦、微甘、平。归肝、脾、三焦经。具有行气解郁,调经止痛的功能。生品多入解表剂中,以理气解郁为主。可用于风寒感冒,治胸膈痞闷,胁肋疼痛的越鞠丸(《丹溪》)。

醋香附,专入肝经,增强疏肝止痛作用,并能消积化滞。如治疗伤食腹痛的香砂平胃散(《金鉴》);治血中气滞的香附芎归汤(《沈氏尊生方》);治寒凝气滞,胃脘疼痛的良附丸(《良方集腋》)。

酒香附,能通经脉,散结滞,多用于治寒疝腹痛。如用于治疝气胀痛及小肠气;以香附末二钱,海藻一钱,煎酒空心调下(《濒湖集简方》);以及治瘰疬流注肿块的香附饼(《外科发挥》)。

四制香附,以行气解郁,调经散结为主,多用治胁痛、痛经、月经不调等证。如治妊娠伤寒恶寒发热的香苏葱豉汤(《重订通俗伤寒论》);治中虚气滞胃痛的香砂六君丸(《重订通俗伤寒论》)。

香附炭性味苦涩,多用治妇女崩漏不止等证。

【贮存】 贮干燥容器内,炮制品密闭,置阴凉干燥处。

青　皮

【处方用名】 青皮、醋青皮、麸炒青皮。

【来源】 本品为芸香科植物橘 *Citrus reticulata* Blanco 及其栽培变种的干燥幼果或未成熟果实的果皮。

【炮制方法】

1. 青皮　取原药材,除去杂质,洗净,闷润,切厚片或丝,晒干。筛去碎屑。

2. 醋青皮　取青皮片或丝,加入定量米醋拌匀,闷润至醋被吸尽后,置炒制容器内,用文火加热,炒干,取出晾凉。筛去碎屑。

每100kg青皮片或丝,用米醋20kg。

【质量要求】

1. 青皮　本品为类圆形厚片或不规则丝状,外表皮灰绿色或墨绿色,切面果皮黄白色或淡黄棕色,外缘有油点1~2列。质硬。气清香,味酸苦、辛。

青皮饮片橙皮苷不得少于4.0%。

2. 醋青皮　色泽加深,微有醋气。

醋青皮饮片橙皮苷不得少于3.0%。

【炮制作用】 青皮性味苦、辛,温。归肝、胆、胃经。具有疏肝破气,消积化滞的功能。生品性烈,辛散破气力强,疏肝之中兼有发汗作用,以破气消积为主。如治疗食积不化,胃脘痞闷胀痛的青皮丸(《沈氏尊生书》);治脘腹痞满胀痛,内有癥积的青皮汤(《入门》);治乳痈初起的青皮散(《疡科选粹》)。

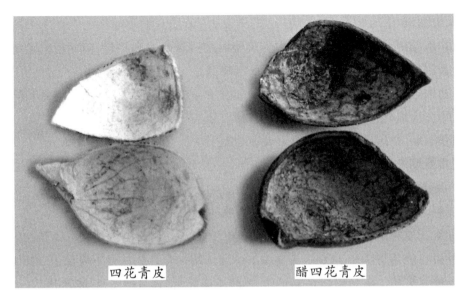

四花青皮　　　　醋四花青皮

图 5-14　青皮炮制前后外观对照

醋青皮能引药入肝,缓和辛烈之性,消除发汗作用,以免伤伐正气,增强疏肝止痛,消积化滞的作用。如治肝气郁滞的七味调气汤(《中药临床应用》);治肝经有寒,气机郁结,致成肝胀胁下满而痛引小腹的青阳汤(《医醇賸义》);治寒疝疼痛的疝气内消丸(《北京市中药成方选集》)。

【贮存】 贮干燥容器内,密闭,置阴凉干燥处。

柴　胡

【处方用名】 柴胡、炙柴胡、醋柴胡、鳖血柴胡。

【来源】 本品为伞形科植物柴胡 *Bupleurum chinense* DC.或狭叶柴胡 *Bupleurum scorzonerifolium* Willd.的干燥根.按性状不同,分别习称"北柴胡"及"南柴胡"。春秋二季采挖,除去茎叶及泥砂,干燥。

【炮制方法】

1.北柴胡　取原药材,除去杂质及残茎,洗净,润透,切厚片,干燥。

2.醋北柴胡　取柴胡片,加入定量的米醋拌匀,闷润至醋被吸尽,置炒制容器内,用文火加热,炒干,取出晾凉。

每100kg柴胡,用米醋20kg。

3.南柴胡　除去杂质,洗净,润透,切厚片,干燥。

4.醋南柴胡　取净柴胡片,加入定量的米醋拌匀,闷润至醋被吸尽,置炒制容器内,用文火加热,炒干,取出晾凉。

每100kg柴胡,用米醋20kg。

5.鳖血柴胡

(1)取柴胡片,加入定量洁净的新鲜鳖血及适量冷开水拌匀,闷润至鳖血液被吸尽,置炒制容器内,用文火加热,炒干,取出晾凉。

(2)取柴胡片,加入定量洁净的新鲜鳖血和定量黄酒拌匀,闷润至鳖血和酒液被吸尽,用文火加热,炒干,取出晾凉。

每100kg柴胡片,用鳖血13kg,黄酒25kg。

【质量要求】

1.北柴胡　本品为不规则厚片,直径0.3~0.8cm,外皮黑褐色或浅棕色,具纵向皱纹及支根痕,片面粗糙,淡黄白色,显纤维性;质坚硬。气微香,味微苦。

北柴胡饮片水分不得过10.0%,总灰分不得过8.0%,酸不溶性灰分不得过3.0%,醇溶性浸出物不得少于11.0%,柴胡皂苷a和柴胡皂苷d的总量不得少于0.30%。

2.醋北柴胡　本品形如北柴胡片,表面淡黄棕色,微有醋香气,味微苦。

醋北柴胡饮片水分、总灰分、酸不溶性灰分同生品，醇溶性浸出物不得少于12.0%,柴胡皂苷a和柴胡皂苷d的总量同生品。

3.南柴胡　本品呈类圆形或不规则片。外表皮红棕色或黑褐色。有时可见根头处具细密环纹或有细毛状枯叶纤维。切面黄白色,平坦。具败油气。

4.醋南柴胡　本品形如南柴胡片,微有醋香气。

5.鳖血柴胡　本品形如柴胡片,色泽加深,有血腥气。

【炮制作用】　柴胡性味苦,微寒。归肝经。具有和解表里,疏肝,升阳的功能。生品升散作用较强,多用于解表退热。如治寒热往来的小柴胡汤(《伤寒论》);外感风寒发热,头痛肢楚的柴葛解肌汤(《伤寒六书》);治疗疟疾的清脾饮(《妇人良方》)。

醋炙品缓和其升散之性,增强疏肝止痛的作用。多用于肝郁气滞的胁肋胀痛,腹痛及月经不调等症。如治疗肝气郁结的柴胡疏肝散(《景岳全书》);治肝郁血虚,月经不调的逍遥散(《处方集》)。

鳖血炙品能填阴滋血,抑制其浮阳之性,增强清肝退热的功效。可用于热入血室,骨蒸劳热。

【贮存】　贮干燥容器内,醋柴胡、鳖血柴胡密闭,置阴凉干燥处。

莪　术

【处方用名】　莪术、醋莪术。

【来源】　本品为姜科植物蓬莪术 *Curcuma phaeocaulis* Valeton、广西莪术 *Curcuma kwangsiensis* S.G.Lee et C.F.Liang 或温郁金 *Curcuma wenyujin* Y.H.Chen et C.Ling 的干燥根茎。秋、冬两季采挖,洗净泥土,蒸或煮至透心,干燥或低温干燥后除去须根及杂质。

【炮制方法】

1. 莪术　取原药材,除去杂质,大小分档,洗净,水浸润透,切薄片;或洗净后置蒸笼内蒸至园气,趁热切薄片,干燥,筛去碎屑。

2. 醋莪术

(1) 取莪术片,加入定量的米醋拌匀,闷润至醋被吸尽后,置炒制容器内,用文火加热,炒至微黄色,略带焦斑时,取出晾凉,筛去碎屑。

每 100kg 莪术,用米醋 20kg。

(2) 取净莪术药材,置煮制容器内,加入定量的米醋与适量水浸没药面,煮至醋液被吸尽,内无白心时,取出,稍晾,切厚片,干燥,筛去碎屑。

每 100kg 莪术,用米醋 20kg。

【质量要求】

1. 莪术　本品为类圆形或椭圆形薄片, 表面黄绿色或棕褐色, 具灰黄色的环纹(内皮层)及众多散在的筋脉小点(点状维管束),边缘角质样,有光泽。周边灰黄色或棕黄色。气微香,味微苦而辛。

莪术饮片水分不得过 14.0%,总灰分不得过 7.0%,酸不溶性灰分不得过 2.0%,醇溶性浸出物含量不得少于 7.0%,挥发油含量不得少于 1.0%(ml/g)。

2. 醋莪术　本品形如莪术片,色泽较黯,淡黄色偶有焦斑。角质状,具蜡样光泽,质坚脆,略有醋气。

醋莪术饮片水分、总灰分、酸不溶性灰分、醇溶性浸出物、挥发油含量同生品。

【炮制作用】　莪术性味辛、苦,温。归肝、脾经。具有行气破血,消积止痛的功能。生品行气止痛,破血祛瘀力强,为气中血药。如治饮食积滞,胸腹痞满胀痛,呕吐酸水的蓬术丸(《临床常用中药手册》);治痰瘀互结,脾痞胁痛的芫花莪术丸(《观聚方要补》);治瘀滞经闭,小腹胀痛的莪术散《准绳》)。

醋莪术主入肝经血分,增强散瘀止痛作用。如用于治胁下癥块的莪棱逐瘀汤(《中药临床应用》);治心腹疼痛、胁下胀痛的金铃泻肝汤(《临床常用中药手册》);治疟母,食癥,痰癖,饮癖的消癖丸(《幼科发挥》)。

【贮存】　贮干燥容器内,醋莪术密闭,置干燥处。防蛀。

三　棱

【处方用名】　三棱、炙三棱、醋三棱。

【来源】　本品为黑三棱科植物黑三棱 *Sparganium stoloniferum* Buch.–Ham. 的干燥块茎,冬季至次春采挖,洗净,削去外皮,晒干。

【炮制方法】

1. 三棱　取药材,除去杂质,大小分档,浸泡至六七成透时,捞出,闷润至透,切薄片,干燥。

2.醋三棱 取三棱片,加入定量的米醋拌匀,闷润至醋被吸尽,置炒制容器内,用文火加热,炒干,取出晾凉。

每100kg三棱片,用米醋20kg。

对三棱润切工艺(传统浸泡法、加压温浸法、加压冷浸法、减压温浸法、减压冷浸法)进行比较,结果表明,减压冷浸法从3个测定指标(挥发油、热浸出物及黄酮类含量)来看都优于传统法和其他3种方法,其中浸出物含量比传统浸泡法高40%~49%;而且该法浸泡时间缩短一半,可以防止霉变。因此,减压冷浸法可以作为三棱润切新方法推广应用。

【质量要求】

1.三棱 本品为类圆形或类三角形的薄片,表面灰黄色或黄白色,粗糙,有多数明显的细筋脉点,周边外皮灰棕色或灰棕褐色,可见残留须根或疣状突起的须根痕,质坚实。无臭,味淡,嚼之微有麻辣感。

三棱饮片水分不得过15.0%,总灰分不得过6.0%,醇溶性浸出物含量不得少于7.5%。

2.醋三棱 本品形如三棱,切面灰黄色或淡棕黄色,偶见焦斑,微有醋气。

醋三棱饮片水分不得过13.0%,总灰分不得过5.0%,醇溶性浸出物同生品。

【炮制作用】 三棱性味辛、苦,平。归肝、脾经。具有破血行气、消积止痛的功能。生品为血中气药,破血行气之力较强(体质虚弱者不宜使用),用于血滞经闭,产后瘀滞腹痛,癥瘕结聚,食积痰滞,脘腹胀痛,慢性肝炎或迁延性肝炎等症。如治疗食积痰滞的三棱煎(《选奇方》);治乳汁不下,可单味使用,如乳汁不下方(《外台》)。

醋炙品主入血分,增强破瘀散结,止痛的作用。用于瘀滞经闭腹痛,癥瘕结聚,心腹疼痛,胁下胀痛等症。如治瘀滞经闭的活血通经汤(《卫生宝鉴》);治癥瘕结聚的三棱丸(《医学切问》)。

【贮存】 贮干燥容器内,醋三棱密闭,置阴凉干燥处。防蛀。

郁 金

【处方用名】 郁金、醋郁金。

【来源】 本品为姜科植物温郁金 *Curcuma wenyujin* Y.H.Chen et C. ling、姜黄 *Curcuma longa* L.、广西莪术 *Curcuma kwangsiensis* S. G. Lee et C.F. Liang 或蓬莪术 *Curcuma phaeocaulis* Val. 的干燥块根。前两种分别习称"温郁金"和"黄丝郁金",其余按性状不同习称"桂郁金"或"绿丝郁金"。冬季茎叶枯萎后采挖,除去泥砂及细根,蒸或煮至透心,干燥。

【炮制方法】

1. 郁金 取原药材,除去杂质,洗净,润透,切薄片,干燥。筛去碎屑。

2. 醋郁金 取郁金片,加入定量米醋拌匀,闷润待醋被吸尽后,置炒制容器内,用文火加热,炒干,取出晾凉。筛去碎屑。

每 100kg 郁金片,用米醋 10kg。

【质量要求】

1. 郁金 本品为不规则的薄片,外表灰褐色或灰棕色,具不规则的纵皱纹,纵纹隆起处色较浅,表面灰棕色,角质样;内皮层环明显,质坚实。气微,味淡。

郁金饮片水分不得过 15.0%,总灰分不得过 9.0%。

2. 醋郁金 本品形如郁金片,呈暗黄色,略有醋气。

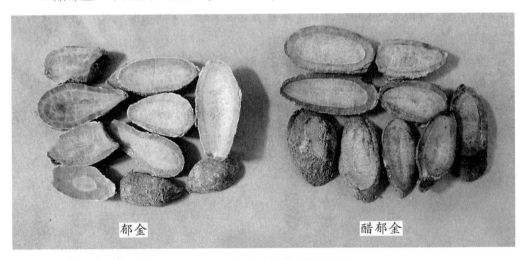

图 5-15 郁金炮制前后外观对照

【炮制作用】 郁金性味辛、苦,寒。归肝、心、肺经。具有行气化瘀,清心解郁,利胆退黄的功能。多生用,善疏肝行气以解郁,活血祛瘀以止痛。如治胸腹胁肋胀痛,常与丹参、柴胡、香附等同用;治心悬懊痛的郁金饮子(《圣惠方》);治癫痫或癫狂的白金丸(《医方考》)。

醋郁金能引药入血,增强疏肝止痛作用。如治一切厥心痛,小肠膀胱痛不可忍者之辰砂一粒金丹(《奇效》);治妇女经前腹痛的宣郁通经汤(《傅青主女科》)。

【贮存】 贮干燥容器内,醋郁金密闭,置阴凉干燥处。

乳 香

【处方用名】 乳香、炒乳香、炙乳香、醋乳香。

【来源】 本品为橄榄科卡氏乳香树 *Boswellia carterii* Birdw. 或鲍达乳香树 *Boswellia bhaw dajiana* Birdw.及野乳香树 *Boswellia neglecta* M.More 皮部渗出的干燥胶

树脂。春、夏两季均可采收。采收时将树干的皮部由下向上顺序切伤,使树脂从伤口渗出,数天后凝成块状即可采收。

【炮制方法】

1.乳香　取原药材,除去杂质,将大块者砸碎。

2.醋乳香　取净乳香,置炒制容器内,用文火加热,炒至冒烟,表面微熔,喷淋定量的米醋,边喷边炒至表面呈油亮光泽时,迅速取出,摊开放凉。

每100kg乳香,用米醋10kg。

3.炒乳香　取净乳香,置炒制容器内,用文火加热,炒至冒烟,表面熔化显油亮光泽时,迅速取出,摊开放凉。

【质量要求】

1.乳香　本品为不规格乳头状小颗粒或小团块状, 表面黄棕色, 半透明或不透明,稍有光泽,附有白色粉尘,质坚脆,有黏性。气香,味苦辛。

2.醋乳香　本品形如乳香颗粒或块,表面深黄色,显油亮,略有醋气。

3.炒乳香　本品形如乳香颗粒或块,表面油黄色,微透明,质坚脆,具特异香气。

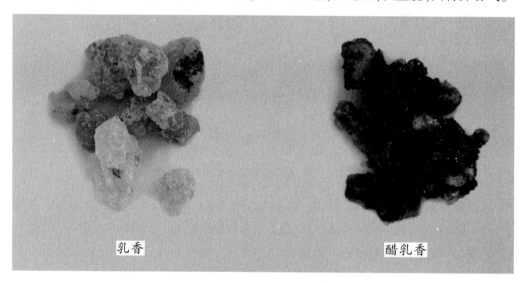

乳香　　　　　　　　　　醋乳香

图 5-16　乳香炮制前后外观对照

【炮制作用】　乳香性味辛、苦,温。归心、肝、脾经。具有活血止痛、消肿生肌的功能。生品气味辛烈,对胃的刺激较强,易引起呕吐,但活血消肿、止痛力强,多用于瘀血肿痛或外用。如治疗疮疡肿痛,溃破久不收口的乳香定痛散(《外科发挥》);治跌打损伤,局部肿痛的七厘散(《简易良方》)。

制后缓和刺激性,利于服用,便于粉碎。醋炙乳香还能增强活血止痛、收敛生肌的功效,并可矫臭矫味。如治心腹诸痛,以及一切痛证的乳香定痛丸(《沈氏尊生书》);治血滞经闭、产后腹痛、癥瘕腹痛的乌金丸(《北京市中药成方选集》)。

炒制后作用与醋制基本相同。如用于治产后瘀滞不净,攻刺心腹作痛,以乳香、没药配五灵脂、延胡索等同用(《李念先手集》)。

【贮存】 贮干燥容器内,密闭,置阴凉干燥通风处。防潮。

没 药

【处方用名】 没药、炒没药、炙没药、醋没药。

【来源】 本品为橄榄科植物没药树 *Commiphora myrrha* Engl. 或爱伦堡没药树 *Balsamodendron ehrenbergianum* Berg.的干燥胶树脂,多系野生,11月至次年2月间,将树刺伤,树脂由创口流出,在空气中渐渐变成红棕色硬块,采用时拣去杂质。

【炮制方法】

1. 没药 取原药材,除去杂质,砸成小块。

2. 醋没药 取净没药块,置炒制容器内,用文火加热,炒至冒烟,表面微熔,喷淋定量的米醋,边喷边炒至表面呈油亮光泽时,迅速取出,摊开放凉。

每100kg没药,用米醋10kg。

3. 炒没药 取净没药块,置炒制容器内,用文火加热,炒至冒烟,表面显油亮光泽时,迅速取出,摊开放凉。

【质量要求】

1. 没药 本品呈颗粒状或不规则碎片状,红棕色或黄棕色,表面粗糙,附有粉尘。质坚脆。气特殊,味苦而微辛。

2. 醋没药 本品形如没药颗粒或块,表面黑褐色或棕黑色,显油亮光泽,略有醋气。醋没药饮片酸不溶性灰分不得过8.0%,挥发油不得少于2.0%(ml/g)。

3. 炒没药 本品形如没药颗粒或块,表面黑褐色或棕黑色,有光泽,气微香。

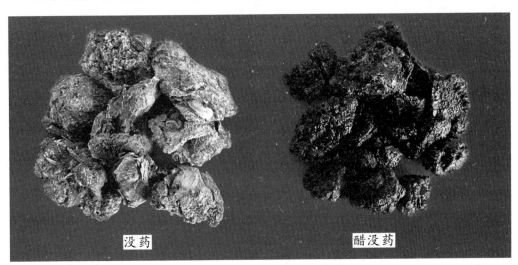

没药　　　　　　　醋没药

图5-17 没药炮制前后外观对照

【炮制作用】 没药性味苦、辛,平。归心、肝、脾经。具有活血止痛,消肿生肌的功能。生品气味浓烈,对胃有一定的刺激性,容易引起恶心,呕吐,故多外用。如治疗跌打损伤,骨折筋伤的七里散(《良方集腋》);但生品化瘀力强,也可内服,如治疗跌打损伤,筋骨受损,肿胀作痛的九分散(《急救应验良方》)。

醋炙品能增强活血止痛,收敛生肌的作用,缓和刺激性,便于服用,易于粉碎,并能矫臭矫味。如治妇人月水不通的没药丸(《圣惠方》)。

炒没药能缓和刺激性,便于服用,易于粉碎。如治疗、疮、无名肿毒的舌化丹及治痈疮毒的海乳散(《疡医大全》);治痈疽疮毒的海乳散(《疡医大全》)。

【贮存】 贮干燥容器内,密闭,置阴凉干燥通风处。防潮。

艾 叶

【处方用名】 艾叶、醋艾叶、醋艾叶炭、艾叶炭。

【来源】 本品为菊科植物艾 *Artemisia argyi* Levl.et Vant.的干燥叶。夏季花未开时采摘,除去杂质,晒干。

【炮制方法】

1. 艾叶 取原药材,除去杂质及梗,筛去灰屑。

2. 醋艾叶 取净艾叶,加入定量的米醋拌匀,闷润至醋被吸尽,置炒制容器内,用文火加热,炒干,取出晾凉。

每 100kg 艾叶,用米醋 15kg。

3. 艾叶炭 取净艾叶,置炒置容器内,用中火加热,炒至表面焦黑色,喷淋清水少许,灭尽火星,炒微干,取出,及时摊晾,凉透。

4. 醋艾叶炭 取净艾叶,置炒置容器内,用中火加热,炒至表面焦黑色,喷入定量米醋,灭尽火星,炒微干,取出,及时摊晾,凉透。

每 100kg 艾叶,用米醋 15kg。

艾叶炒炭或烘制,其中以180℃烘20分钟和200℃烘10分钟所得样品水煎液止血作用最明显。

【质量要求】

1. 艾叶 本品多皱缩、破碎。完整叶片呈卵状椭圆形,羽状深裂,裂片椭圆状披针形,边缘有不规则的粗锯齿,上表面灰绿色或深黄绿色,有稀疏的柔毛及白色腺点,下表面密生灰白色绒毛,质柔软。气清香,味苦。

艾叶饮片水分不得过 15.0%,总灰分不得过 12.0%,酸不溶性灰分不得过 3.0%,桉油精不得少于 0.050%

2. 醋艾叶 本品呈不规则碎片,表面微黑色,清香气淡,略有醋气。

3. 艾叶炭 本品呈不规则碎片,表面焦黑色,多卷曲,破碎。清香气淡。

4. 醋艾叶炭 本品呈不规则碎片,表面黑褐色。清香气淡,略有醋气。

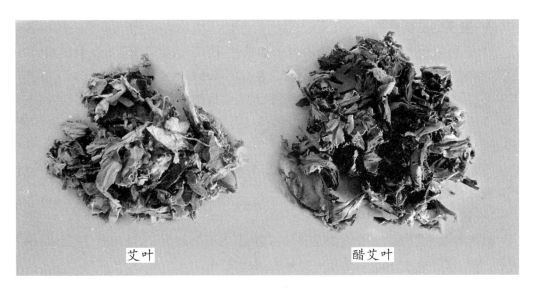

图 5-18　艾叶炮制前后外观对照

【炮制作用】　艾叶性味辛、苦、温；有小毒。归肝、脾、肾经。具有散寒止痛，温经止血的功能。生品性燥，祛寒燥湿力强，但对胃有刺激性，故多外用，或捣绒做成艾卷或艾柱。如治疗痈疽不合，疮口冷滞，以艾煎汤洗后，白胶熏之(《仁斋直指方》)；治湿疹瘙痒，单用或配雄黄、硫黄煎水外洗(《卫生易简方》)；治妊娠伤寒，汗下后血漏不止，胎气受损，用胶艾六合扬(《医垒元戎》)。

醋炙品温而不燥，并能缓和对胃的刺激性，增强逐寒止痛的作用。如治寒客胞宫的艾附暖宫丸(《古今医鉴》)；治宫寒不孕，或胎为外因所侵而致胎动不安的艾叶汤(《总录》)；治妇人血海虚冷的艾附丸(《杨氏家藏方》)；治妇人血虚火旺，血崩不止的胶艾四物汤(《古今医鉴》)。

艾叶炭，辛散之性大减，缓和对胃的刺激性，增强温经止血的作用。可用于崩漏下血，月经过多，或妊娠下血，治湿冷下痢脓血，腹痛，妇人下血的艾姜汤(《世医得效方》)。

醋炙艾叶炭，增强温经止血的作用。

【贮存】　贮干燥容器内，密闭，置阴凉干燥通风处。

第三节　盐炙法

盐炙法是将净选或切制后的药物，加入一定量食盐水溶液拌炒的一种炙法。

食盐性味咸寒，有清热凉血，软坚散结，润燥的作用。因此，盐炙法多用于补肾固精、疗疝、利尿和泻相火的药物。

> **盐炙的主要目的**

1. 引药下行,增强疗效 一般补肾药如杜仲、巴戟天、韭菜子等盐炙后能增强补肝肾的作用。小茴香、橘核、荔枝核等药,盐炙后可增强疗疝止痛的功效。车前子等药,盐炙后可增强泻热利尿的作用。益智仁等药,盐炙后则可增强缩小便和固精作用。

2. 增强滋阴降火作用 如知母、黄柏等药,用盐炙可起协同作用,增强滋阴降火、清热凉血的功效。

3. 缓和药物辛燥之性 如补骨脂、益智仁等药辛温而燥,容易伤阴,盐炙后可拮抗辛燥之性,并能增强补肾固精的功效。

> **盐炙的操作方法**

1. 先拌盐水后炒 将食盐加适量清水溶化,与药物拌匀,放置闷润,待盐水被吸尽后,置炒制容器内,用文火炒至一定程度,取出晾凉。

2. 先炒药后加盐水 先将药物置炒制容器内,用文火炒至一定程度,再喷淋盐水,炒干,取出晾凉。含黏液质较多的药物一般用此法。

盐的用量通常是每 100kg 药物,用食盐 2kg。

> **注意事项**

1. 加水溶化食盐时,一定要控制水量。水的用量应视药物的吸水情况而定,一般以食盐的 4~5 倍量为宜。若加水过多,则盐水不能被药吸尽,或者过湿不易炒干;水量过少,又不易与药物拌匀。

2. 含黏液质多的车前子、知母等药物,不宜先用盐水拌匀。因这类药物遇水容易发粘,盐水不易渗入,炒时又容易黏锅,所以需先将药物加热炒去部分水分,并使药物质地变疏松,再喷洒盐水,以利于盐水渗入。

3. 盐炙法火力宜小,采用第二种方法时更应控制火力。若火力过大,加入盐水后,水分迅速蒸发,食盐即黏附在锅上,达不到盐炙的目的。

知　母

【处方用名】　知母、肥知母、知母肉、炒知母、盐知母。

【来源】　本品为百合科植物知母 *Anemarrhena asphodeloides* Bge. 的干燥根茎。春、秋两季采挖,除去须根及泥砂,晒干,习称"毛知母"。除去外皮,晒干,习称"光知母"。

【炮制方法】

1. 知母　取原药材,除去毛状物及杂质,洗净,润透,切厚片,干燥,筛去毛屑。

2. 盐知母　取净知母片,置炒制容器内,用文火加热,炒至变色,喷淋盐水,炒干,取出晾凉。筛去碎屑。

每 100kg 知母片,用食盐 2kg。

【质量要求】

1.知母　本品为不规则类圆形厚片或条状片。表面黄白色。周边棕色(毛知母)或黄白色(知母肉)。质滋润。味微甜略苦,嚼之粘牙。

知母饮片水分不得过 12.0%,总灰分不得过 9.0%,酸不溶性灰分不得过 2.0%,芒果苷不得少于 0.50%,知母皂苷 BⅡ不得少于 3.0%。

2.盐知母　本品形如知母片,色黄,偶有焦斑,略具咸味。

盐知母饮片水分、总灰分、酸不溶性灰分同生品,芒果苷不得少于 0.40%,知母皂苷 BⅡ不得少于 2.0%。

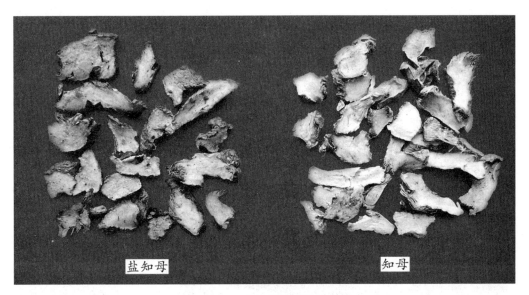

图 5-19　知母炮制前后外观对照

【炮制作用】　知母性味苦、甘、寒。归肺、胃、肾经。生品苦寒滑利,具有清热泻火,生津润燥的功能。泻肺、胃之火尤宜生用。多用于外感热病,高热烦渴,肺热燥咳,内热消渴,肠燥便秘。如治温病邪传气分,壮热烦渴,汗出恶热,脉洪大的白虎汤(《伤寒》);治肺家受燥,咳嗽气急的知母甘桔汤 (《症因脉治》);治阴虚消渴的玉液汤 (《参西录》)。

盐炙可引药下行,专于入肾,增强滋阴降火的作用,善清虚热。常用于肝肾阴亏,虚火上炎,骨蒸潮热,盗汗遗精。如治阴虚火旺,潮热盗汗,咳嗽咯血,耳鸣遗精的大补阴丸(《中国药典》);治梦泄滑精的斩梦丹(《普济方》)。

【贮存】　贮于干燥容器内,盐知母密闭,置通风干燥处。防潮。

【备注】　有的地区还用酒知母和麸炒知母。酒炒的目的是引药入血分和降低寒泄之性;麸炒的目的是缓和寒滑之性,适用于脾虚便溏而肺有燥热的患者。

泽 泻

【处方用名】 泽泻、淡泽泻、炒泽泻、盐泽泻。

【来源】 本品为泽泻科植物泽泻 *Alisma orientalis* (Sam.) Juzep.的干燥块茎。冬季茎叶开始枯萎时采挖,洗净,干燥,除去须根及粗皮。

【炮制方法】

1.泽泻 取原药材,除去杂质,大小个分开,稍浸,洗净,润透,切厚片,干燥。筛去碎屑。

2.盐泽泻 取净泽泻片,用盐水拌匀,闷润,待盐水被吸尽后,置炒制容器内,用文加热,炒至微黄色,取出晾凉。筛去碎屑。

每100kg泽泻片,用食盐2kg。

3.麸炒泽泻 燥湿和脾,降浊以升清。多用于脾虚泄泻。如治脾运不健,水湿泄泻的四苓散(《丹溪心法》)。

【质量要求】

1.泽泻 本品为圆形或椭圆形厚片。外表皮黄白色或淡黄棕色,可见细小突起的须根痕。切面黄白色,粉性,有多数细孔。气微,味微苦。

泽泻饮片水分不得过12.0%,总灰分不得过5.0%,醇溶性浸出物不得少于10.0%,23-乙酰泽泻醇B不得少于0.050%。

2.盐泽泻 本品形如泽泻片,表面淡黄棕色或黄褐色,偶见焦斑,味微咸。

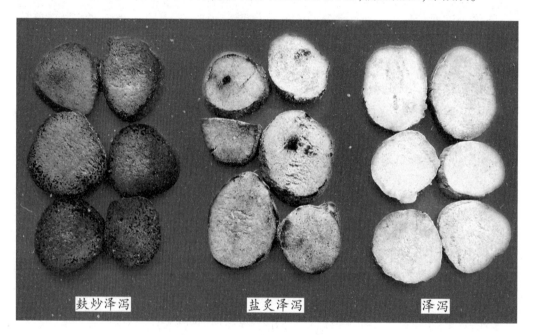

麸炒泽泻　　　盐炙泽泻　　　泽泻

图5-20　泽泻炮制前后外观对照

盐泽泻饮片水分不得过 13.0%,总灰分不得过 6.0%,醇溶性浸出物同生品,23-乙酰泽泻醇 B 不得少于 0.040%。

3. 麸炒泽泻　本品形如泽泻片。表面黄白,偶见焦斑,微有焦香气。

【炮制作用】　泽泻性味甘、淡,寒。归肾、膀胱经。具有利水泻热的功能。常用于小便不利,水肿,湿热黄疸,淋浊,湿热带下,如治水肿,小便不利的五苓散(《伤寒》);治疗湿热黄疸的茵陈五苓散(《金匮》)以及治疗湿热带下的止带散(《世补斋医书不谢方》)。

盐炙后引药下行,并增强泻热作用,利尿而不伤阴。用小剂量于补方中,可泻肾降浊,并防止补药之滋腻,可用于阴虚火旺,利水清热养阴,如治疗水热互结,小便不利,腰痛重者。

麸炒后寒性稍缓,长于渗湿和脾,降浊以升清。多用于脾虚泻泄,痰湿眩晕,如治疗脾虚久泻,痰饮眩晕等。

【贮存】　贮干燥容器内,密闭,置通风干燥处。防霉、防蛀。

小　茴　香

【处方用名】　小茴香、小茴、茴香、盐茴香。

【来源】　本品为伞形科植物茴香 *Foeniculum vulgare* Mill.的干燥成熟果实。秋季果实初熟时采摘,除去杂质,干燥。

【炮制方法】

1. 小茴香　取原药材,除去杂质及残梗。筛去灰屑。

2. 盐茴香　取净茴香,加盐水拌匀,略闷,待盐水被吸尽后,置炒制容器内,用文火炒至微黄色,有香气逸出时,取出晾凉。

每 100kg 小茴香,用食盐 2kg。

有报道提出采用盐水浸润烘干法或微炒法炮制。

【质量要求】

1. 小茴香　本品为背部隆起,并有 5 条纵棱的小果实。表面黄绿色或淡黄色,易分离成半瓣。有特殊香气,味辛微甜。

小茴香饮片水分不得过 10.0%,挥发油不得少于 1.5%(ml/g),反式茴香脑不得少于 1.4%。

2. 盐小茴香　本品形如小茴香,微鼓起,颜色加深,偶有焦斑,香气浓,略具咸味。

盐小茴香饮片总灰分不得过 12.0%,反式茴香脑不得少于 1.3%。

【炮制作用】　小茴香性味辛,温。归肝、肾、脾、胃经。具有理气和胃的功能。常用于胃寒呕吐,小腹冷痛,脘腹胀痛。如治脾元冷滑,久泄腹痛的大圣散(《博济方》);用于小腹冷癖的茴香丸(《杂病源流犀烛》)。

盐炙后辛散作用稍缓,专行下焦,长于温肾祛寒,疗疝止痛。常用于疝气疼痛,睾丸坠痛,肾虚腰痛。如治睾丸肿胀偏坠的香橘散(《张氏医通》);治下元虚冷,腰膝疼痛,消瘦无力的茴香子丸(《圣惠方》)。

有报道提出采用盐水浸润烘干法或微炒法炮制。

【贮存】 贮干燥容器内,密闭,置阴凉干燥处。防潮。

益 智 仁

【处方用名】 益智、益智仁、炒益智仁、盐益智仁。

【来源】 本品为姜科植物益智 *Alpinia oxyphylla* Miq.的干燥成熟果实。夏、秋间果实由绿变红时采收,晒干或低温干燥。

【炮制方法】

1. 益智仁 取原药材投入热砂中,用武火加热,炒至外壳鼓起并焦黄时取出,筛去砂,趁热碾破外壳,筛取子仁。

2. 盐益智仁 取净益智仁,加盐水拌匀,稍闷,待盐水被吸尽后,置炒制容器内,用文火加热,炒干至颜色加深为度,取出晾凉。

每 100kg 益智仁,用食盐 2kg。

【质量要求】

1. 益智仁 本品为集结成团的种子,呈椭圆形,为三瓣,中有隔膜。去壳碾压后多散成不规则的碎块或单粒种子,种子呈不规则的扁圆形。表面灰褐色或灰黄色,破开面呈乳白色。有特异香气,味辛微苦。

益智仁饮片挥发油不得少于 1.0%(ml/g)。

2. 盐益智仁 本品形如益智仁。表面褐色或棕褐色,略有咸味。

【炮制作用】 益智仁性味辛,温。归脾、肾经。具有温脾止泻的功能。生品摄涎唾力胜,常用于脾胃虚寒,腹痛吐泻,涎唾常流。如治伤寒阴盛,呕吐泄利的益智散(《局方》);治脾胃虚寒、不能固摄的摄涎秒方(《中药临床应用》)。

盐炙后辛燥之性减弱,专行下焦,长于温肾,固精,缩尿。常用于肾气虚寒的遗精,遗尿,尿频,白浊,寒疝疼痛。如治肾气虚寒致膀胱不约,小便频数或遗尿,即可单用本品与食盐同煎服,又可与山药、乌药等同用,如治小便频数,夜卧遗尿的缩泉丸(《浙江省药品标准》1983 年);治梦泄的三仙丸(《世医得效方》);治寒凝疝痛连小腹挛搐的益智仁散(《济生方》)。

【贮存】 贮干燥容器内,密闭,置通风干燥处。防潮。

橘 核

【处方用名】 橘核、炒橘核、盐橘核。

【来源】 本品为芸香科植物橘 *Citrus reticulata* Blanco 及其栽培变种的干燥成熟种子。果实成熟后收集,洗净,晒干。

【炮制方法】

1. 橘核 取原药材,除去杂质,洗净,干燥。用时捣碎。

2. 盐橘核 取净橘核,用盐水拌匀,闷润,待盐水被吸尽后,置炒制容器内,用文火加热,炒至微黄色并有香气逸出时,取出晾凉。用时捣碎。

每 100kg 橘核,用食盐 2kg。

【质量要求】

1. 橘核 本品略呈卵形,一端钝圆,一端长尖。表面淡黄色或灰白色。气微,味苦。

2. 盐橘核 本品形如橘核,表面色微黄,多有裂纹,略有咸味。

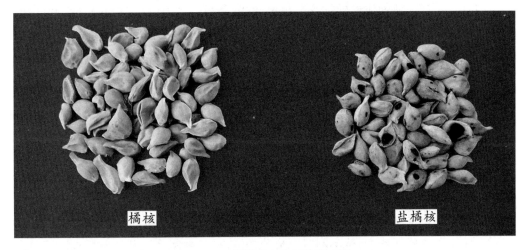

橘核　　　　　　　　　　　　　盐橘核

图 5-21 橘核炮制前后外观对照

【炮制作用】 橘核性味苦,平。归肝、肾经。具有理气散结,行气止痛的功能。可用于肝胃气痛,乳痈肿痛。如治乳痈初起未溃,可单用橘核粉末加黄酒煎,内服外敷,或与他药配伍共用。

盐制引药下行,走肾经,增加疗疝止痛功效。常用于疝气疼痛,睾丸肿痛。如治疝气,卵核肿胀,上引脐腹绞痛的橘核丸(《济生方》);治腰痛经久不瘥的立安散(《奇效良方》)。

【贮存】 贮干燥容器内,盐橘核密闭,置通风干燥处。防霉、防蛀。

杜　仲

【处方用名】　杜仲、川杜仲、炒杜仲、盐杜仲。

【来源】　本品为杜仲科植物杜仲 *Eucommia ulmoides* Oliv. 的干燥树皮。4~6月剥取,刮去粗皮,堆置"发汗"至内皮呈紫褐色,晒干。

【炮制方法】

1. 杜仲　取原药材,刮去粗皮,洗净,润透,切丝或块,干燥,筛去碎屑。

2. 盐杜仲　取杜仲丝或块,加盐水拌匀,稍闷,待盐水被吸尽后,置炒制容器内,用中火炒至颜色加深,有焦斑,丝易断时,取出晾凉。筛去碎屑。

每100kg杜仲块或丝,用食盐2kg。

【工艺研究】

(1)净制方面:杜仲未去粗皮块的煎出率比去粗皮块低30.86%,粗皮占药材的20%以上,故杜仲去粗皮入药是必要的。

(2)切制方面:杜仲切丝的饮片煎出率较块、条高得多。切制规格对总成分溶出的影响,并非简单的饮片面积变化,其中横丝煎出率和丁丝相比无明显差异(丁的面积小于纵丝面积),说明切制方向明显影响着杜仲总成分的溶出。杜仲切制规格对总成分的煎出率大小依次是横丝>纵丝>丁>条>带粗皮块。因此,杜仲以切制成0.5cm的横丝为好,有利于总成分的煎出。

(3)炮炙方面:①传统的炮制要求是断丝而不焦化。要做到断丝而不焦,古人一是炒煎锉碎,二是加液体辅料拌炒,三是"缓火"、"慢火"加热。因此,杜仲炒至断丝用文火比武火好,武火炒断丝表面须呈焦黑色,损耗率大;文火炒至表面深褐色即可断丝,损耗率小。②杜仲在武火条件下须炒成炭状才能达到断丝要求,在大生产中损耗很大。实验样品小量制备其收得率烘杜仲>炒杜仲>砂炒杜仲;其对应煎出率顺序大致相同。杜仲受热程度越大,越不利于总成分的溶出,三种制品达到断丝要求时其煎出率并不比生品高,炒杜仲和砂烫杜仲还低于生品。但杜仲某些生物活性,如对动物离体子宫的抑制作用,小白鼠翻正实验以及对人体血压的影响来看,其作用强度都优于生品。在几种炮制方法中,烘法工艺客观,易于控制,其工艺条件:在150℃、加热90分钟;100℃、4~6小时;145℃~155℃、1.5小时;160℃、30分钟等。③实验结果表明,加盐量与加盐方式对炮制品收率无明显影响,但对杜仲总成分的溶出量有明显的影响。加盐量为2%,加盐方式以先用盐水拌润再加热为好。

【质量要求】

1. 杜仲　本品呈小方块或丝状。外表淡棕色或灰褐色,粗糙,内表面暗紫色,光滑。易折断,断面有细密银白色富弹性的橡胶丝相连。气微,味略苦。

杜仲饮片醇溶性浸出物不得少于11.0%,松脂醇二葡萄糖苷含量不得少于0.10%。

2. 盐杜仲　颜色加深,有焦斑,银白色橡胶丝减少,弹性减弱,略有咸味。

盐杜仲饮片水分不得过 13.0%, 总灰分不得过 10.0%, 醇溶性浸出物不得少于 12.0%,松脂醇二葡萄糖苷含量同生品。

【炮制作用】　杜仲性味甘,温。归肝、肾经。具有补肝肾、强筋骨、安胎的功能。生杜仲较少应用,一般仅用于浸酒,如治卒腰痛的杜仲酒(《外台秘要》)。临床以制用为主,以保证和增强疗效。

盐炙引药入肾,直达下焦,温而不燥,增强补肝肾,强筋骨,安胎的作用。常用于肾虚腰痛,筋骨无力,妊娠漏血,胎动不安,和高血压症。如治疗肾虚腰痛,起坐不利,膝软乏力的青娥丸(《中国药典》);治肝肾亏虚,胎动不安的杜仲丸(《准绳》);治中风筋脉挛急,腰膝无力的杜仲饮(《圣济总录》);治高血压症的杜仲降压片(《中国药典》)。

【贮存】　贮干燥容器内,盐杜仲密闭,置通风干燥处。防霉。

补 骨 脂

【处方用名】　补骨脂、破故纸、盐补骨脂、盐骨脂。

【来源】　本品为豆科植物补骨脂 *Psoralea corylifolia* L.的干燥成熟果实。秋季果实成熟时采收果序,晒干,搓出果实,除去杂质。

【炮制方法】

1. 补骨脂 取原药材,除去杂质。

2. 盐补骨脂 取净补骨脂,加盐水拌匀,闷润,待盐水被吸尽后,置炒制容器内,用文火加热,炒至微鼓起,进裂并有香气逸出时,取出晾凉。

每 100kg 补骨脂,用盐 2kg。

【质量要求】

1. 补骨脂 本品为肾形略扁。表面黑褐色或灰褐色。质坚硬,种仁显油性。气特异,味辛微苦。

补骨脂饮片水分不得过 9.0%,总灰分不得过 8.0%,酸不溶性灰分不得过 2.0%,补骨脂素和异补骨脂素的总量不得少于 0.70%。

2. 盐补骨脂 本品形如补骨脂。表面黑色或黑褐色。微鼓起,气微香,略有咸味。

盐补骨脂饮片水分不得过 7.5%,总灰分不得过 8.5%,补骨脂素和异补骨脂素的总量同生品。

【炮制作用】　补骨脂性味辛、苦,温。归肾、脾经。具有温肾壮阳,除湿止痒的功能。多用于制备酊剂、散剂、注射液等,外用治银屑病,白癜风,扁平疣,斑秃。

盐炙并炒香,可引药入肾,增强温肾助阳,纳气,止泻的作用。用于阳痿遗精,遗尿尿频,腰膝冷痛,肾虚作喘,五更泄泻。如治肾虚封藏失职,精关不固之阳痿遗精的补骨脂散(《圣惠方》);治脾肾虚弱,全不进食的二神丸(《本事方》);治肾气虚冷,小便无度的破故纸丸(《杨氏家藏方》);治寒湿气滞,腰痛脚膝肿满的补骨脂散(《杨氏家藏方》);治肾虚喘嗽的胡桃故纸汤(《中药临床应用》);治脾肾虚寒,大便不实,五更泄泻的四神丸(《内科摘要》)。

【贮存】 贮干燥容器内,盐补骨脂密闭,置通风干燥处。防霉。

黄　柏

【处方用名】 黄柏、川黄柏、盐黄柏、酒黄柏、黄柏炭。

【来源】 本品为芸香科植物黄皮树 *Phellodendron Chinense* Schneid.或黄檗 *Phellodendron amurense* Rupr.的干燥树皮。前者习称"川黄柏",后者习称"关黄柏"。剥取树皮后,除去粗皮,晒干。

【炮制方法】

1.黄柏　取原药材,除去杂质,刮去残留的粗皮,洗净,润透,切丝或块,干燥,筛去碎屑。

2.盐黄柏　取黄柏丝或块,用盐水拌匀,稍闷,待盐水被吸尽后,置炒制容器内,用文火加热,炒干,取出晾凉,筛去碎屑。

每100kg黄柏丝或块,用食盐2kg。

3.酒黄柏　取黄柏丝或块,用黄酒拌匀,稍闷,待酒被吸尽后,置炒制容器内,用文火加热,炒干,取出晾凉。筛去碎屑。

每100kg黄柏丝或块,用黄酒10kg。

4.黄柏炭　取黄柏丝或块,置炒制容器内,用武文加热,炒至表面焦黑色,内部深褐色,喷淋少许清水灭尽火星,取出晾干。筛去碎屑。

黄柏在切制前,水处理时要掌握好"水头",若吸水过多,容易发黏,不易切片。

【工艺研究】

以黄柏的小檗碱含量和浸出物为指标,比较烘制与炒制工艺。盐黄柏、酒黄柏在烘箱中用搅拌器翻动搅拌80~70次/分钟,160℃加热10分钟;黄柏炭搅拌次数相同,230℃加热25分钟。结果表明,用烘法和炒法炮制的盐黄柏、酒黄柏小檗碱含量基本上无差异;水浸出物含量烘制品略低于炒制品,但无明显差异。黄柏炭小檗碱含量烘制品则仅为炒制品的1/2;但水浸出物两者无明显差异。

【质量要求】

1.黄柏　本品为微卷曲的丝或小方块。表面黄褐色或黄棕色,切面鲜黄色。体轻,质脆,易折断。气微,味苦。

黄柏饮片水分不得过12.0%,总灰分不得过8.0%,小檗碱以盐酸小檗碱计不得少于3.0%,黄柏碱以盐酸黄柏碱计不得少于0.34%。

2.盐黄柏　本品形如黄柏丝,表面深黄色,有少量焦斑,味苦微咸。

盐黄柏饮片水分、总灰分、小檗碱含量、黄柏碱含量同生品。

3.酒黄柏 本品形如黄柏丝,表面深黄色,有少量焦斑,略具酒气,味苦。

4.黄柏炭 本品形如黄柏丝,表面焦黑色,内部深褐色。体轻,质脆,易折断。味苦涩。

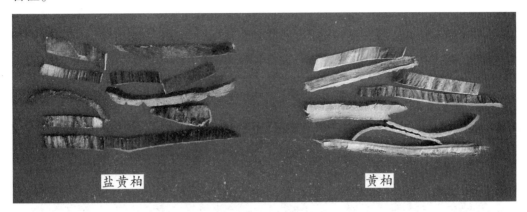

图 5-22 黄柏炮制前后外观对照

【炮制作用】 黄柏性味苦,寒。归肾、膀胱经。具有泻火解毒和清热燥湿的功能。多用于湿热泻痢,黄疸,热淋,足膝肿痛,疮疡肿毒,湿疹,烫火伤等。如治湿热痢疾的白头翁汤(《伤寒》);治伤寒身黄,发热的栀子柏皮汤(《伤寒》);治疮疡疔毒的黄连解毒汤(《外台》);治烫伤火伤的黄柏散(《世医得效方》)。

盐炙可引药入肾,缓和苦燥之性,增强滋肾阴,泻相火、退虚热的作用。多用于阴虚发热,骨蒸劳热,盗汗,遗精,足膝萎软,咳嗽咯血等。如治婴童肾经火盛,阴硬不软的泄肾丸(《婴童百问》);治阴虚骨蒸,盗汗,遗精的大补阴丸(《中国药典》)。

酒炙后可降低苦寒之性,免伤脾阳,并借酒升腾之力,引药上行,清血分湿热。用于热壅上焦诸证及热在血分。如治目赤、咽喉肿痛、口舌生疮的上清丸(《北京中成药选编》);治不渴而小便闭,热在下焦血分的通关丸(《兰室秘藏》)。

黄柏炭清湿热之中兼具涩性,多用于便血、崩漏下血。如治月经过多或崩中漏下,治肠下血而兼有热象者,常配伍他药共用。

【贮存】 贮干燥容器内,炮制品密闭,置通风干燥处。防潮。

沙 苑 子

【处方用名】 沙苑子、沙苑蒺藜、潼蒺藜、盐沙苑子。

【来源】 本品为豆科植物扁茎黄芪 *Astragalus complanatus* R.Br.的干燥成熟种子。

【炮制方法】

1.沙苑子 取原药材,除去杂质,洗净,干燥。

2.盐沙苑子 取净沙苑子,加盐水拌匀,稍闷,待盐水被吸尽后,置炒制容器内,用文火加热,炒干,取出晾凉。

每100kg沙苑子,用食盐2kg。

【质量要求】

1.沙苑子　本品为肾形而略扁。表面绿褐色或灰褐色,光滑,脐部微向内凹陷。质坚硬,味淡,嚼之有豆腥气。

沙苑子因饮片水分不得过13.0%,总灰分不得过5.0%,酸不溶性灰分不得过2.0%,沙苑子苷不得少于0.060%。

2.盐沙苑子　本品形如沙苑子,表面鼓起,深褐绿色或深灰褐色。气微,味微咸,嚼之有豆腥气。

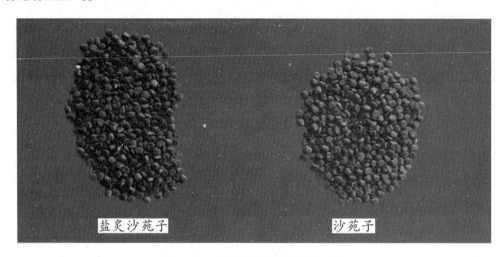

盐炙沙苑子　　　　沙苑子

图5-23　沙苑子炮制前后外观对照

【炮制作用】　沙苑子性味甘,温。归肝、肾经。具有益肝,明目的功能。生品缩尿力强,多用于肝虚目昏,尿频,遗尿,如用本品与茺蔚子、青葙子,共研末内服,治目暗不明(《吉林中草药》);再如治翳障的补肾明目散(《中药临床应用》)。

盐沙苑子药性更为平和,能平补阴阳,并可引药入肾,增强补肾固精的作用。多用于肾虚腰痛,梦遗滑精,白浊带下。如治肾气虚衰,腰痛滑精的三肾丸(《中药成药制剂手册》);治肝肾不足,腰膝酸软的沙苑子冲剂(《陕西省药品标准》1983年);治肾虚精关不固,遗精滑泄的金锁固精丸(《医方集解》)。

【贮存】　贮干燥容器内,盐沙苑子密闭,置通风干燥处。

荔　枝　核

【处方用名】　荔枝核、盐荔枝核。

【来源】　本品为无患子科植物荔枝 *Litchi chinensis* Sonn.的干燥成熟种子。夏季采摘成熟果实,除去果皮及肉质假种皮,洗净,晒干。

【炮制方法】

1.荔枝核　取原药材,除去杂质,洗净,干燥。用时捣碎。

2.盐荔枝核　取净荔枝核,轧碎,加盐水拌匀,闷润,待盐水被吸尽后,置炒制容器内,用文火加热,炒干,取出晾凉。

每 100kg 荔枝核,用食盐 2kg。

【质量要求】

1.荔枝核　本品为长圆形或略扁。表面红棕色至紫棕色,有光泽,质坚硬,味微甘苦而涩。

2.盐荔枝核　本品形如荔枝核,无光泽,色泽略深,质硬,味微咸而涩。

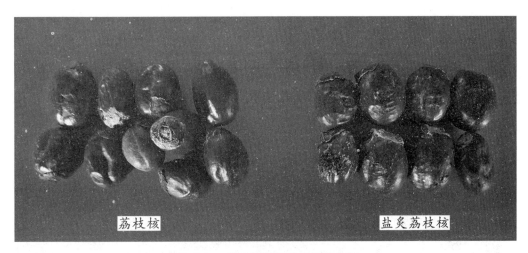

图 5-24　荔枝核炮制前后外观对照

【炮制作用】　荔枝核性味甘、微苦,温。归肝、肾经。具有行气散结,祛寒止痛的功能。用于气滞寒凝,胃脘疼痛,寒疝疼痛。如用于心腹胃脘久痛,屡触屡发的荔香散(《景岳》);治疝气上冲,手足厥冷的硫荔丸(《医学入门》)。

盐炙引药入肾,增强疗疝止痛的作用。如治疝痛、睾丸肿痛的疝气内消丸(《中药成药制剂手册》)。

【贮存】　贮干燥容器内,盐荔枝核密闭,置通风干燥处。防蛀。

【备注】　部分地区用荔枝核炭,古代多用此炮制品治气滞血瘀的经前腹痛或产后腹痛。如治妇人血气刺痛的蠲痛散(《妇人良方》)。

车 前 子

【处方用名】　车前子、车前仁、盐车前子、炒车前子。

【来源】　本品为车前科植物车前 *Plantago asiatica* L. 或平车前 *Plantago depressa* Willd.的干燥成熟种子。夏、秋两季种子成熟时采收果穗,晒干,搓出种子,除去杂质。

【炮制方法】

1. 车前子　取原药材,除去杂质,筛去灰屑。

2. 炒车前子　取净车前子,置炒制容器内,用文火加热,炒至略有爆声,并有香气逸出时,取出晾凉。

3. 盐车前子　取净车前子,置炒制容器内,用文火加热,炒至略有爆声时,喷淋盐水,炒干,取出晾凉。

每 100kg 车前子,用食盐 2kg。

据报道,车前子炮制后,黄酮类成分无质的变化,但含量有差异,炒车前子含量较高,盐车前子次之,生品较低。即清炒和盐炙可提高黄酮类成分含量。

【质量要求】

1. 车前子　为椭圆形,不规则长圆形或三角状长圆形而扁的细小种子。表面呈黑褐色或黄棕色,遇水有黏滑感。气微,味淡。

车前子饮片水分不得过 12.0%,总会分不得过 6.0%,酸不溶性灰分不得过 2.0%,膨胀度应不低于 4.0,京尼平苷酸不得少于 0.50%,毛蕊花糖苷不得少于 0.40%。

2. 炒车前子　本品形如车前子,表面黑褐色或黄棕色,有香气。

3. 盐车前子　黑褐色或黄棕色,气微香,味微咸。

盐车前子饮片水分不得过 10.0%,总会分不得过 9.0%,酸不溶性灰分不得过3.0%,膨胀度应不低于 3.0,京尼平苷酸不得少于 0.40%,毛蕊花糖苷不得少于 0.30%。

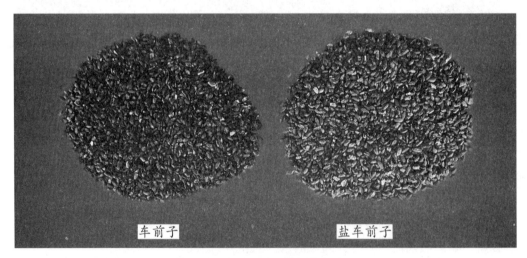

图 5-25　车前子炮制前后外观对照

【炮制作用】　车前子性味甘,微寒。归肝、肾、肺、小肠经。具有清热利尿,渗湿通淋,清肺化痰,清肝明目的功能。常用于水肿胀满,热淋涩痛,暑湿泄泻,痰热咳嗽,肝火目赤。如治水臌,周身肿胀,按之如泥的决流汤(《石室秘录》);治诸淋小便痛不可忍的车前子散(《直指方》);治疗胆黄的车前子散(《圣惠方》);治小儿伏暑吐泻的车前子散(《杨氏家藏方》)。

炒车前子寒性稍减,并能提高煎出效果,作用与生品相似,长于渗湿止泻,祛痰止咳。多用于湿浊泄泻,可单用,如《卫生简易方》)中以炒车前子为末,米饮调下治水泻不止,也可配伍白术同用。现以炒车前子制备注射液,用治颞关节混乱证及习惯性颞下颌关节脱位(《中国医院药学杂志》1989年第2期)。

盐车前子泻热利尿而不伤阴,并引药下行,增强在肾经的作用。用于肾虚脚肿,眼目昏暗,虚劳梦泄。如治肝肾俱虚,眼昏目暗的驻景丸(《圣惠方》);治虚劳梦泄的立效鹿角散(《圣惠方》)。

【贮存】 贮干燥容器内,盐车前子密闭,置通风干燥处。防潮。

砂 仁

【处方用名】 砂仁、缩砂仁、阳春砂、盐砂仁。

【来源】 本品为姜科植物阳春砂 *Amomum villosum* Lour.、绿壳砂 *Amomum villosum Lour.var.xanthioides* T.L.Wu et Senjen 或海南砂 *Amomum longiligulare* T.L.Wu 的干燥成熟果实。夏、秋间果实成熟时采收,晒干或低温干燥。

【炮制方法】

1.砂仁 取原药材,除去杂质。用时捣碎。

2.盐砂仁 取净砂仁,加盐水拌匀,稍闷,待盐水被吸尽后,置炒制容器内,用文火加热炒干,取出晾凉。

每100kg砂仁,用食盐2kg。

【质量要求】

1.砂仁 阳春砂和绿壳砂为椭圆形或卵圆形,有不明显的三棱。表面棕褐色,密生刺状突起。种子为不规则的多面体,表面棕红色或暗褐色。气芳香浓烈,味辛凉微苦。

海南砂 为长椭圆形或卵圆形,有明显三棱,表面被片状、分枝软刺。气味稍淡。

2.盐砂仁 本品形如砂仁,颜色加深,辛香气略减,味微咸。

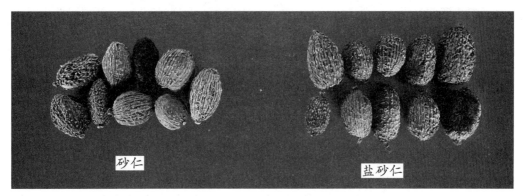

图 5-26 砂仁炮制前后外观对照

【炮制作用】 砂仁性味辛,温。归脾、胃、肾经。生品辛香,具有化湿开胃,温脾止泻,理气安胎的功能。临床常生用于湿浊中阻,脘痞不饥,脾胃虚寒,呕吐泄泻,妊娠恶阻。如治脾胃虚弱、湿滞中阻的香砂六君子汤(《集解》);治疗脾胃虚弱的参苓白术散(《局方》);治胸膈噎闷,心腹冷痛的缩砂丸(《局方》);治妊娠胃虚气逆,呕吐不食的缩砂散(《济生方》)。

盐砂仁辛燥之性略减,温而不燥,并能引药下行,增强温中暖肾,理气安胎作用。可用于霍乱转筋,胎动不安。如治霍乱单用砂仁末入食盐泡服(《本草述》);亦可与藿香、陈皮等配伍治霍乱转筋,呕吐泻泄;又如治妊娠胎动不安的铁罩散(《朱氏集验方》)。

【贮存】 贮干燥容器内,密闭,置阴凉干燥处。

菟 丝 子

【处方用名】 菟丝子、吐丝子、炒菟丝子、盐菟丝子、酒菟丝子饼。

【来源】 本品为旋花科植物菟丝子 *Cuscuta chinensis* Lam.的干燥成熟种子。秋季果时成熟时采收植株,晒干,打下种子,除去杂质。

【炮制方法】

1.菟丝子 取原药材,除去杂质,淘净,干燥。

2.盐菟丝子 取净菟丝子,加盐水拌匀,闷润,待盐水被吸尽后,置炒制容器内,用文火加热,炒至略鼓起,微有爆裂声,并有香气逸出时,取出晾凉。

每100kg菟丝子,用食盐2kg。

3.酒菟丝子饼 取净菟丝子,加适量水煮至开裂,不断搅拌,待水液被吸尽,全部显粘丝稠粥状时,加入黄酒和白面拌匀,取出,压成饼,切成约1cm小方块,干燥。

每100kg菟丝子,用黄酒15kg,白面15kg。

4.炒菟丝子 取菟丝子,置炒制容器内,用文火加热,炒至微黄色,有爆裂声,取出晾凉。

【工艺研究】

(1)净选:菟丝子经淘洗后平均得率为82.4%,泥砂杂质达17.6%,故菟丝子配方前必须除去杂质,洗净,干燥。

(2)吐丝率:实验结果表明,用水煮120分钟吐丝率为20%,煮240分钟吐丝率为40%,煮360分钟吐丝率为70%;直接高压蒸煮(未浸)45分钟吐丝率为85%,浸润后高压蒸者(先润24小时)45分钟吐丝率为98%。故以先浸润再高压蒸煮的方法为佳。

(3)方法:菟丝子因质地坚硬,制饼的目的是利于煎出有效成分或入丸散剂时易于粉碎。古人制饼是指捣碎后,在容器中自然形成饼状,若加面制饼,则有失原意。特别是夏秋季节,易于酸败生霉,不仅影响疗效,而且对人体有害。认为较恰当的方法是淘洗干净后的菟丝子用酒浸一夜(淹过药面为度),次日加入适量水,煮至开裂,煮时不断搅拌,待水被吸干后,干燥备用。也可用少许水或酒浸后晾制饼或者用适量水煮爆后,晾干制饼。但用水煮时要控制水量,否则,大部分成分流失。

【质量要求】

1.菟丝子 为类圆球形小颗粒。表面灰棕色或黄棕色。无臭,味淡。

菟丝子饮片水分不得过 10.0%,总灰分不得过 10.0%,酸不溶性灰分不得过4.0%,金丝桃苷不得少于 0.10%。

2.盐菟丝子 本品形如菟丝子,表面黄褐色或棕褐色,可见裂口,味微咸。

盐菟丝子饮片水分、总灰分、酸不溶性灰分、金丝桃苷含量同生品。

3.酒菟丝饼 本品为小方块状,表面灰棕色或黄棕色,微有酒气。

4.炒菟丝子 本品形如菟丝子,黄棕色,可见裂口,气微香,味淡。

【炮制作用】 菟丝子性味甘,温。归肝、肾经。具有益肾固精,安胎,养肝明目,止泻的功能。多用于煎剂和酊剂中。如治肾中水火两损,阳事不刚,易于走泄的菟丝地黄汤(《辩证录》);治阴虚阳盛,四肢发热,逢风如炙如火的菟丝子煎(《鸡峰普济方》);治白癜风的菟丝子酊(《青岛中草药手册》)。

菟丝子偏温,补阳胜于补阴。盐制后不温不寒,平补阴阳,并能引药归肾,增强补肾固精安胎作用。用于阳痿,滑精,遗尿,带下,胎气不固,消渴。如治肾经虚损,溺有余沥,梦寐频泻的茯菟丸(《局方》);治滑胎或白带,不孕症的补肾固冲丸(《妇产科学》)。

酒制可增加温肾壮阳固精的作用,并提高煎出效果和便于粉碎,为临床较常用的炮制品。用于腰膝酸软,目昏耳鸣,肾虚胎漏,脾肾虚泄,消渴,遗精,白浊。如治肾气亏损的内补鹿茸丸(《宝鉴》);治丈夫腰膝冷痛或顽麻无力的固阳丹(《经验后方》);治肝肾俱虚,眼常昏暗的驻景丸(《圣惠方》);治消渴、遗精、白浊的玄菟丹(《三因方》)。

炒菟丝子其功用与生品相似,但炒后可提高煎出效果,便于粉碎,利于制剂,多入丸散。如治肾虚腰痛,尿后余沥,遗精早泄,阳痿不育的五子衍宗丸(《中国药典》);治滑胎的寿胎丸(《参西录》)。

【贮存】 贮干燥容器内,炮制品密闭,置通风干燥处。

八角茴香

【处方用名】 八角茴香、茴香、大茴香、大八角、盐八角茴香。

【来源】 本品为木兰科植物八角茴香 *Lllicium verum* Hook.f. 的干燥成熟果实。秋、冬两季果实由绿变黄时采摘,置沸水中略烫后干燥或直接干燥。

【炮制方法】

1.八角茴香 取原药材,除去杂质,筛去灰屑,用时捣碎。

2.盐八角茴香　取净八角茴香,加盐水拌匀,闷润,待盐水被吸尽后,置炒制容器内,用文火加热,炒干,取出晾凉,用时捣碎。

每100kg八角茴香,用食盐2kg。

【质量要求】

1.八角茴香　本品为车轮形的蓇葖果,由8瓣聚合而成,各瓣均向上开口或不开口,呈小艇形,外表红棕色,顶端呈鸟喙状,质坚脆,种子胚乳白色,富油性,味辛甜。

2.盐八角茴香　本品形如八角茴香,表面颜色加深,略带咸味。

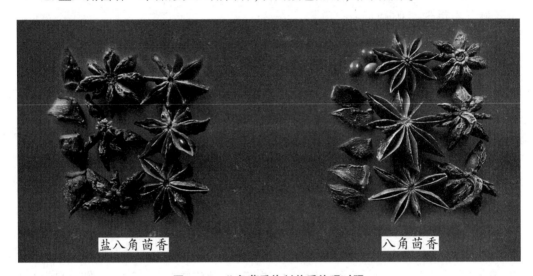

图5-27　八角茴香炮制前后外观对照

【炮制作用】　八角茴香性味辛、温。归肝、肾、脾、胃经。临床常用生品。具有温阳散寒,理气止痛的功能。用于胃寒呕吐,脘腹冷痛,寒疝腹痛。如治小腹冷癖的茴香丸(《杂病源流犀烛》);治肾冷疝气,偏坠急痛的茴香雀酒(《直指方》)。

盐制品能引药下行,长于温暖肝肾,理气止痛。多用于肾虚腰痛,疝气疼痛,寒湿脚气。如用本品为末,食前酒服,治腰重刺胀(《直指方》);如治疗疝气疼痛的茴香丸(《疡医大全》);治膀胱气肿硬,上下不定及腰膝气滞疼痛的茴香散(《医方类局》);治风毒湿气,攻疰成疮,行步无力的茴香丸(《脚气治法总要》)。

【贮存】　贮干燥容器内,密闭,置阴凉干燥处。

韭 菜 子

【处方用名】　韭菜子、韭子、盐韭菜子、盐韭子。

【来源】　本品为百合科植物韭菜 *Allium tuberosum* Rottl.的干燥成熟种子。秋季果实成熟时采收果序,晒干,搓出种子,除去杂质。

【炮制方法】

1. 韭菜子 取原药材,除去杂质。用时捣碎。

2. 炒韭菜子 取净韭菜子,置炒制容器内,文火加热,翻炒至有香气溢出,取出放凉。

3. 盐韭菜子 取净韭菜子,加盐水闷润,待盐水被吸尽后,置炒制容器内,用文火加热,炒至有香气,取出晾凉。

每 100kg 韭菜子,用食盐 2kg。

【质量要求】

1. 韭菜子 本品呈半圆形或半卵圆形,略扁。表面黑色,质硬,气特异,味微辛,

2. 炒韭菜子 本品形如韭菜子,表面黑色,有香气,味微辛。

3. 盐韭菜子 本品形如韭菜子,表面色泽加深,有香气,味咸微辛。

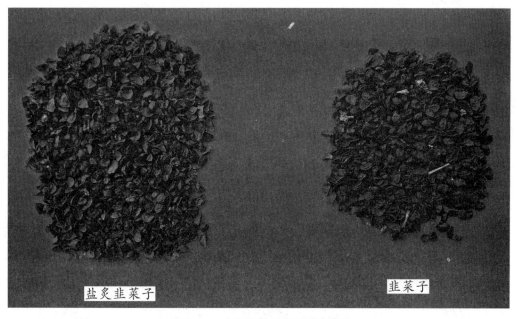

盐炙韭菜子　韭菜子

图 5-28 韭菜子炮制前后外观对照

【炮制作用】 韭菜子性味辛、甘,温。归肝,肾经。生品较少应用。

炒后气香,增强其辛温散寒作用,其性偏燥,用于肾虚而兼寒湿的腰膝酸软冷痛,小便频数,白带过多。可单用为末内服或与补肾阳药合用,对胃寒呕吐,呃逆也有效。

盐制可引药下行,增强补肾固精作用。用于阳痿遗精,遗尿尿频,白浊带下。如与补骨脂、益智仁等同用,治肾与膀胱虚冷,小便频数(《魏氏家藏方》)。

【贮存】 贮干燥容器内,密闭,置通风干燥处。

第四节 姜炙法

姜炙法是将净选或切制后的药物,加入定量姜汁拌炒的一种方法。

生姜辛温,能温中止呕,化痰止咳。故姜炙法多用于祛痰止咳、降逆止呕的药物。

➤ **姜炙的目的**

1. 制其寒性,增强和胃止呕作用 如黄连姜炙可制其过于苦寒之性,免伤脾阳,并增强止呕作用。姜炙竹茹则可增强降逆止呕的功效。

2. 缓和副作用,增强疗效 如厚朴对咽喉有一定的刺激性,姜炙可缓和其刺激性,并增强温中化湿除胀的功效。

➤ **姜炙的操作方法**

将药物与一定量的姜汁拌匀,放置闷润,使姜汁逐渐深入药物内部。然后置炒制容器内,用文火炒至一定程度,取出晾凉。或者将药物与姜汁拌匀,待姜汁被吸尽后,进行干燥。

【附】姜汤煮:将鲜姜切片煎汤,加入药物煮 2 小时,待姜汁基本被吸尽,取出,进行切片,干燥。

生姜的用量一般为每 100kg 药物,用生姜 10kg。若无生姜,可用干姜煎汁,用量为生姜的三分之一。

➤ **姜汁的制备方法**

1. 榨汁 将生姜洗净切碎,置适宜容器内捣烂,加适量水,压榨取汁,残渣再加水共捣,再压榨取汁,如此反复 2~3 次,合并姜汁,备用。

2. 煮汁 取净生姜片,置锅内,加适量水煮,过滤,残渣再加水煮,又过滤,合并两次滤液,适当浓缩,取出备用。

➤ **注意事项**

1. 制备姜汁时,水的用量不宜过多,一般以最后所得姜汁与生姜的比例为 1:1 较适宜。

2. 药物与姜汁拌匀后,需充分闷润,待姜汁完全被吸尽后,再用文火炒干,否则,达不到姜炙的目的。

厚 朴

【处方用名】 厚朴、川厚朴、姜厚朴。

【来源】 本品为木兰科植物厚朴 *Magnolia officinalis* Rehd.et Wils. 或凹叶厚朴 *Magnolia officinalis* Rehd.et wils.var.biloba Rehd.et Wils.的干燥干皮、根皮及枝皮。4~6

月剥取根皮及枝皮直接阴干,干皮置沸水中微烫后,堆置阴湿处"发汗"致内表面变紫褐色或棕褐色时,再蒸软,取出,卷成筒状,干燥。

【炮制方法】

1.厚朴 取原药材,刮去粗皮,洗净,润透,切丝,干燥,筛去碎屑。

2.姜厚朴 取厚朴丝,加姜汁拌匀,闷润,待姜汁被吸尽后,置炒制容器内,用文火加热,炒干,取出晾凉。或者取生姜切片,加水煮汤,另取刮净粗皮的药材,扎成捆,置姜汤中,反复浇淋,并用微火加热共煮,至姜液被吸尽时取出,切丝,干燥。筛去碎屑。

每 100kg 厚朴,用生姜 10kg。

【工艺研究】

同株厚朴的树皮,经产地加工中煮、"发汗"和蒸的过程中,有效成分厚朴酚及和厚朴酚含量比未经产地加工品稍高;去粗皮比未去粗皮的稍高。厚朴粗皮中基本不含厚朴酚与和厚朴酚,净制中要求去除粗皮是合理的。

【质量要求】

1.厚朴 本品为丝条状。表面灰褐色或灰黄色。内表面紫棕色或紫褐色,较平滑,切面颗粒性。气香,味辛辣微苦。

厚朴饮片水分不得过 10.0%,总灰分不得过 5.0%,酸不溶性灰分不得过 3.0%,厚朴酚与和厚朴酚的总量不得少于 2.0%。

2.姜厚朴 色泽加深,略具姜的辛辣气味。

姜厚朴饮片水分、总灰分、酸不溶性灰分含量同生品,厚朴酚与和厚朴酚的总量不得少于 1.6%。

【炮制作用】 厚朴性味苦、辛,温。归脾、胃、肺、大肠经。具有燥湿消痰,下气除满的功能。生品辛味峻烈,对咽喉有刺激性,故一般内服都不生用。

姜制后可消除对咽喉的刺激性,并可增强宽中和胃的功效。多用于湿阻气滞,脘腹胀满或呕吐泻痢,积滞便秘,痰饮喘咳,梅核气。如治湿滞脾胃的平胃散(《局方》);治积滞便秘、腹中胀闷的厚朴三物汤(《金匮要略》)。

【贮存】 贮干燥容器内,密闭,置阴凉干燥处。

竹 茹

【处方用名】 竹茹、淡竹茹、姜竹茹。

【来源】 本品为禾本科植物青秆竹 *Bambusa tuldoides* Munro、大头典竹 *Sinocalamus beecheganus*(Munro)McClure var.Pubescens P.F.Li 或淡竹 *Phyllostachys nigra*(Lodd.)Munro var henonis (Mitf.)Stapf es Rendle 的茎秆的干燥中间层。全年均可采制,以冬至采伐当年新竹为宜。取新鲜茎,刮取外皮,将稍带绿色的中间层刮成细丝条,阴干。

【炮制方法】

1. 竹茹　取原药材,除去杂质和硬皮,切段或揉成小团。

2. 姜竹茹　取竹茹段或团,加姜汁拌匀,稍润,待姜汁被吸尽后,置炒制容器内,用文火加热,如烙饼法将两面烙至微黄色,取出晾凉。

每100kg竹茹,用生姜10kg。

【质量要求】

1. 竹茹　本品为弯曲丝条状小段或小团,呈浅绿色或黄绿色,质柔软而轻松,有弹性,气微,味淡。

竹茹饮片水分不得过7.0%,水溶性浸出物不得少于4.0%。

2. 姜竹茹　本品形如竹茹,表面黄色,有少许焦斑,微有姜的气味。

【炮制作用】　竹茹性味甘,微寒。归肺、胃经。具有清热化痰、除烦的功能。多用于痰热咳嗽或痰火内扰,心烦不安。如可用本品单味煎服,治肺热咳嗽,咳吐黄痰(《上海常用中药》)。也可与黄芩、瓜蒌等合用,以增加清热化痰作用。又如治胆虚,痰热内扰所致之虚烦不眠或惊悸不宁、癫痫等证的温胆汤(《三因》);治产后虚烦头痛,心中闷乱不解的淡竹茹汤(《千金要方》)。

姜制后能增加降逆止呕的功效,多用于呕哕、呃逆。如治疗妊娠恶阻而偏热的芩连半夏竹茹汤(《中医妇科治疗学》);治疗胃虚有热,呃逆的橘皮竹茹汤(《金匮要略》)。

【贮存】　贮干燥容器内,姜竹茹密闭,置阴凉干燥处。

【备注】　竹茹姜炙后易变色,不易贮存,故以临用时制备为宜。

草　果

【处方用名】　草果、草果仁、炒草果、姜草果。

【来源】　本品为姜科植物草果 *Amomum tsao-ko* Crevost et Lemaire 的干燥成熟果实。秋季果实成熟时采收,除去杂质,晒干或低温干燥。

【炮制方法】

1. 草果仁　取原药材,除去杂质,用武火加热,炒至焦黄色并鼓起,取出稍凉,去壳取仁。用时捣碎。

2. 姜草果　取净草果仁,加姜汁拌匀,稍闷,待姜汁被吸尽后,置炒制容器内,用文火加热,炒至深黄色,取出晾凉。用时捣碎。

每100kg草果仁,用生姜10kg。

【质量要求】

1. 草果仁　本品为不规则的多角形颗粒。表面红棕色,偶附有淡黄色薄膜状的假种皮。质坚硬。具有特异香气,味辛辣微苦。

草果仁饮片水分不得过 10.0%,总灰分不得过 6.0%,挥发油不得过 1.0%(ml/g)。

2.姜草果仁 本品形如草果仁,呈棕褐色,略有焦斑,味辛辣、微苦。

姜草果仁饮片水分、总灰分同生品,挥发油不得过 0.7%(ml/g)。

【炮制作用】 草果仁性味辛,温。归脾、胃经。具有燥湿散寒的功能。常用于疟疾、瘟疫初起。如治疟疾数发不止的截疟七宝饮(《伤寒保命集》);治疗瘟疫初起的达原饮(《瘟疫论》)。

姜炙后燥烈之性有所缓和,温胃止呕之力增强。多用于寒湿阻滞脾胃,脘腹胀满疼痛、呕吐。如治疗寒湿中阻的草果饮(《准绳》);治胃脘痞胀,恶心呕吐,饮食不化的草果饮(《局方》)。

【贮存】 贮干燥容器内,密闭,置阴凉干燥处。

第五节　蜜炙法

蜜炙法是将净选或切制后的药物,加入一定量炼蜜拌炒的方法。

蜜炙为蜜制方法之一。古代文献中的蜜炙法是将药物涂蜜后,用微火炙干。现行的蜜炙法近于古代的蜜水拌炒法。

蜂蜜性味甘平,有甘缓益脾、润肺止咳、矫味等作用。因此,蜜炙法多用于止咳平喘、补脾益气的药物。

蜂蜜虽言性平,实则生用性偏凉,能清热解毒;熟则性偏温,以补脾气、润肺燥之力胜。《医学校正入门》指出:"蜜炙性温,健脾胃和中……补三焦元气。"故蜜炙法所用的蜂蜜都要先加热炼过。其方法是:将蜂蜜置锅内,加热至徐徐沸腾后,改用文火,保持微沸,并除去泡沫及上浮蜡质,然后用罗筛或纱布滤去死蜂、杂质,再倾入锅内,加热至 116℃~118℃,满锅起鱼眼泡,用手捻之有黏性,两指间尚无长白丝出现时,迅速出锅。炼蜜的含水量控制在 10%~13%为宜。加热时注意蜂蜜沸腾外溢或焦化,当蜜液微沸时,及时用勺上下搅动,防止外溢。

> **蜜炙目的**

1.增强润肺止咳的作用 如百部、冬花、紫菀等药,蜜炙后均能增强润肺止咳的作用。故有"蜜炙甘缓而润肺"之说。

2.增强补脾益气的作用 如黄芪、甘草、党参等药,蜜炙能起协同作用,增强其补中益气的功效。

3.缓和药性 如麻黄发汗作用较猛,蜜炙后能缓解其发汗力,并可增强其止咳平喘的功效。

4.矫味和消除副作用 如马兜铃,其味苦劣,对胃有一定刺激性。蜜炙除能增强其本身的止咳作用外,还能矫味,以免引起呕吐。

➤ **蜜炙常用的操作方法**

1. 先拌蜜后炒药　先取一定量的炼蜜,加适量开水稀释,与药物拌匀,放置闷润,使蜜逐渐渗入药物组织内部,然后置锅内,用文火炒至颜色加深、不粘手时,取出摊晾,凉后及时收贮。

2. 先炒药后加蜜　先将药物置锅内,用文火炒至颜色加深时,再加入一定量的炼蜜,迅速翻动,使蜜与药物拌匀,炒至不粘手时,取出摊晾,凉后及时收贮。

一般药物都用第一种方法炮制。但有的药物质地致密,蜜不易被吸收,这时就应采用第二种方法处理,先除去部分水分,并使质地略变酥脆,则蜜就较易被吸收。

炼蜜的用量视药物的性质而定。一般质地疏松、纤维多的药物用蜜量宜大;质地坚实,黏性较强,油分较多的药物用蜜量宜小。通常为每100kg药物,用炼蜜25kg。

蜂蜜在炼制过程中,要产生泡沫,此泡沫从古至今多弃之不用。泡沫的量一般占总炼蜜量的7%左右。通过对两者进行定性和定量的分析,结果表明,泡沫和炼蜜成分基本一致。两者均含总糖(葡萄糖、果糖、麦芽糖)、氨基酸、有机酸、花粉粒等。花粉粒炼蜜含量较多,水分含量和还原糖含量炼蜜稍高于蜜泡沫。

蜜制饮片,加蜜量是影响质量的重要因素,研究饮片的蜜用量检测方法,有利于保证蜜炙时加入规定的炼蜜量,对统一和提高饮片质量有重要意义。通过对部分蜜炙饮片的研究,结果表明,蜜炙品比生品增加的还原糖含量,随炮制时加蜜量的增加而依次增加。蜜炙品中相对蜜含量与炮制实际加蜜量之间,具有极显著的线性相关性。故可用酒石酸铜法测定蜜炙饮片还原糖含量来了解炮制时的加蜜量。并可对不同药物的蜜炙品建立不同的经验公式(回归方程)进行计算。

➤ **注意事项**

1. 炼蜜时,火力不宜过大,以免溢出锅外或焦化。此外,若蜂蜜过于浓稠,可加适量开水稀释。

2. 蜜炙药物所用的炼蜜不宜过多过老,否则黏性太强,不易与药物拌匀。

3. 炼蜜用开水稀释时,要严格控制水量(约炼蜜量的1/3~1/2),以蜜汁能与药物拌匀而又无剩余的蜜液为宜。若加水量过多,则药物过湿,不易炒干,成品容易发霉。

4. 蜜炙时,火力一定要小,以免焦化。炙的时间可稍长,要尽量将水分除去,避免发霉。

5. 蜜炙药物须凉后密闭贮存,以免吸潮发黏或发酵变质;贮存的环境除应通风干燥外,还应置阴凉处,不宜受日光直接照射。

甘 草

【处方用名】 甘草、粉甘草、炙甘草、蜜甘草。

【来源】 本品为豆科植物甘草 *Glycyrrhiza uralensis* Fisch.、胀果甘草 *Glycyrrhiza inflata* Bat.或光果甘草 *Glycyrrhiza glabra* L.的干燥根及根茎。春、秋两季采挖,除去须根,晒干。

【炮制方法】

1.甘草 取原药材,除去杂质,洗净,润透,切厚片,筛去碎屑。

2.蜜甘草 取炼蜜,加适量开水稀释后,淋入净甘草片中拌匀,闷润,置炒制容器内,用文火加热,炒至老黄色、不粘手时,取出晾凉。

每 100kg 甘草片,用炼蜜 25kg。

【工艺研究】

(1)工艺对比:①甘草切片前软化,若用水较长时间的浸泡透心,甘草酸和水浸出物的损失可达 50%或 50%以上。若用药典的浸润法软化,则甘草酸和水浸出物损失很小。故甘草切片前软化应少泡多润;②对烘法与炒法炮制的蜜炙甘草进行研究比较,结果表明,两者甘草酸含量没有明显的差异。在同等剂量下,两者有相同的促肾上腺皮质激素样作用和拮抗地塞米松对下丘脑-垂体-肾上腺皮质轴的抑制作用。烘制蜜甘草的急性毒性实验低于炒制蜜甘草的毒性。故认为现代化大生产可用烘法代替手工炒法,有利于统一工艺标准。

(2)用蜜量的检测:炙甘草所用炼蜜应统一为中蜜(炼蜜温度 116℃~118℃)。除质量应符合药典规定外,含水量宜控制在 10%~13%。生蜜含水量差异很大,由于炼制程度不同,炼蜜中含水量可以从 4%~20%不等,若仅要求炼蜜,而无含水量限度,将直接影响加蜜量的准确度。炙甘草所含蜂蜜量与炮制时实际加蜜量之间存在着良好的线性关系。故在大生产中,在原辅料检查的基础上,测定其炙甘草中还原糖含量,即可根据所建立的经验公式 y=104.93+142.28x 计算出炮制时的加蜜量。其中 y 为 100g 甘草加炼蜜 g 数,x=ΔC/A,A 为炼蜜中还原糖含量(%),ΔC 为蜜炙品比生品增加的还原糖含量(%)。

【质量要求】

1.甘草 本品为类圆形或椭圆形厚片。表面黄白色,中间有明显的棕色形成层环纹及射线,传统称为"菊花心",纤维明显,具粉性。周边棕红色、棕色或灰棕色,粗糙,具纵皱纹。气微,味甜微苦。

2.蜜甘草 本品形如甘草片。表面老黄色,微有黏性,略有光泽,气焦香,味甜。

炙甘草饮片水分不得过 10.0%,总灰分不得过 5.0%,甘草苷不得少于 0.50%,甘草酸不得少于 1.0%。

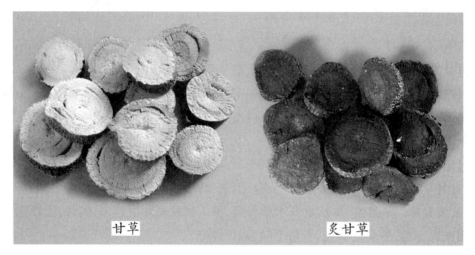

甘草　　　　　　　　　　　炙甘草

图 5-29　甘草炮制前后外观对照

【炮制作用】　甘草性味甘,平。归心、肺、胃经。具有补脾益气,清热解毒,祛痰止咳,缓急止痛,调和诸药的功能。生品味甘偏凉,长于泻火解毒,化痰止咳。多用于痰热咳嗽,咽喉肿痛,痈疽疮毒,食物中毒及药物中毒。如治疗外感风邪的三拗汤(《局方》);治疗咽喉肿痛的桔梗汤(《伤寒》);治脱疽的四炒勇安汤(《验方新编》)。

蜜炙甘草甘温,以补脾和胃,益气复脉力胜。常用于脾胃虚弱,心气不足,脘腹疼痛,筋脉挛急,脉结代。如治脾胃虚弱,神疲食少的四君子丸(《药典》);治气血虚弱,心动悸、脉结代的炙甘草汤(《伤寒》);治疗脘腹挛急疼痛或四肢拘挛的芍药甘草汤(《伤寒》)。

【贮存】　贮干燥容器内,蜜甘草密闭,置阴凉干燥处。防霉、防蛀。

黄　芪

【处方用名】　黄芪、炙黄芪、蜜黄芪。

【来源】　本品为豆科植物蒙古黄芪 *Astragalus membranaceus* (Fisch.) Bge.var. mongholicus (Bge.) Hsiao 或膜荚黄芪 *Astragalus membranaceus* (Fisch.) Bge.的干燥根。春、秋两季采挖,除去须根及根头,晒干。

【炮制方法】

1.黄芪　取原药材,除去杂质,洗净,润透,切厚片,干燥,筛去碎屑。

2.蜜黄芪　取炼蜜,加适量开水稀释后,淋于净黄芪片中拌匀,闷润,置炒制容器内,用文火加热,炒至深黄色、不粘手时,取出晾凉。

每 100kg 黄芪片,用炼蜜 25kg。

【工艺研究】

(1)饮片加工工艺:用正交试验对黄芪饮片加工工艺进行比较,试验选择药材浸泡时间、软化方法、饮片厚度三个因素和三个水平,以水煎液比重值及水溶性浸出物百分含量为质量指标。结果表明,药材泡5分钟、常法软化、厚度为2~3mm为黄芪饮片的最佳工艺。

(2)蜜炙黄芪加热方式:通过对炒蜜炙黄芪和不同温度的烘蜜炙黄芪药理作用进行比较,烘蜜炙黄芪以70℃或80℃烘制24小时后,与传统炒蜜炙黄芪在LD50、白细胞计数及分类、血红蛋白含量、免疫器官(脾、胸腺、淋巴结)重量、吞噬指数、炭廓清率、尿量增加等方面都有相似的结果,无显著差别。故烘烤蜜炙黄芪可以代替炒蜜炙黄芪,以便统一标准,便于大规模生产。

(3)温度对水溶性浸出物的影响:冷浸法的浸渍温度对黄芪水溶性浸出物影响较大。同批号样品水溶性浸出物冬季(-3℃~0℃)最高,夏季(27℃~35℃)最低,春(6℃~15℃)、秋(10℃~20℃)两季水溶性浸出物较接近,但明显高于夏季而接近冬季。由于黄芪含多种营养成分,夏季因气温高,微生物极易生长繁殖,有效成分易被分解,代谢产物不断生成,在24小时内浸渍,黄芪的水溶液已经变质,浑浊、胶体化程度增高,使过滤困难,水浸出物减少。故检查水溶性浸出物时,应规定冷浸法温度。

(4)蜜炙黄芪条件的选择:用正交试验,以黄芪甲苷为指标,筛选了蜜炙黄芪的最佳条件。结果以用蜜量为30%,温度为100℃,烘制30分钟为最佳蜜炙条件。

【质量要求】

1. 黄芪 本品为类圆形或椭圆形厚片。表面黄白色,外层有曲折裂隙,内层有棕色环纹及放射状纹理,中心深黄色,纤维性强,有粉性。周边黄色或浅棕色。气微,味微甜,嚼之有豆腥气味。

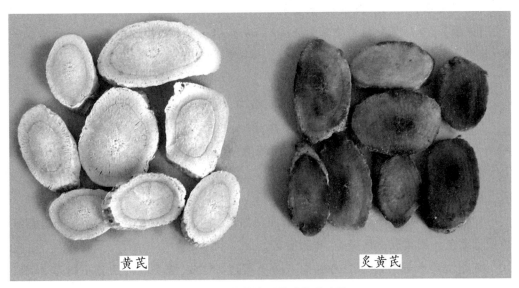

图5-30 黄芪炮制前后外观对照

黄芪饮片水分不得过 10.0%,总灰分不得过 5.0%,铅不得过百万分之五,镉不得过千万分之三,砷不得过百万分之二,汞不得过千万分之二,铜不得过百万分之二十,六六六不得过千万分之二,DDT 不得过千万分之二,五氯硝基苯不得过千万分之一,水溶浸出物不得少于 17.0%,黄芪甲苷不得少于 0.040%,毛蕊异黄酮葡萄糖苷不得少于 0.020%。

2.蜜黄芪 本品形如黄芪片,表面深黄色,质较脆,略带黏性,有蜜香气,味甜。

炙黄芪饮片水分、毛蕊异黄酮葡萄糖苷含量同生品,总灰分不得过 4.0%,黄芪甲苷不得少于 0.030%。

【炮制作用】 黄芪性味甘、温。归肺、脾经。具有补气固表,利尿托毒,排脓,敛疮生肌的功能。生品长于益卫固表,托毒生肌,利尿退肿。常用于表卫不固的自汗或体虚易于感冒,气虚水肿,痈疽不溃或溃久不敛。如治卫气不固的玉屏风散(《丹溪》);治疗汗出恶风的防己黄芪汤(《金匮》);治痈疡肿痛的透脓散(《正宗》)。

蜜炙黄芪甘温而偏润,长于益气补中。多用于脾肺气虚,食少便溏,气短乏力或兼中气下陷之久泻脱肛,子宫下垂以及气虚不能摄血的便血、崩漏等出血证;也可用于气虚便秘。如治疗面色萎黄、语声低微、四肢乏力、食少便溏的补气运脾汤(《统旨方》);治疗中气下陷的补中益气汤(《成方切用》);治疗心脾两虚的归脾汤(《成方切用》)。

【贮存】 贮干燥容器内,蜜黄芪密闭,置通风干燥处。防蛀、防潮。

紫　菀

【处方用名】 紫菀、炙紫菀、蜜紫菀。

【来源】 本品为菊科植物紫菀 *Aster tataricus* L.f.的干燥根及根茎。春、秋两季采挖,除去有节的根茎(习称"母根")和泥砂,编成辫状晒干,或直接晒干。

【炮制方法】

1.紫菀 取原药材,除去残茎及杂质,洗净,稍润,切厚片,干燥。

2.蜜紫菀 取炼蜜,加适量开水稀释,淋入紫菀片中拌匀,闷润,置炒制容器内,用文火加热,炒至棕褐色、不粘手时,取出晾凉。

每 100kg 紫菀片,用炼蜜 25kg。

【质量要求】

1.紫菀 本品为不规则的厚片。断面灰白色,中心部有黄白色筋脉点。周边紫红色或棕褐色。质柔软。气微香,味甜微苦。

紫菀饮片水分不得过 15.0%,总灰分不得过 15.0%,酸不溶性灰分不得过 8.0%,水溶性浸出物不得少于 45.0%,紫菀酮不得少于 0.15%。

2.蜜紫菀 表面棕褐色或紫黑色,略有黏性,味甜。

蜜紫菀饮片水分不得过 16.0%,紫菀酮不得少于 0.10%。

【炮制作用】 紫菀性味辛、苦,温。归肺经。具有润肺下气,消痰止咳的功能。生品以散寒、降气化痰力胜,能泻肺气之壅滞。多用于风寒咳嗽,痰饮喘咳,小便癃闭。如治痰饮喘咳的射干麻黄汤(《金匮》);或单用本品大剂量煎服,治便血淋涩(《逢原》)。

紫菀经甘润滋补的蜂蜜炙后,则转泻为润,以润肺止咳力胜,故蜜紫菀多用于肺虚久咳或肺虚咳血。如治疗肺气虚损的紫菀汤(《集解》);治骨蒸劳热的紫菀散(《圣惠方》)。

【贮存】 贮干燥容器内,蜜紫菀密闭,置阴凉干燥处。防潮、防蛀。

马 兜 铃

【处方用名】 马兜铃、兜铃、炙马兜铃、炙兜铃、蜜兜铃。

【来源】 本品为马兜铃科植物北马兜铃 *Aristolochia contorta* Bge.或马兜铃 *Aristolochia debilis* Sieb.et Zucc.的干燥成熟果实。

【炮制方法】

1. 马兜铃 取原药材,除去杂质,搓碎,筛去灰屑。

2. 蜜马兜铃 取炼蜜,加适量开水稀释,淋于马兜铃碎片中拌匀,闷润,置炒制容器内,用文火加热,炒至不粘手为度,取出晾凉。

每 100kg 马兜铃,用炼蜜 25kg。

【质量要求】

1. 马兜铃 本品为不规则的碎片。果皮呈黄绿色。种子扁平而薄,钝三角形或扇形。种仁乳白色,有油性。气特异,味苦。

2. 蜜马兜铃 本品形如马兜铃碎片,表面深黄色,种子多黏附在果皮上,皮脆,略有光泽,味苦而微甜。

【炮制作用】 马兜铃生品性寒味苦,具有清肺降气,止咳平喘,清肠消痔的功能。可用于肺热咳嗽或喘逆,痔疮肿痛,肝阳上亢之头昏、头痛。如治疗肺热咳嗽的马兜铃散(《圣惠方》);治痰热壅肺的马兜铃汤(《总录》);治大肠血热壅结,血痔肠瘘的痔疮肿痛方(《日华子本草》)。生品味劣,易致恶心呕吐,故临床多用蜜炙品。

蜜炙后能缓和苦寒之性,增强润肺止咳的功效,并可矫味,减少呕吐的副作用。炙马兜铃多用于肺虚有热的咳嗽。如用于肺热偏盛,咳嗽气喘。为避免呕吐,临床用于肺热喘咳,也多以炙马兜铃与清热药配伍。

【贮存】 贮干燥容器内,蜜马兜铃密闭,置通风干燥处。

百　部

【处方用名】　百部、百部根、炙百部、蜜百部。

【来源】　本品为百合科植物直立百部 *Stemona sessilifolia* (Miq.) Miq.、蔓生百部 *Stemona japonica* (Bl.) Miq.或对叶百部 *Stemona tuberosa* Lour.的干燥块根。春、秋两季采挖，除去须根，洗净，置沸水中略烫或蒸至无白心，取出，晒干。

【炮制方法】

1. 百部　取原药材，除去杂质，洗净，润透，切厚片，干燥，筛去碎屑。

2. 蜜百部　取炼蜜，加少量开水稀释，淋入净百部片内拌匀，闷润，置炒制容器内，用文火加热，炒至不粘手时，取出晾凉。

每 100kg 百部片，用炼蜜 12.5kg。

【质量要求】

1. 百部　本品为不规则的类圆形厚片。表面黄褐色或黄白色，有深纵皱纹；切面黄白色或淡黄棕色，角质样。质柔润。气微，味微苦。

2. 炙百部　本品形如百部片，表面棕黄色或棕褐色，略带焦斑，具黏性，偶有粘连块，味略甜。

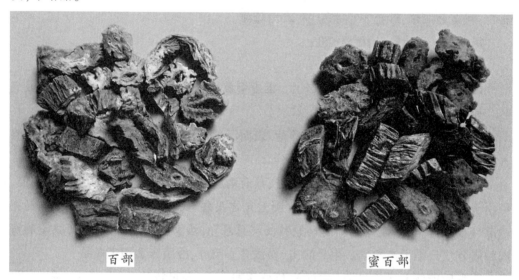

图 5-31　百部炮制前后外观对照

【炮制作用】　百部性味甘、苦，微温。归肺经。具有润肺下气止咳，杀虫的功能。生品长于止咳化痰，灭虱杀虫。可用于外感咳嗽，疥癣，灭头虱或体虱，驱蛲虫。如治疗风寒感冒咳嗽的百部丸(《准绳》)；外敷摊贴，治疥癣的百部膏(《疡医大全》)。用本品20%的醇浸液或50%水煎剂外搽，可灭头虱或体虱。生品有小毒，对胃有一定刺激性，内服用量不宜过大。

蜜炙可缓和对胃的刺激性,并增强润肺止咳的功效。可用于肺痨咳嗽,百日咳。如治阴虚咳嗽、痰中带血或肺痨久咳的月华丸(《医学心悟》);治疗百日咳的百部煎(《中药临床应用》)。

【贮存】 贮干燥熔器内,蜜百部密闭,置通风干燥处。防潮。

白 前

【处方用名】 白前、白前根、炙白前、蜜白前。

【来源】 本品为萝摩科植物柳叶白前 *Cynanchum Stauntonii* (Decne.) Schltr.ex Levl.或芫花叶白前 *Cynanchum glaucescens* (Decne.) Hand.–Mazz.的干燥根茎及根。秋季采挖,洗净,晒干。

【炮制方法】

1. 白前 取原药材,除去杂质,洗净,润透,切段,干燥。

2. 蜜白前 取炼蜜,加适量开水稀释,淋于净白前段内拌匀,闷润,置炒制容器内,用文火加热,炒至表面深黄色、不粘手时,取出晾凉。

每 100kg 白前段,用炼蜜 25kg。

【质量要求】

1. 白前 本品为圆柱形小段。表面黄棕色、淡黄色或灰绿色。断面灰黄色或灰白色,中空。质韧。气微,味微甜。

2. 炙白前 本品形如白前,表面深黄色,微有光泽,略有黏性,味甜。

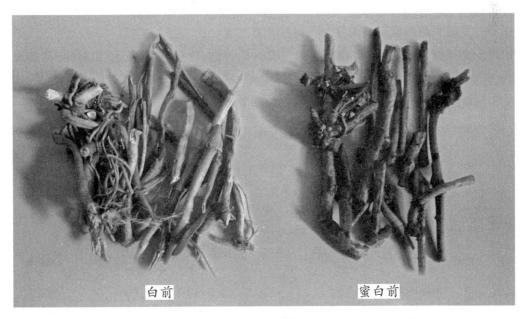

白前 蜜白前

图 5-32 白前炮制前后外观对照

【炮制作用】 白前性味辛、苦,微温。归肺经。具有降气,消痰,止咳的功能。生品长于解表理肺,降气化痰。常用于外感咳嗽或痰湿咳喘。如治风寒咳嗽的止嗽散(《医学心悟》);治疗咳喘浮肿、喉中痰鸣属于实证的白前汤(《千金》);同泻肺热药配伍,亦可用于肺热咳嗽。

蜜炙能缓和白前对胃的刺激性,偏于润肺降气,增强止咳作用。常用于肺虚咳嗽或肺燥咳嗽。如治疗骨蒸肺萎,痰嗽不止。

【贮存】 贮干燥容器内,蜜白前密闭,置通风干燥处。

枇 杷 叶

【处方用名】 枇杷叶、炙枇杷叶、蜜枇杷叶。

【来源】 本品为蔷薇科植物枇杷 *Eriobotrya japonica* (Thunb.) Lindl.的干燥叶。全年均可采收,晒至七、八成干,扎成小把,再晒。

【炮制方法】

1. 枇杷叶 取原药材,除去绒毛,用水喷润,切丝,干燥。

2. 炙枇杷叶 取炼蜜,加适量开水稀释,淋于枇杷叶丝内拌匀,闷润,置炒制容器内,用文火加热,炒至不粘手为度,取出晾凉。

每100kg枇杷叶丝,用炼蜜20kg。

【质量要求】

1. 枇杷叶 本品为丝条状。呈灰绿色、黄棕色或红棕色。革质,显脆性。味微苦。

枇杷叶饮片水分不得过10.0%,总灰分不得过7.0%,醇溶性浸出物不得少于16.0%,齐墩果酸和熊果酸的总量不得少于0.70%。

2. 炙枇杷叶 本品形如枇杷叶丝,表面棕黄色,质脆,略有光泽和黏性,具蜜香气,味甜。

蜜枇杷叶饮片水分、总灰分、齐墩果酸和熊果酸的总量同生品。

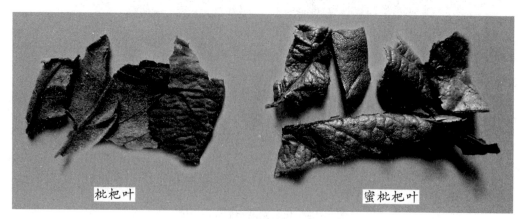

枇杷叶　　　　　　　　　　　蜜枇杷叶

图5-33 枇杷叶炮制前后外观对照

【炮制作用】 枇杷叶性味苦,微寒。归肺、胃经。具有清肺止咳,降逆止呕的功能。生品长于清肺止咳,降逆止呕。多用于肺热咳嗽,胃热呕哕或口渴。如治疗肺热咳嗽、痰少黏稠的枇杷叶汤(《中药临床应用》);治胃热呕逆或噫气作呕、胃脘胀闷的枇杷叶止呕汤(《中药临床应用》);治伤寒,干呕烦渴不止的枇杷叶散(《圣惠方》)。

蜜炙能增强润肺止咳的作用,多用于肺燥咳嗽。如治疗肺燥伤阴或肺阴素亏,干咳无痰的清燥救肺汤(《法律》)。

【贮存】 贮干燥容器内,蜜枇杷叶密闭,置通风燥干处。

款 冬 花

【处方用名】 款冬花、冬花、炙冬花、炙款冬花、蜜冬花、蜜款冬花。

【来源】 本品为葡萄科植物款冬 *Tussilago farfara* L.的干燥花蕾。12月或地冻前尚未出土时采集,除去花梗及泥砂,阴干。

【炮制方法】

1.款冬花 取原药材,除去杂质及残梗,筛去灰屑。

2.蜜款冬花 取炼蜜,加适量开水稀释,淋入净款冬花内拌匀,闷润,置炒制容器内,用文火加热,炒至微黄色、不粘手时,取出晾凉。

每100kg款冬花,用炼蜜25kg。

【质量要求】

1.款冬花 本品为短细棒状花蕾,外面被有多数鱼鳞状苞片,苞片外表面紫红色或淡红色,内表面被白色絮状绒毛。气微香,味微苦而辛,嚼之呈絮状。

款冬花饮片醇溶性浸出物不得少于20.0%,款冬酮不得少于0.070%。

2.炙款冬花 本品形如款冬花,表面棕黄色,略有焦斑,具光泽,略有黏性,味微甜。

蜜款冬花饮片醇溶性浸出物不得少于22.0%,款冬酮不得少于0.070%。

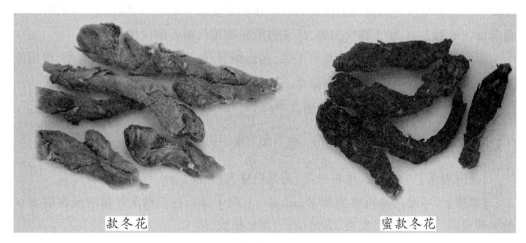

款冬花　　　　　　　　　　蜜款冬花

图 5-34 款冬花炮制前后外观对照

【炮制作用】 款冬花性味辛、微苦，温。归肺经。具有润肺下气，止咳化痰的功能。生品长于散寒止咳，多用于肺虚久咳或阴虚燥咳。如治疗痰饮郁结的射干麻黄汤（《金匮》）；治疗寒咳的款冬花汤（《总录》）。

蜜炙后药性温润，能增强润肺止咳的功效。多用于肺虚久咳或阴虚燥咳。如用于肺虚久咳；治劳证久嗽或肺痿的太平丸（《十药》）；治消痰镇咳，定喘止嗽的鸡鸣保肺丸（《中药成药制剂手册》）。

【贮存】 贮干燥容器内，蜜款冬花密闭，置通风干燥处。防潮、防蛀。

旋 覆 花

【处方用名】 旋覆花、复花、炙旋覆花、蜜旋覆花。

【来源】 本品为菊科植物旋覆花 *Inula japonica* Thunb. 或欧亚旋覆花 *Inula britannica* L.的干燥头状花序。夏、秋两季花开放时采收，除去杂质，阴干或晒干。

【炮制方法】

1.旋覆花 取原药材，除去梗、叶及杂质。

2.蜜旋覆花 取炼蜜，加适量开水稀释，淋入净旋覆花内拌匀，稍闷，置炒制容器内，用文火加热，炒至不粘手时，取出晾凉。

每 100kg 旋覆花，用炼蜜 25kg。

【质量要求】

1.旋覆花 本品呈扁球形，少有破碎。黄色或黄棕色，花蒂浅绿色。质地酥泡。气微，味微苦。

2.蜜旋覆花 本品形如旋覆花，深黄色，多破碎，略带黏性。有蜜香气，味微甜。

【炮制作用】 旋覆花性味苦、辛、咸，微温。归肺、脾、胃、大肠经。具有降气，消痰，行水，止呕的功能。生品苦辛之味较强，以降气化痰止呕力胜，止咳作用较强。多用于痰饮内停的胸膈满闷及胃气上逆的呕吐。如用于支饮心胸壅滞，喘息短气，肢肿的旋覆花汤（《圣惠方》）；用于胃气虚弱，痰浊内阻的旋覆代赭石汤（《伤寒》）。

蜜炙后苦辛降逆止呕作用弱于生品，其性偏润，长于润肺止咳，降气平喘，作用偏重于肺。多用于咳嗽痰喘而兼呕恶者，如鸡鸣丸（《处方集》）。

【贮存】 贮干燥容器内，蜜旋覆花密闭，置通风干燥处。

桑 白 皮

【处方用名】 桑白皮、桑根白皮、炙桑白皮、蜜桑皮。

【来源】 本品为桑科植物桑 *Morus alba* L.的干燥根皮。秋末叶落时至次春发芽前采挖根部，刮去黄棕色粗皮，纵向剖开，剥取根皮，晒干。

【炮制方法】

1.桑白皮 取原药材,刮净粗皮,洗净,稍润,切丝,干燥。筛去碎屑。

2.蜜桑白皮 取炼蜜,加适量开水稀释,淋入桑白皮丝中拌匀,闷润,置炒制容器内,用文火加热,炒至深黄色、不粘手时,取出晾凉。

每100kg桑白皮丝,用炼蜜25kg。

【质量要求】

1.桑白皮 本品为曲直不平的丝状。外表面类白色或淡黄色,内表面淡黄色。质柔韧,断面具纤维性气。气微,味微甜。

2.蜜桑白皮 本品形如桑白皮,深黄色,质滋润,略有光泽,有蜜香气,味甜。

【炮制作用】 桑白皮性味甘,寒。归肺经。具有泻肝平喘,利水消肿的功能。生品性寒,泻肺行水之力较强,多用于水肿尿少,肺热痰多的喘咳。如治疗水湿停滞,头面四肢浮肿的五皮丸(《中药成药制剂手册》);治疗肺气不降,痰火作喘的桑白皮汤(《古方八阵》);治肺热咳嗽的桑白皮散(《圣惠方》)。

蜜炙后寒泻之性缓和,偏于润肺止咳,多用于肺虚喘咳,并常与补气药或养阴药合用。如治肺气不足,逆满上气的补肺汤(《永类钤方》)。

【贮存】 贮干燥容器内,蜜桑白皮密闭,置通风干燥处。

百 合

【处方用名】 百合、炙百合、蜜百合。

【来源】 本品为百合科植物卷丹 *Lilium lancifolium* Thumb.、百合 *Lilium brownie F.E.Brown* var.viridulum Baker 或细叶百合 *Lilium pumlium* DC.的干燥肉质鳞叶。秋季采挖,洗净,剥取鳞叶,置沸水中略烫,干燥。

【炮制方法】

1.百合 取原药材,除去杂质,筛净灰屑。

2.蜜百合 取净百合,置炒制容器内,用文火加热,炒至颜色加深时,加入适量开水稀释过的炼蜜,迅速翻炒均匀,并继续用文火炒至微黄色、不粘手时,取出晾凉。

每100kg百合,用炼蜜5kg。

【质量要求】

1.百合 本品为长椭圆形鳞片,边缘薄,微向内弯曲。表面乳白色、淡黄棕色或微带紫色。角质样,半透明,质硬而脆。味微苦。

2.炙百合 本品形如百合,表面黄色,偶见黄焦斑,略带黏性,味甜。

【炮制作用】 百合性味甘,寒。归心、肺经。具有养阴润肺,清心安神的功能。生品以清心安神力胜,常用于热病后余热未清,虚烦惊悸,精神恍惚,失眠多梦。如治疗热病后余热未清的百合知母汤和百合地黄汤(《金匮》)。

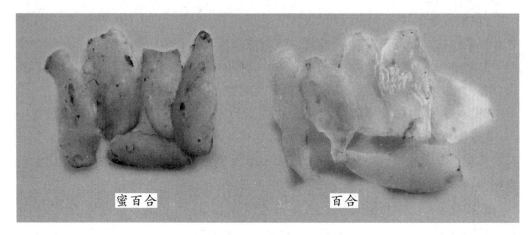

图 5-35　百合炮制前后外观对照

蜜炙后润肺止咳作用较强，多用于肺虚久咳或肺痨咳血。如治疗咳嗽不已或痰中带血;治肺阴亏损,虚火上炎的百合固金汤(《中药成药制剂手册》)。

【贮存】　贮干燥容器内,蜜百合密闭,置通风干燥处。防潮、防蛀。

麻　黄

【处方用名】　麻黄、麻黄绒、炙麻黄、蜜麻黄、炙麻黄绒、蜜麻黄绒。

【来源】　本品为麻黄科植物草麻黄 *Ephedra sinica* Stapf、中麻黄 *Ephedra intermedia* Schrenk et C.A.Mey.或木贼麻黄 *Ephedra equisetina* Bge.的干燥草质茎。秋季采割绿色的草质茎,晒干。

【炮制方法】

1. 麻黄　取原药材,除去木质茎,残根及杂质,抖净灰屑,切段;或洗净后稍润,切段,干燥。

2. 蜜麻黄　取炼蜜,加适量开水稀释,淋入麻黄段中拌匀,闷润,置炒制容器内,用文火加热,炒至不粘手时,取出晾凉。

每 100kg 麻黄段,用炼蜜 20kg。

3. 麻黄绒　取麻黄段,碾绒,筛去粉末。

4. 蜜麻黄绒　取炼蜜,加适量开水稀释,淋入麻黄绒内拌匀,闷润,置炒制容器内,用文火加热,炒至深黄色、不粘手时,取出晾凉。

每 100kg 麻黄绒,用炼蜜 25kg。

【工艺研究】

以麻黄碱含量为指标,用四因素三水平的正交试验对蜜麻黄炮制工艺进行研究,结果表明,烘制温度和时间对麻黄碱含量影响甚少。根据分析,炮制麻黄时,以 90℃烘 2 小时为好。润的时间可短一些,加蜜量为 10:1 即可。

又据报道,麻黄蜜炙后和沸水泡麻黄生物碱含量均有降低,但麻黄蜜炙后更低于沸水泡麻黄。麻黄制绒后挥发油较生麻黄降低了 20.6%,炙麻黄绒较麻黄绒挥发油降低了 51.9%。

【质量要求】

1. 麻黄　本品为圆柱形短节段。表面黄绿色,粗糙,有细纵棱线。质轻,有韧性。断面中心显红黄色,粉性。气微香,味苦涩。

麻黄饮片水分不得过 9.0%,总灰分不得过 9.0%,盐酸麻黄碱和盐酸伪麻黄碱的总量不得少于 0.80%。

2. 蜜麻黄　本品形如麻黄段,表面深黄色,微有光泽,略具黏性,有蜜香气,味甜。

蜜麻黄饮片总灰分不得过 8.0%,水分、盐酸麻黄碱和盐酸伪麻黄碱的总量同生品。

3. 麻黄绒　本品为松散的绒团状,黄绿色,体轻。

4. 蜜麻黄绒　本品为黏结的绒团状,深黄色,略带黏性,味微甜。

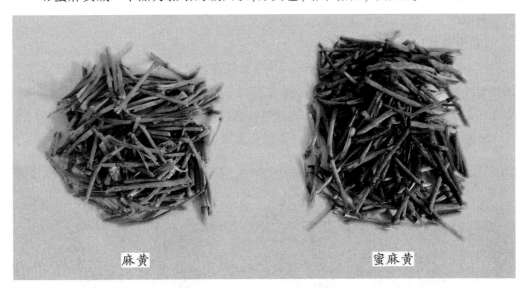

图 5-36　麻黄炮制前后外观对照

【炮制作用】　麻黄性味辛、微苦,温。归肺、膀胱经。具有发汗散寒,宣肺平喘,利水消肿的功能。生品发汗解表和利水消肿力强。多用于风寒表实证,风水浮肿,风湿痹痛,阴疽,痰核。如治疗外感风寒,表实无汗的麻黄汤(《伤寒》);治风水恶风,面目浮肿的越婢汤(《金匮》);治风寒湿痹的防风汤(《宣明论方》);治疗阴疽漫肿,痰核结块的阳和汤(《外科全生集》)。　蜜麻黄性温偏润,辛散发汗作用缓和,以宣肺平喘力胜。多用于表证较轻,而肺气壅闭,咳嗽气喘较重的患者。如用于咳嗽较甚,痰多胸满;或用于痰喘不得卧,痰多清稀。

麻黄绒作用缓和,适于老人、幼儿及虚人风寒感冒。用法与麻黄相似。

蜜麻黄绒作用更缓和,适于表证已解而喘咳未愈的老人、幼儿及体虚患者。用法与蜜炙麻黄相似。

【贮存】 贮干燥容器内,蜜麻黄、蜜黄绒密闭,置通风干燥处。

金 樱 子

【处方用名】 金樱子、金樱子肉、蜜金樱子。

【来源】 本品为蔷薇科植物金樱子 *Rosa laevigata* Michx.的干燥成熟果实。10~11月果实成熟变红时采收,干燥,除去毛刺。

【炮制方法】

1. 金樱子　取原药材,除去杂质,洗净略浸,润透,纵切两瓣,除去毛、核,干燥。(习称"金樱子肉")

2. 蜜金樱子　取炼蜜,加适量开水稀释,淋入金樱子内拌匀,闷润,置炒制容器内,用文火加热,炒至表面红棕色、不粘手时,取出晾凉。

每 100kg 金樱子,用炼蜜 20kg。

【质量要求】

1. 金樱子　本品呈倒卵形纵剖瓣。外表面红黄色或红棕色,有突起的棕色小点。内表面淡黄色,无核、毛。质硬。味苦微酸涩。

2. 蜜金樱子　本品形如金樱子,表面暗棕色,有蜜的焦香气,味甜。

金樱子肉饮片水分不得过 16.0%,金樱子多糖含量不得少于 25.0%。

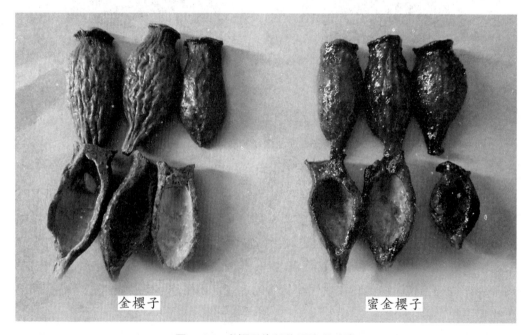

金樱子　　　　蜜金樱子

图 5-37　金樱子炮制前后外观对照

【炮制作用】 金樱子性味酸、甘、涩,平。归肾、膀胱、大肠经。具有固精缩尿,涩肠止泻的功能。生品酸涩,固涩止脱作用强,多用于遗精、滑精、遗尿、尿频,崩漏,带下。如治疗肾虚不摄,遗精白浊的水陆二仙丹(《洪氏》);治疗小便不禁、梦遗滑精的金樱子煎(《普门医品》)。

蜜炙品偏于甘涩,可以补中涩肠。多用于肠虚久泻、久痢。如用本品配党参,治久虚泄泻、下痢(《泉州本草》)。同时生品服用后有时可致腹痛,用甘缓益脾的蜂蜜制后可避免腹痛的副作用。

【贮存】 贮干燥容器内,蜜金樱子密闭,置通风干燥处。

【备注】 部分地区还有用炒金樱子和盐金樱子的。炒金樱子以清炒法炒至微带黑色为度,其目的是提高煎出效果和服用后避免腹痛。盐金樱子用盐水拌润后蒸 2~3小时,其目的是为了增强固精、缩尿、止带作用。

桑 叶

【处方用名】 桑叶、冬桑叶、霜桑叶、蜜桑叶。

【来源】 本品为桑科植物桑 *Morus alba* L.的干燥叶。初霜后采收,除去杂质,晒干。

【炮制方法】

1.桑叶 取原药材,除去杂质,搓碎,去柄。

2.蜜桑叶 取炼蜜,加适量开水稀释,淋入净桑叶碎片内拌匀,闷润,置炒制容器内,用文火加热,炒至表面深黄色、不粘手为度,取出晾凉。

每 100kg 桑叶,用炼蜜 25kg。

【质量要求】

1.桑叶 本品为碎片状。表面黄绿色,背面淡黄绿色或黄白色,叶脉起,小脉交织成网状。质脆。气微,味淡微苦涩。

2.蜜桑叶 本品形如桑叶碎片,表面暗黄色,微有光泽,略带黏性,味甜。

【炮制作用】 桑叶性味甘、苦,寒。归肺、肝经。具有疏散风热。清肺润燥,清肝明目功能。生品长于疏散风热,清肝明目。常用于感冒风热,发热,头昏、头痛咳嗽,咽喉肿痛及肝热目赤、涩痛、多泪。如治疗外感风热的桑菊饮(《条辨》)以及治肝阴不足,目昏眼花的桑麻丸(《集解》)。

蜜桑叶其性偏润,多用于肺燥咳嗽。如用于外感燥热和治疗温燥伤肺。

【贮存】 贮干燥容器内,蜜桑叶密闭,置通风干燥处。

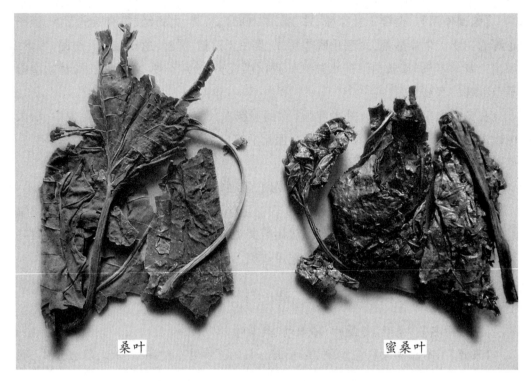

桑叶　　　　　　　　　　　　蜜桑叶

图 5-38　桑叶炮制前后外观对照

升　麻

【处方用名】　升麻、蜜升麻。

【来源】　本品为毛茛科植物大三叶升麻 *Cimicifuga heracleifolia* Kom.、兴安升麻 *Cimicifuga dahurica* (Turcz.) Maxim.或升麻 *Cimicifuge foetida* L.的干燥根茎。秋季采挖,除去泥砂,晒至须根干时,燎去或除去须根,晒干。

【炮制方法】

1.升麻　取原药材,除去杂质,用清水略泡,洗净,润透,切厚片,干燥,筛去碎屑。

2.蜜升麻　取炼蜜,用适量开水稀释,淋入升麻片内拌匀,闷润,置炒制容器内,用文火加热,炒至不粘手时,取出晾凉。

每 100kg 升麻片,用炼蜜 25kg。

【质量要求】

1.升麻　本品为不规则的厚片。表面黄白色至淡棕黑色,有裂隙,显纤维性,皮部很薄,中心有放射状网状条纹,髓部有空洞。质脆。味苦。

2.蜜升麻　本品形如升麻片,表面黄棕色或棕褐色,味甜而微苦。

【炮制作用】　升麻性味辛、微甘、微寒。归肺、脾、胃、大肠经。具有发表透疹,清热解毒,升举阳气的功能。生品升散作用甚强,以解表透疹,清热解毒之力胜。常用于外感风热头痛,麻疹初起,疹出不畅以及热毒发斑,头痛,牙龈肿痛,疮疡肿毒等多种病症。如治疗麻疹初起或发而不畅的升麻葛根汤(《阎氏小儿方论》);治疗胃火牙痛的清胃散(《兰室秘藏》);治大头瘟的普济消毒饮(《东垣试效方》)。

升麻辛散作用减弱,升阳作用缓和而较持久,并减少对胃的刺激性。常用于中气虚弱的短气乏力,倦怠以及气虚下陷的久泻脱肛,子宫下垂,或气虚不能摄血的崩漏等病症。如治疗气虚下陷的举元煎(《景岳》)。

【贮存】 贮干燥容器内,蜜升麻密闭,置通风干燥处。

【备注】 部分地区有炒炭的,其辛散作用极弱,兼具涩性,可用于肠风下血。

白 薇

【处方用名】 白薇、炙白薇、蜜白薇。

【来源】 本品为萝藦科植物白薇 *Cynanchum atratum* Bge.或蔓生白薇 *Cynanchum versicolor* Bge.的干燥根及根茎。春、秋两季采挖,洗净,干燥。

【炮制方法】

1.白薇 取原药材,除去杂质,洗净,润透,切段,干燥,筛去碎屑。

2.蜜白薇 取炼蜜,加适量开水稀释,淋入白薇段内拌匀,闷润,置炒制容器内,用文火加热,炒至不粘手时,取出晾凉。

每100kg白薇段,用炼蜜25kg。

【质量要求】

1.白薇 本品为不规则的小段。表面棕黄色。切断面皮部黄白色,木部黄色。质脆。气微,味微苦。

2.蜜白薇 本品形如白薇,表面深黄色,微有光泽,略带黏性,味微甜。

【炮制作用】 白薇性味苦、咸,寒。归胃、肝、肾经。具有清热凉血,利尿通淋,解毒疗疮的功能。生品长于凉血,通淋,解毒疗疮。常用于温病热入营血,身热经久不退,热淋,血淋,疮疡肿毒,咽喉肿痛等。如治疗热入血室,夜多谵语的章氏青蒿鳖甲汤(《重订通俗伤寒论》);可以本品与白芍等量为末冲服,治胎前产后的热淋、血淋(《千金方》)。

蜜炙品其性偏润,以退虚热力胜,常用于阴虚内热,产生虚热。如用于产后血虚发热,肺肾阴虚所致的骨蒸潮热。

【贮存】 贮干燥容器内,蜜白薇密闭,置干燥通风处。

瓜 蒌 皮

【处方用名】 瓜蒌皮、炒瓜蒌皮、炙瓜蒌皮、蜜瓜蒌皮。

【来源】 本品为葫芦科植物栝楼 *Trichosanthes kirilowii* Maxim. 或双边栝楼

Trichosanthes rosthornii Harms 的干燥成熟果皮。秋季采摘成熟果实,剖开,除去果瓤及种子,阴干。

【炮制方法】

1. 瓜蒌皮 取原药材,除去杂质,洗净,润软,切丝,干燥。筛去碎屑。

2. 炒瓜蒌皮 取瓜蒌皮丝,置炒制容器内,用文火加热,炒至棕黄色、略带焦斑时,取出晾凉。筛去碎屑。

3. 蜜瓜蒌皮 取炼蜜,加适量开水稀释,淋入净瓜蒌皮丝内拌匀,闷润,置炒制容器内,用文火加热,炒至黄棕色、不粘手时,取出晾凉。

每 100kg 瓜蒌皮丝,用炼蜜 25kg。

【质量要求】

1. 瓜蒌皮　本品呈丝状片。外表面橙黄色或红黄色,有光泽,内表面淡黄白色。质较软。味淡微酸。炒瓜蒌皮棕黄色,微有焦斑。

2. 炒瓜蒌皮　本品形如瓜蒌皮丝,棕黄色,偶有焦斑。

3. 蜜瓜蒌皮　本品形如瓜蒌皮丝,黄棕色,有光泽,略带黏性,味甜。

【炮制作用】　瓜蒌皮性味辛、甘、寒。归肺、胃经。具有清化热痰,利气宽胸的功能。生品清化热痰作用较强,多用于热痰咳嗽。如用本品配大青叶、冬瓜子、生苡仁、前胡等药治疗肺热咳嗽,咳吐黄痰或肺痈咳吐脓痰(《上海中草药手册》)。

炒瓜蒌皮寒性减弱,略具焦香气,长于利气宽胸,常用于胸膈满闷或胁肋疼痛。如用本品配薤白或配丝瓜络、枳壳治疗胸痛或胁痛(《上海中草药手册》)。

蜜瓜蒌皮润燥作用增强,常用于肺燥伤阴,久咳少痰或咯痰不爽。如用于咳嗽痰稠,涩而难出,咽喉干燥。

【贮存】　贮干燥容器内,蜜瓜蒌皮密闭,置阴凉干燥处。

桂　枝

【处方用名】　桂枝、桂尖、蜜桂枝。

【来源】　本品为樟科植物肉桂 *Cinnamomum cassia* Presl 的干燥嫩枝。春、夏两季采收,除去叶,晒干,或切片,晒干。

【炮制方法】

1. 桂枝　取原药材,除去杂质,粗细分开,洗净,稍浸,润透,切薄片,阴干或低温干燥。筛去碎屑。

2. 蜜桂枝　取炼蜜,加适量开水稀释,淋入净桂枝片内拌匀,闷润,置炒制容器内,用文火加热,炒至老黄色、不粘手时,取出晾凉。

每 100kg 桂枝片,用炼蜜 15kg。

【质量要求】

1.桂枝 本品为类圆形薄片。表面皮部红棕色,木部黄白色或浅黄棕色,髓部略呈方形。周边棕色至红棕色。质硬而脆。有特异香气,味甜微辛。

桂枝饮片水分不得过 12.0%,总灰分不得过 3.0%,醇溶性浸出物不得少于 6.0%,桂皮醛不得少于 1.0%。

2.蜜桂枝 表面老黄色,微有光泽,略带黏性,香气减弱,味甜微辛。

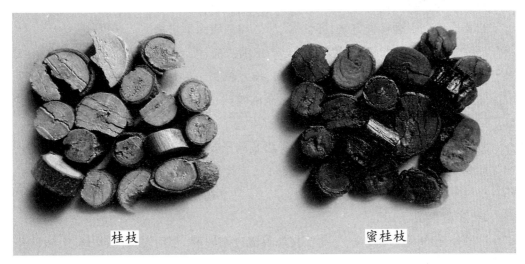

桂枝　　　　　　　　　　　　　　蜜桂枝

图 5-39　桂枝炮制前后外观对照

【炮制作用】 桂枝性味辛、甘,温。归心、肺、膀胱经。具有发汗解肌,温通经脉,助阳化气的功能。本品以生用为主。生品辛散温通作用较强,长于发汗解表,温经通阳。常用于风寒感冒,风寒湿痹,痰饮,水肿,胸痹或心悸、脉结代,寒滞经闭,痛经,奔豚等病症。如治疗风寒表实证的麻黄汤或风寒表虚证的桂枝汤(《伤寒》);治疗风寒湿痹,肩背肢节疼痛的桂枝附子汤(《金匮》);治痰饮胸胁支满,目眩心悸或短气而咳的苓桂术甘汤(《金匮》)。

蜜桂枝辛通作用减弱,长于温中补虚,散寒止痛。如治疗产后虚羸不足的当归建中汤(《千金翼》)。

【贮存】 贮干燥容器内,密闭,置阴凉干燥处。

第六节　油炙法

油炙法是将净选或切制后的药物,与一定量的食用油脂共同加热处理的一种方法。油炙法又称酥炙法。

油炙法所用的辅料,包括植物油和动物脂(习称动物油)两类。常用的有麻油(芝麻油),羊脂油。此外,菜油、酥油亦可采用。

> **油炙目的**

1. 增强疗效　如淫羊藿,用羊脂油炙后能增强温肾助阳作用。

2. 利于粉碎,便于制剂和服用　如豹骨、三七、蛤蚧,经油炸或涂酥后,能使其质地酥脆,易于粉碎,并可矫正其不良气味。

> **油炙的操作方法**

油炙通常有三种操作方法,即油炒、油炸和油脂涂酥烘烤。

1. 油炒　先将羊脂切碎,置锅内加热,炼油去渣,然后取药物与羊脂油拌匀,用文火炒至油被吸尽,药物表面呈油亮时取出,摊开晾凉。

2. 油炸　取植物油,倒入锅内加热,至沸腾时,倾入药物,用文火炸至一定程度,取出,沥去油,粉碎。

3. 油脂涂酥烘烤　动物类药物切成块或锯成短节,放炉火上烤热,用酥油涂布,加热烘烤,待酥油渗入药内后,再涂再烤,反复操作,直至药物质地酥脆,晾凉,或粉碎。

> **注意事项**

1. 油炸药物因温度较高,一定要控制好温度和时间,否则,易将药物炸焦,致使药效降低或者丧失药效。

2. 油炒、油脂涂酥,均应控制好火力和温度,以免药物炒焦或烤焦,使有效成分被破坏而降低疗效;油脂涂酥药物时,需反复操作直至酥脆为度。

淫 羊 藿

【处方用名】　淫羊藿、羊藿、仙灵脾、炙淫羊藿、炙羊藿。

【来源】　本品为小檗科植物淫羊藿 *Epimedium brevicornum* Maxim、箭叶淫羊藿 *Epimedium sagittatum* (Sieb.et Zucc.) Maxim、柔毛淫羊藿 *Epimedium pubescens* Maxim、巫山淫羊藿 *Epimedium wushanense* T.S.Ying. 或朝鲜淫羊藿 *Epimedium koreanum* Nakai 的干燥地上部分。夏、秋季茎叶茂盛时采制,除去粗梗及杂质,晒干或阴干。

【炮制方法】

1. 淫羊藿　取原药材,除去杂质、枝梗,摘取叶片,喷淋清水,稍润,切丝,干燥。

2. 炙淫羊藿　取羊脂油置锅内加热熔化,加入净淫羊藿丝,用文火加热,炒至微黄色,油脂吸尽,微显光泽时,取出,晾凉。

每 100kg 淫羊藿,用羊脂油(炼油)20kg。

【质量要求】

1. 淫羊藿　本品为丝状片。表面黄绿色,光滑,可见网状叶脉及细锯齿状叶缘;背面灰绿色,中脉及细脉凸出。无臭,味苦。

淫羊藿饮片水分不得过 12.0%，总灰分不得过 8.0%，淫羊藿苷含量不得少于 0.40%。

2. 炙淫羊藿　本品形如淫羊藿丝。表面微黄色,光亮,微有羊脂油气。

炙淫羊藿饮片水分、总灰分同生品，淫羊藿苷和宝藿苷Ⅰ的总量不得少于 0.60%。

【炮制作用】　淫羊藿性味辛、甘,温。归肝、肾经。具有补肾阳、强筋骨、祛风湿的功能。生品以祛风湿,坚筋骨力胜。用于风湿痹痛,肢体麻木,筋骨痿软,慢性支气管炎,高血压等。如治风寒湿痹,走注疼痛的仙灵脾散(《圣惠方》);治疗脚膝软缓、不能履步的仙灵脾煎丸(《圣惠方》);治妇女更年期高血压的二仙汤(《药学学报》)。

羊脂油甘温,能温散寒邪,补肾助阳。羊脂油炙淫羊藿能增强温肾助阳作用,多用于阳痿,不孕。如治肾气衰弱,阳痿不举的三肾丸(《全国中药成药处方集》)。

【贮存】　置通风干燥处。制淫羊藿密闭,置阴凉干燥处。

蛤 蚧

【处方用名】　蛤蚧、酒蛤蚧、酥蛤蚧。

【来源】　本品为壁虎科动物蛤蚧 *Gekko gecko* Linnaeus 除去内脏的干燥全体。全年均可捕捉,除去内脏、拭净,用竹片撑开,使全体扁平顺直,低温干燥。

【炮制方法】

1. 蛤蚧　取原药材,除去竹片,洗净,除去头(齐眼处切除)和足爪及鳞片,切成小块,干燥。

2. 酒蛤蚧　取蛤蚧块,用黄酒拌匀,闷润,待酒被吸尽后,烘干或置炒制容器内,用文火炒干或置钢丝筛上,用文火烤热,喷适量黄酒,再置火上酥制,如此反复多次,酥至松脆为度,放凉。

每 100kg 蛤蚧块,用黄酒 20kg。

3. 油酥蛤蚧　取蛤蚧,涂以麻油,用无烟火烤至稍黄质脆,除去头爪及鳞片,切成小块。

【工艺研究】

蛤蚧现多用酒炙法。将蛤蚧去头、足,用黄酒浸透,置于烘箱内,在 110℃~120℃温度下烘至外表略成微黄色;或在 145℃温度下烘烤,中途略淋白酒 3~4 次,酥炙至色黄松脆取出;大生产中可以采用 80℃烘烤 8 小时后,酒淬一次,再烘烤 8 小时。以上工艺均取得满意的色泽和酥脆度。我国江西采用滑石粉烫炙法炮制蛤蚧,实验结果表明,氨基酸总量可达495.74mg/g,较之《中国药典》酒拌烘干法得率241.21mg/g明显升高,且易于粉碎。

【质量要求】

1. 蛤蚧　本品为不规则片状小块。呈灰黑色或银灰白色，有黄白色或灰绿色斑纹,脊椎骨及肋骨突出。质坚韧。气腥,味微咸。

2. 酒蛤蚧　本品形如蛤蚧块,色稍黄,质较脆,微有酒气。

3. 油酥蛤蚧　本品形如蛤蚧块,色稍黄,质较脆,具香酥气。

【炮制作用】　蛤蚧性味咸,平。归肺、肾经。具有补肺益肾,纳气定喘,助阳益精的功能。蛤蚧生品和酥品功用相同,酥制后易粉碎,减少腥气。其功效以补肺益精,纳气定喘见长，常用于肺虚咳嗽或肾虚作喘。如治咳嗽虚喘、气短乏力的人参蛤蚧散(《宝鉴》);治疗肺虚喘咳,面目及四肢浮肿的独圣饼(《总录》);治痰中带血的蛤蚧汤(《中药临床应用》)。

酒炙蛤蚧可增强补肾壮阳作用,多用于肾阳不足,精血亏损的阳痿。如与人参、五味子、核桃肉共研末为丸,治肾虚阳痿,性机能减退,五更泄泻,小便频数(《中药临床应用》)。

【贮存】　贮干燥容器内,花椒伴存,密闭,置阴凉干燥处。防蛀。

三　七

【处方用名】　三七、田七、三七粉、熟三七。

【来源】　本品为五加科植物三七 *Panax notoginseng*（Burk.）F.H.Chen 的干燥根。秋季花开前采挖,洗净,分开主根、支根及茎基,干燥。支根习称"筋条",茎基习称"剪口"。

【炮制方法】

1. 三七　取原药材,除去杂质。用时捣碎。

2. 三七粉　取三七,洗净,干燥,研细粉。

3. 熟三七　取净三七,打碎,分开大小块,用食油炸至表面棕黄色,取出,沥去油,研细粉。或取三七,洗净、蒸透,取出,及时切片,干燥。

【质量要求】

1. 三七　本品呈圆锥形或纺锤形。表面灰黄色或灰褐色,有瘤状突起。体重,质坚实。断面灰白色,灰绿色或黄绿色,类角质,具光泽,中间有菊花心或裂纹。气微,味苦回甜。

2. 三七粉　本品为灰白色粉末,气微,味微苦回甜。熟三七为浅黄色粉末,略有油气,味微苦。

3. 熟三七片　本品为类圆形薄片,表面棕黄色,角质样,有光泽,质坚硬,易折断,气微,味苦回甜。

【炮制作用】 三七性味甘、微苦,温。归肝、胃经。具有散瘀止血,消肿定痛的功能。三七生品以止血化瘀,消肿定痛之力偏胜,止血而不留瘀,化瘀而不会导致出血。常用于各种出血证及跌打损伤,瘀滞肿痛。如治咳血,吐衄及二便出血的化血丹(《医学衷中参西录》);治疗各种出血证的军门止血方(《回生集》);治疗跌打损伤,瘀滞肿痛的活血止痛汤(《外科大成》)。

三七粉与三七同,一般入汤剂可用生三七打碎与其他药物共煎,三七粉多吞服或外敷用于创伤出血。

熟三七止血化瘀作用较弱,以滋补力胜,可用于身体虚弱,气血不足,治疗面色苍白,头昏眼花,四肢无力,食欲不振的参茸三七补血片。

【贮存】 贮干燥容器内,密闭,置阴凉干燥处。防蛀,防潮。

【习题】

1. 先炒药后加盐水的炮制方法适用于哪些药物?
2. 简述酒蟾酥的炮制方法和炮制操作时的注意事项。
3. 简述醋炙法操作时的注意事项。
4. 简述蜜炙的操作方法及注意事项。
5. 油炙法的方法通常有几种? 操作时应注意什么?

第六章 煅 法

一、定义

煅法是指将药物直接放于无烟炉火中或适当的耐火容器内煅烧的一种方法。主要适用于矿物类中药以及质地坚硬的药物,如贝壳类药物、化石类药物或某些中成药在制备过程需要综合制炭(如砒枣散)的各类药物。

二、分类

依据操作方法和要求的不同,煅法分为明煅法、煅淬法、扣锅煅法(闷煅)

三、目的

利于药物质地、药性、功效发生变化,使药物质地疏松,利于粉碎和使有效成分易于溶出,减少或消除副作用,从而提高疗效或产生新的药效。

四、基本概念

煅淬是指有些药物煅红后,还要趁炽热投入规定的液体辅料中淬之。

五、操作方法

明煅法操作方法:

1. 敞锅煅 将药物直接放入煅锅内,用武火加热的煅制方法。此法适用于含结晶水的易熔矿物类药。如白矾等。

2. 炉膛煅 质地坚硬的矿物药,直接放于炉火上煅至红透,取出放凉。煅后易碎或煅时爆裂的药物需装入耐火容器或适宜容器内煅透,放凉。

3. 平炉煅 将药物置炉膛内, 武火加热并用鼓风机促使温度迅速升高和升温均匀。在煅制过程中,可根据要求适当翻动,使药材受热均匀,煅至药材发红或红透(通过观察孔可见炉膛发红或红亮)时停止加热,取出放凉或进一步加工。此法煅制效率较高,适用于大量生产。本法适用范围与炉膛煅相同。

4. 反射炉煅 将燃料投入炉内点燃,并用鼓风机吹旺,然后将燃料口密闭。从投料口内投入药材,再将投料口密闭,鼓风燃至指定时间,适当翻动,使药材受热均匀,煅红后停止鼓风,继续保温煅烧,稍后取出放凉或进一步加工。此法煅制效率较高,适用于大量生产。其适用范围与炉膛煅相同。

第一节 明煅法

明煅法是指药物煅制时,不隔绝空气的方法,又称直火煅法。该法适用于除闷煅以外的一切药物。

> **明煅的主要目的**

1. 使药物质地酥脆 明煅法能使部分硫砷等物质挥发,还可产生氧化分解等变化,这些变化必然导致分子结构发生改变而使质地发生变化。煅法还使药物受热后不同药物组分在不同方向胀缩的比例产生差异,致使药粒间出现孔隙,质地变得酥脆。

2. 除去结晶水 为了临床需要有些药物需除去结晶水增强收敛等作用,如白矾、硼砂等。

3. 使药物有效成分易于煎出 由于煅制温度高,使药物发生了化学变化,如含碳酸钙类的药物(钟乳石、花蕊石、蛤壳等)煅后生成氧化钙,从而改变了钙的赋存状态,使药物中的钙成分更易溶出。

> **注意事项**

1. 将药物大小分档,以免煅制时生熟不均。

2. 煅制过程中宜一次煅透,中途不得停火,以免出现夹生现象。

3. 煅制温度、时间应适度,要根据药材的性质而定。如主含云母类、石棉类、石英类矿物药,煅时温度应高,时间应长。对这类矿物药来说,短时间煅烧即使达到"红透",其理化性质也很难改变。而对主含硫化物类和硫酸盐类药物,煅时温度不一定太高,后者时间需稍长,以使结晶水挥发彻底和达到理化性质应有的变化。

4. 有些药物在煅烧时产生爆溅,可在容器上加盖(但不密闭)以防爆溅。

白 矾

【处方用名】 白矾、明矾、枯矾。

【来源】 本品为硫酸盐类矿物明矾石 Alumen 经加工提炼制成。主含含水硫酸铝钾[KAl(SO$_4$)$_2$·12H$_2$O]。

【炮制方法】

1. 白矾 取原药材,除去杂质,捣碎或研细。

2.枯矾 取净白矾,敲成小块,置煅锅内,用武火加热至熔化,继续煅至膨胀松泡呈白色蜂窝状固体,完全干燥,停火,放凉后取出,研成细粉。煅制白矾时应一次性煅透,中途不得停火,不要搅拌。否则搅拌后堵塞了水分挥发的通路,易形成凉后的"僵块"。

远红外线煅白矾:取净白矾适量,平铺于不锈钢盘中,厚度为 2.5cm 左右,置远红外线干燥炉内。开启开关,温度控制在 230℃,维持 1 小时,关闭开关,晾凉取出。枯矾洁白如雪,疏松易碎[①]。

微波干燥煅白矾:取白矾小碎块,平铺于蒸发皿上,置微波炉转盘上,设定火力100%,每转 10 分钟测定一次,直至重量不再变化为止,一般约 40 分钟[②]。

【质量要求】

1.白矾 本品为半透明结晶状物,无色、乳白色或带微黄色,质坚而脆,有光泽,体重气微,味微甜而涩。

2.枯矾 本品为不透明,白色,蜂窝状或海绵状固体或细粉,无结晶样物质,体轻质松,无光泽,易碎,味酸涩。

【炮制作用】 白矾性味酸,涩,寒。归肺,大肠,肝经。外用解毒,杀虫,止痒;内服化痰,止血,止泻。白矾长于解毒杀虫,清热消痰,燥湿止痒。用于湿疹,疥癣,癫痫,中风,喉痹。外用可解毒止痒,常制成散剂、洗剂、含漱剂使用,高浓度具有腐蚀性,用于胬肉,痔疮,脱肛。内服有清热消痰作用,如治风痰雍盛所致癫痫的白金丸(《普本》);治中风的稀涎散(《集解》)。

枯矾酸寒之性降低,涌吐作用减弱,增强了收涩敛疮、止血化腐作用,用于湿疹湿疮,耳流脓,阴痒带下,久泻,便血,崩漏,鼻衄齿衄、鼻息肉。如治疮口不合的生肌散(《准绳》);治脾虚久泻的黎勒散(《圣惠方》)。

【贮存】 置干燥处,防潮。

硼 砂

【处方用名】 硼砂、月石、煅硼砂。

【来源】 本品为天然产硼砂 Broax 经精制而成的结晶, 主含十水四硼酸钠[$Na_2B_4O_7·10H_2O$]。

【炮制方法】

1.硼砂 取原药材,除去杂质,捣碎或研成细粉。

2.煅硼砂 取净硼砂适当粉碎,置煅锅内武火加热,煅至鼓起小泡成雪白酥松块

---

① 赵家瑜.对白矾加工炮制之探讨[J].中国药业,2000,9(11):45.

② 张义生,陈建华,曾庆锋.微波干燥法炮制白矾[J].中国药师,2004,7(8):645.

状,取出放凉碾碎。或置锅内,用武火加热,炒至鼓起小泡或雪白酥松块状,取出放凉碾碎。

恒温干燥箱加热法炮制蒙药硼砂的较优化工艺条件为,以 1~2cm 的试样铺展厚度在 280℃加热 1 小时。按本工艺炮制所得硼砂制品的四硼酸钠(Na$_2$B$_4$O$_7$)含量可达 85%以上,制品研粉细腻、蓬松、色白,符合临床用药质量要求[①]。

【质量要求】

1. 硼砂 为不规则块状,无色透明或白色半透明,有玻璃样光泽,质较重易破碎(硬度 2~2.5、密度 1.69~1.72g/cm^3),气无,味甜略带咸。久置失水成白色粉状。

2. 煅硼砂 为白色粉末,体轻,不透明,无光泽。

【炮制作用】 硼砂性味甘、咸,凉。归肺、胃经。本品多生用、外用。外用清热解毒,内服清肺化痰。内服多作含化剂用,用于口舌生疮,目赤,翳障,咽喉肿痛,咳嗽痰稠。如治口舌生疮的硼砂丸(《奇效》);治喉痹的硼砂丹(《张氏医通》)。

煅制后具有燥湿收敛作用,对局部渗出物容易吸收,同时易研成细粉,可避免晶型微粒,因而消除了对敏感部位的刺激性,多用于喉科散药。如治咽喉口齿新久肿痛及久嗽痰火咽哑作痛的冰麝散(《中医喉科学》)。

【贮存】 贮干燥容器内,置干燥处。防潮、防尘。

寒 水 石

【处方用名】 寒水石、煅寒水石。

【来源】 本品为单斜晶系硫酸盐类矿物红石膏 Gypsum rubrum 或三方晶系碳酸盐类矿物方解石 Calcitum 的矿石,前者多用于北方,后者多用于南方。全年可采,采后除去杂石。

【炮制方法】

1. 寒水石 取原药材,除去杂质,洗净,打碎成小块或研成细粉用。

2. 煅寒水石 取净寒水石置耐火容器内,用武火煅至红透,取出放凉,研碎或研成细粉用。若直接将药物置无烟炉火中煅制时,取出放凉后,应先刷去灰屑,方可再打碎。若药物为方解石时,不得直接置无烟炉火中煅烧,否则崩裂成碎块,无法收集。

【质量要求】

1. 红石膏 本品为不规则块状,纵断面呈纤维状纹理,表面粉红色,半透明,光泽明显体重质松,易成小块,无臭无味。研碎后呈无定型粉红色粉末。

2. 煅红石膏 本品呈大小不规则的块状,纹理破坏,光泽消失,黄白色,不透明。

---

① 成日青,赵登亮,石瑞文,等.恒温干燥箱加热法炮制蒙药硼砂的实验研究[J].内蒙古医学院学报,2008,30(1):42-44.

质地酥脆,手捻易碎。方解石为不规则块状结晶,表面光滑,有玻璃样光泽,无色或黄白色,透明或半透明。体重质松,易碎成方形或长方形小块。

3. 煅方解石 本品为白色或黄白色,不透明。体轻质松,易成粉。

【炮制作用】 寒水石性味辛,咸,大寒。归肺,胃,肾经。寒水石具有清热泻火的功能,用于时行热病,积热烦渴等证。如治伤寒发狂,弃衣奔走的鹊石散(《普本》)。

煅寒水石降低了大寒之性,消除了伐脾阳的副作用,缓和了清热泻火的功效,增加了收敛固涩作用。用于风热火眼,水火烫伤,诸疮肿毒。如拔毒散便是寒水石一味,烧赤为末,水调,搽涂治诸疮肿毒(《儒门》)。煅后并能使质地酥松,易于粉碎及煎出有效成分。

【贮存】 贮干燥容器内,置干燥处,防尘。

石 膏

【处方用名】 生石膏、煅石膏。

【来源】 本品为硫酸盐类矿物硬石膏族石膏 Gypsum fibrosm,主要含含水硫酸钙($CaSO_4 \cdot 2H_2O$)。采挖后,除去泥砂及杂石。

【炮制方法】

1. 生石膏 取原药材,洗净,晒干,敲成小块,除去夹石,碾成细粉。

2. 煅石膏 取净石膏块,置无烟炉火或耐火容器内,用武火加热,煅至红透,取出,凉后碾碎。

【质量要求】

1. 生石膏 本品为不规则块状或粉末,白色、灰色或淡黄色,纵断面呈纤维状或板状,并有绢丝样光泽,半透明。体重(密度 2.3g/cm³),质坚硬而松(硬度 2),无臭,味淡。

2. 煅石膏 本品呈不规则块状或条状,洁白或粉白色,纹理破坏,光泽消失,不透明,表面松脆,易剥落,质地轻松。

【炮制作用】 石膏性味辛,甘,大寒。归肺,胃经。石膏具有清热泻火,除烦止渴的功能。用于外感热病,高热烦渴,肺热喘咳,胃火亢盛,头痛、牙痛。如治高热烦渴的白虎汤(《伤寒论》),治肺热咳喘的麻杏石甘汤(《伤寒论》)。

煅石膏具收湿,生肌,敛疮,止血的功能。用于溃疡不敛,湿疹瘙痒,水火烫伤,外伤出血。如治疮汤溃后不敛的九一丹(《金鉴》)。

【贮存】 贮干燥容器内,置干燥处。

花 蕊 石

【处方用名】 花蕊石、煅花蕊石。

【来源】 本品为变质岩类岩石蛇纹大理岩 Ophicalcitum 的矿石，主要含含水硅酸镁。采挖后，除去杂石及泥砂。

【炮制方法】

1. 花蕊石 取原药材，除去杂质，洗净，干燥，敲成小块。

2. 煅花蕊石 取净花蕊石，敲成小块，置耐火容器内，用武火加热，煅至红透，取出放凉，碾碎。

【质量要求】

1. 花蕊石 本品为不规则的碎块，灰白色或黄白色，有黄色或墨绿色或黄绿色多少不等花纹相夹其间，习称"彩晕"，对光有闪星状亮光。体重(密度 2.5~3.60g/cm³)，质坚硬(硬度 2.5~3.5)，无臭无味。

2. 煅花蕊石 本品呈大小不一的颗粒状碎粒，粉白色间有黄白色，质地松脆，无光泽。

【炮制作用】 花蕊石性味酸，涩，平。归肝经。具有化瘀止血的功能。花蕊石质地坚硬很难粉碎。煅后能使质地疏松，易于粉碎，且能缓和酸涩之性，消除伤脾伐胃的副作用，有利于内服，故一般均煅用。用于咯血、吐血、外伤出血，跌打伤痛。如治咳血、吐血不止的花蕊石散(《十药》)。

【贮存】 贮干燥容器内，置干燥处。

钟 乳 石

【处方用名】 钟乳、石钟乳、钟乳石、煅钟乳石。

【来源】 本品为碳酸盐类矿物方解石族方解石 Stalacticum，主含碳酸钙($CaCO_3$)。采挖后，除去杂石，洗净，晒干。

【炮制方法】

1. 钟乳石 取原药材，除去杂质，洗净，干燥，砸成小块。

2. 煅钟乳石 取洗净砸碎的钟乳石，置耐火容器内，放入炉火中，煅至红透，取出放凉，碾碎或研末。

【质量要求】 钟乳石为不规则块状，外表白色，灰白色或棕黄色，粗糙，凹凸不平。质坚硬(硬度 3)，有光泽，滴加稀盐酸可见大量泡沫。煅钟乳石呈灰白色不规则块状，质地酥脆，光泽消失。

【炮制作用】 钟乳石性味甘，温。归肺，肾，胃经。具有温肺，助阳，平喘，制酸，通乳的功能。钟乳石温肺气,下乳汁,用于喘咳,乳汁不下。如治肺虚气壅,喘急气促连绵不息的钟乳丸(《总录》)。

煅钟乳石易于粉碎和煎出有效成分,增强温肾壮阳作用。也可用于消肿毒。

【贮存】 贮干燥容器内,置干燥处。

龙 齿

【处方用名】 龙齿、生龙齿、青龙齿、煅龙齿。

【来源】 本品为古代哺乳动物如三距马、犀类、鹿类、牛类、象类、羚羊类等的牙齿化石 Dens draconis。采挖后,除去泥土,敲去牙床。

【炮制方法】

1.龙齿 取原药材,除去泥土及杂质,打碎。

2.煅龙齿 取净龙齿小块,置耐火容器内,用武火加热,煅至红透,取出,放凉,碾碎。

煅时要用武火,但要控制时间,以防灰化,并要在容器上加盖,防止爆溅。

【质量要求】

1.龙齿 本品为齿状或不规则的碎块,表面青灰色、暗棕色(青龙齿)或黄白色(白龙齿),有的可见具光泽的釉质层。质坚硬,断面粗糙,具吸湿性。

2.煅龙齿 本品呈灰白色或白色。质疏松,无光泽,吸湿性较强。

【炮制作用】 龙齿性味甘,涩,凉。归心,肝经。龙齿具有镇惊安神,除烦解热的功能。用于惊痫、癫狂、怔忡等证。如治小儿惊风的龙齿散(《总微》)。

煅后降低寒性,缓和解热镇惊功效,增强收敛固涩作用,并有较强的安神宁志的功效,用于失眠多梦。

【贮存】 贮干燥容器内,置干燥处。

龙 骨

【处方用名】 龙骨、生龙骨、煅龙骨。

【来源】 本品为古代哺乳动物如三趾马、犀类、鹿类、牛类、象类等的骨骼化石或象类门齿的化石,前者习称"龙骨",后者习称"五花龙骨"。挖出后除去泥土及杂质。

【炮制方法】

1.龙骨 取原药材,除去杂质及灰屑,刷净泥土,打碎。

2.煅龙骨 取净龙骨小块,置耐火容器内,用武火加热,煅至红透,取出放凉,碾碎。

【质量要求】

1.龙骨 本品为不规则的碎块,表面类白色、灰白色或浅黄色,有的具蓝灰色或红棕色纹或棕色、黄白色斑点。质硬脆,气微,吸湿力很强。

2.煅龙骨　本品呈灰白色或灰褐色。质轻,酥脆易碎,表面显粉性,吸湿力强。

【炮制作用】　龙骨性味甘,涩,平。归心,肝经。具有镇静安神,收敛固涩的功能。龙骨镇惊潜阳作用较强,用于怔忡多梦,惊痫,头目眩晕。如治惊痫的镇心定痫汤(《杂病证治新义》)。

煅后能增强收敛固涩、生肌的功效,用于盗汗,自汗、遗精、带下,崩漏,白带,久泻久痢,疮口不敛等。如治血崩不止的龙骨散(《景岳》)。外敷用于收湿敛疮,治疮疡湿疹和疮溃后久不收口。

【贮存】　贮干燥容器内,置干燥处。防潮。

牡　蛎

【处方用名】　牡蛎、生牡蛎、煅牡蛎。

【来源】　本品为牡蛎科动物长牡蛎 *Ostrea gigas* Thunberg. 大连湾牡蛎 *Ostrea talien whanensis* Crosse 或近江牡蛎 *Ostrea rivularis* Gould 的贝壳。全年均可采收,去肉,洗净,晒干。

【炮制方法】

1.牡蛎　取原药材,洗净,晒干,碾碎。

2.煅牡蛎　取净牡蛎,置耐火容器内或无烟炉火上,用武火加热,煅至酥脆时取出,放凉,碾碎。

【质量要求】

1.牡蛎　本品为不规则片状,灰白色,具光泽,分层次,质坚硬。

2.煅牡蛎　本品呈不规则片块,大小不一,灰白色或灰黑色,质疏脆。

【炮制作用】　牡蛎性味咸,微寒。归肝,肾经。牡蛎具有重镇安神,潜阳补阴,软坚散结的功能。用于惊悸失眠,眩晕耳鸣,瘰疬痰核,癥瘕痞块。如治肝阳上亢所致之头目眩晕的镇肝熄风汤(《医学衷中参西录》)和治瘰疬、痰核的瘰疬内消丸(《处方集》)。

煅后增强了收敛固涩作用。用于自汗盗汗,遗精崩带,胃痛吐酸。如治盗汗自汗的牡蛎散(《局方》)。

【贮存】　贮干燥容器内,置干燥处。

石 决 明

【处方用名】　石决明、煅石决明。

【来源】　本品为鲍科动物杂色鲍 *Haliotis diversicolor* Reeve、皱纹盘鲍 *Haliotis discus hannai* lno、羊鲍 *Haliotis ovina* Gmelin、澳洲鲍 *Haliotis rubber* (Leach)、耳鲍 *Haliotis asinina* Linnaeus 或白鲍 *Haliotis laevigata* (Donovan)的贝壳。夏、秋两季捕捉,去肉,洗净,干燥。

【炮制方法】

1. 石决明　取原药材洗净,干燥,碾碎或碾粉。

2. 煅石决明　取净石决明,置耐火容器内或置于无烟炉火上,用武火加热,煅至灰白色或青灰色,易碎时,取出放凉,碾碎。

【质量要求】

1. 石决明　本品为不规则的碎片或细粉,外面粗糙呈灰棕色,具有青灰色斑,内面光滑,有珍珠样光彩。质坚硬,不易破碎,研碎后呈灰白色粗粉,显珍珠样光彩。

2. 煅石决明　本品呈不规则的小碎块或细粉,灰白色或青灰色,无光泽。质地脆。

【炮制作用】　石决明性味咸,寒。归肝经。具有平肝潜阳,清肝明目的功能。石决明偏于平肝潜阳。用于头痛眩晕,惊痫抽搐。如治头痛眩晕的羚羊角汤(《医醇质义》)。

煅石决明咸寒之性降低,缓和平肝潜阳的功效,增强了固涩收敛、明目作用。用于目赤,翳障,青盲雀目,痔漏成管。如治青盲内障的石决明散(《瑶函》)。且煅后质地疏松,便于粉碎,有利于外用涂敷撒布,并有利于煎出有效成分。

【贮存】　贮干燥容器内,置干燥处。

瓦 楞 子

【处方用名】　瓦楞子、煅瓦楞子。

【来源】　本品为蚶科动物毛蚶 *Arca subcrenata* Lischke、泥蚶 *Arca granosa* Linnaeus 或魁蚶 *Arca inflata* Reeve. 的贝壳。秋、冬至次年春捕捞,洗净,置沸水中略煮,去肉,干燥。

【炮制方法】

1. 瓦楞子　取原药材,洗净,捞出,干燥,碾碎或研粉。

2. 煅瓦楞子　取净瓦楞子,置耐火容器内,武火加热,煅至酥脆,取出放凉,碾碎或研粉。

【质量要求】

1. 瓦楞子　本品为不规则碎片或粒状,白色或灰白色,较大碎块仍显瓦楞线,有光泽。质坚硬,研粉后呈白色无定型粉末。

2. 煅瓦楞子　本品呈不规则碎片或颗粒,灰白色,光泽消失。质地酥脆,研粉后呈灰白色无定型粉末,无颗粒。

【炮制作用】　瓦楞子性味咸,平。归肺,胃,肝经。具有消痰化瘀,软坚散结,制酸止痛的功能。瓦楞子偏于消痰化瘀,软坚散结。用于瘿瘤,瘰疬,癥瘕痞块,如治痰核瘿瘤的含化丸(《准绳》)。

煅瓦楞子制酸止痛力强,用于胃痛泛酸。且煅后质地酥脆,便于粉碎入药。如配伍乌贼骨、陈皮、开水调服治胃痛泛酸(《经验方》)。

【贮存】 贮干燥容器内,置干燥处,防尘。

蛤 壳

【处方用名】 蛤壳、海蛤壳、煅蛤壳。

【来源】本品为帘蛤科动物文蛤 *Meretrix meretrix* Linnaeus 或青蛤 *Cyclina sinensis* Gmelin 的贝壳。夏、秋两季捕捞,取肉,洗净,晒干。

【炮制方法】

1.蛤壳 取原药材,洗净,干燥,碾碎和研粉。

2.煅蛤壳 取净蛤壳,置耐火容器内,煅至酥脆,取出放凉,碾碎或研粉。

【质量要求】

1.蛤壳 本品为不规则的碎片或无定形粉末,表面灰白色或黄白色,内面乳白色,略带青紫光泽。质坚硬而重,断面显层状,气无味淡。

2.煅蛤壳 本品为不规则的碎片或无定形粉末,光泽消失,灰白色。质疏松,口尝有涩感。

【炮制作用】 蛤壳味苦、咸,性平。归肺、肾经。具有清热化痰,软坚散结,制酸止痛的功能。蛤壳偏于软坚散结,用于瘰疬、瘿瘤、痰核等。如消瘿瘤的消瘿五海饮(《古今医鉴》)。

【贮存】 贮干燥容器内,置干燥处,防尘。

珍 珠 母

【处方用名】 珍珠母、珠母、明珠母、煅珍珠母。

【来源】 本品为蚌科动物三角帆蚌 *Hyriopsis cumingii* (Lea)、褶纹冠蚌 *Cristaria plicata* (Leach)或珍珠贝科动物马氏珍珠贝 *Pteria martensii* (Dunker)的贝壳。去肉,洗净,干燥。

【炮制方法】

1.珍珠母 取原药材,除去杂质及灰屑,碾碎。

2.煅珍珠母 取净珍珠母,置耐火容器内,用武火加热,煅至酥脆,取出放凉,打碎或碾粉。

【质量要求】

1.珍珠母 本品为不规则碎块状,黄玉白色或银灰白色,有光彩,习称“珠光”。质硬而重,气微,味淡。

2.煅珍珠母 本品呈不规则碎块或粉状,青灰色,“珠光”少见或消失。质松酥脆,易碎。

【炮制作用】 珍珠母性味咸,寒。归肝、心经。珍珠母具有偏重于平肝潜阳,定惊明目的功能。用于头痛眩晕,烦躁失眠,肝热目赤,肝虚目昏。

煅后细研吞服,能治胃酸过多;同植物油、凡士林调和成油膏,可外涂治疗烫伤。

【贮存】 贮干燥容器内,置干燥处。

禹 余 粮

【处方用名】 禹余粮、煅禹余粮、醋禹余粮。

【来源】 本品为氢氧化物类矿物褐铁矿 Limonite 的一种天然粉末状矿石,主含碱式氧化铁[FeO(OH)]。采挖后,除去杂石。

【炮制方法】

1.禹余粮 取原药材,除去杂质,打碎。

2.煅禹余粮 取净禹余粮,置耐火容器内,用武火加热,煅至红透,取出,放凉,碾碎或捣碎。

3.醋禹余粮 取净禹余粮,捣碎,置耐火容器内用武火加热,煅至红透,取出,立即投入醋中淬酥,取出,干燥,碾粉。

每 100kg 禹余粮,用醋 30kg。

【质量要求】

1.禹余粮 本品为不规则的斜方块状,表面淡棕色或红棕色,多凹凸不平。质硬(硬度 3~5),较重(密度 3.3~4.3g/cm³),断面呈色泽不均匀的层状。

2.煅禹余粮 本品层间色泽分明不同,呈铁黑色处失去光泽,表面粉性消失。质较酥脆,轻砸即碎,基本不染指。

3.醋禹余粮 本品呈细粉状,黄褐色或褐色。具醋气。

【炮制作用】 禹余粮性味甘,涩,平。归胃,大肠经。具有涩肠止泻,收敛止血的功能。禹余粮用于久泻久痢,崩漏,白带。

煅淬后质地疏松,便于粉碎入药,易于煎出有效成分,并能增强收敛作用。多用于久泻不止,赤白带下。如治冷劳、大肠转泄的神效太乙丹(《圣惠方》);又如《胜金方》治疗妇人带下不止,用醋煅淬禹余粮止血益血。

【贮存】 贮干燥容器内,置干燥处。防尘。

阳 起 石

【处方用名】 阳起石、煅阳起石、酒阳起石。

【来源】 本品为硅酸类矿石阳起石 Actinolite 或阳起石石棉 Actinolite asbestus 的矿石。采得后,去净泥土、杂石。

【炮制方法】

1. 阳起石 取原药材,除去杂质,洗净,干燥,砸成小块。

2. 煅阳起石 取净阳起石小块,置耐火容器内,用武火加热,煅至红透,取出,放冷,研碎。

3. 酒阳起石 取净阳起石小块,置耐火容器内,用武火加热,煅至红透后,倒入黄酒中淬,如此反复煅淬至药物酥脆、酒尽为度取出晾干,研碎。

每 100kg 阳起石,用黄酒 20kg。

【质量要求】

1. 阳起石 本品为不规则碎块状,乳白色,具纤维状构造,有丝样光泽。体重(密度 3.1~3.3g/cm³),味淡。

2. 煅淬阳起石 本品研细后呈青褐色粉末,无光泽。

【炮制作用】 阳起石性味咸,温。归肾经。具有温肾壮阳的功能。本品临床均煅用,煅后质地酥脆,易于粉碎,便于煎出有效成分。酒淬可进一步使其质地酥脆,利于加工成细粉,并可加强壮阳作用。用于下焦虚寒,腰膝酸软,遗精,阳痿,宫冷不孕,崩漏。如治肾阳衰弱肾不纳气的黑锡丹(《局方》)。

【贮存】 贮干燥容器内,置干燥处。

皂矾(绿矾)

【处方用名】 皂矾、煅皂矾、醋皂矾、矾红。

【来源】 为硫酸铁盐类矿物水绿矾 Melanterite 的矿石或化学制品。主含七水硫酸亚铁($FeSO_4·7H_2O$)。采得后,除去杂质。

【炮制方法】

1. 皂矾 取原药材,除去杂质,打碎。

2. 煅皂矾 取净皂矾打碎,置耐火容器内,用武火加热,煅至汁尽,红透为度,取出,放凉,研粉。

3. 醋煅皂矾(矾红) 取净皂矾打碎,置耐火容器内,加入醋,盖好,置炉火上武火加热,待皂矾溶解后搅拌均匀,继续煅至汁尽,全部呈绛色为度,取出放凉,研粉。

【质量要求】

1. 皂矾 本品为不规则粒状,大小不一,绿色,半透明,有玻璃样光泽。质较脆(硬度2),无臭,味涩而甜,在干燥空气中逐渐风化成粉,置湿空气中迅速氧化,表面生成黄棕色锈衣。

2. 煅皂矾 本品失水干枯,呈无定型粉末,不透明,光泽消失,绛红色。无臭,味涩。若成块状,则性脆硬度稍高(硬度 2.5~5.5)。

3. 醋皂矾 本品呈不定型粉末,不透明,色泽消失。质地疏松,绛红色或红棕色。

无臭,味涩,有醋气。

【炮制作用】 皂矾性味酸涩,凉。归脾,肝,大肠经。具有燥湿化痰,消积杀虫,止血补血,解毒敛疮的功能。皂矾一般不内服,多作外用洗涂剂,偏于燥湿止痒杀虫。用于湿疹,疥癣,疮毒。

内服多煅用,煅后失水变枯,不溶于水,降低了致吐的副作用,增强了燥湿止痒的作用。加醋煅不但降低了致吐的副作用,以利内服,并增强入肝补血,解毒杀虫的功效,用于黄肿胀满,血虚萎黄,疳积久痢,肠风便血。如治黄肿胀满的绛矾丸(《重订广温热论》)和治赤白痢的绿白散(《总录》)。

【贮存】 贮干燥容器内,密闭,置干燥处防潮。

青 礞 石

【处方用名】 礞石、青礞石、煅礞石。

【来源】 本品为变质岩类黑云母片岩或绿泥石化云母碳酸盐片岩 Chlorite-schist。采挖后,除去泥砂和杂石。

【炮制方法】

1.青礞石 取原药材,除去杂质,砸碎。

2.煅青礞石

(1)明煅:取净青礞石小块,置耐火容器内,用武火加热,煅至红透,取出放凉。或取整块直火煅烧亦可。

(2)硝煅:取净青礞石小块加等量的火硝混匀,置耐火容器内,加盖,武火加热,煅至烟尽,取出放凉,水飞细粉。

【质量要求】

1.青礞石 本品为不规则的扁块,大小不一,青灰色或灰绿色,微带珍珠样光泽,断面呈片状,可见闪闪发亮的星点。无臭,味淡。

2.煅青礞石 本品质地酥脆,光泽消失。

3.硝煅青礞石 本品呈金黄色,质地酥软,轻打可碎,部分呈团块状,稍有火硝味。

【炮制作用】

青礞石性味咸,平。归肺,肝经。具有坠痰下气,平肝镇惊的功能。青礞石一般不生用。煅后质地酥松,便于粉碎加工,易于煎出有效成分。硝煅后可增强下气坠痰功效,能逐陈积伏匿之疾。用于顽痰胶结,咳逆喘急,癫痫发狂,烦躁胸闷,惊风抽搐。如治顽痰喘咳的礞石滚痰丸(《景岳》);又如硝煅礞石研末,用薄荷汁和白蜜调服,治热痰壅塞引起的惊风(《婴孩宝书》)。

【贮存】 贮干燥容器内,置干燥处。防尘。

附:金礞石:本品为变质岩类蛭石片岩或水黑云母片岩。古本草很少有金礞石的记载,但青礞石与金礞石常混为同一种药。根据现代研究表明:金礞石其成分特征,可溶性特征均不同于青礞石。2000版《中国药典》明确将青礞石和金礞石分别药用,但功能主治并没有明确区分。

第二节　煅淬法

煅淬是指将药物按明煅法煅烧至红透后,立即投入规定的液体辅料中骤然冷却的方法。煅后的操作程序称为淬,所用的液体辅料称为淬液。常用的淬液有醋、酒、药汁等,按临床需要而选用。煅淬法适用于质地坚硬,经过高温仍不能疏松的矿物药,以及临床上因特殊需要而必须煅淬的药物。

➤ 煅淬的主要目的

1.使药物质地酥脆,易于粉碎,利于有效成分的煎出　煅淬法除有煅法的作用外,它的独到之处是药材经过高温煅至红透,突然转入淬液中,使矿物药中各种不同成分的胀缩比例发生较大变化,从面产生裂隙,使质地变得酥脆。如代赭石、磁石。

2.改变药物的理化性质,减少副作用,增强疗效　一些矿物药煅、淬前后,矿物组分或化学成分发生变化是多方面的。即有单纯的晶体结构变化,也有晶体结构、化学成分都有改变的,如自然铜中黄铁矿中的二硫化铁转化为硫化铁;更常见的则是煅淬中局部成分的氧化,醋淬中的醋酸化等变化。如含铁矿物药煅后醋淬有醋酸铁生成。

3.清除药物中夹杂的杂质,洁净药物　如炉甘石煅淬后可提高药物质量。

➤ 注意事项

煅淬要反复进行几次,使液体辅料吸尽、药物全部酥脆为度,避免生熟不均。所用的淬液种类和用量由各药物的性质和煅淬目的要求而定。

自　然　铜

【处方用名】　自然铜、煅自然铜。

【来源】　本品为硫化物类矿物黄铁矿族黄铁矿 Pyritum 的矿石。主含二硫化铁(FeS_2)。采挖后,除去杂质。

【炮制方法】

1.自然铜　取原药材,除去杂质,洗净,干燥,砸碎。

2.煅自然铜　取净自然铜,置耐火容器内,用武火加热,煅至红透立即取出,投入醋液中淬制,待冷后取出,继续煅烧醋淬至黑褐色,外表脆裂,光泽消失,质地酥脆,取出,摊凉,干燥后碾碎。

每100kg自然铜,用醋30kg。

【质量要求】

1. 自然铜　本品为小方块状,大小不一,表面金黄色或黄褐色,有金属光泽。质重(密度4.9~5.2g/cm³)而硬(硬度6~6.5)。

2. 煅自然铜　本品为不规则的碎粒,呈黑褐色或黑色无金属光泽。质地酥脆,有醋气,碾碎后呈无定型黑色粉末。

【炮制作用】　自然铜性味辛,平。归肝经。具有散瘀,接骨,止痛的功能。本品多煅制用,经煅淬后,可增强散瘀止痛作用。多用于跌扑肿痛,筋骨折伤。如自然铜散(《张氏医通》)。煅淬后使质地酥脆,便于粉碎加工,利于煎出有效成分。

【贮存】　贮干燥容器内,置干燥处。

磁　石

【处方用名】　磁石、灵磁石、煅磁石。

【来源】　本品为氧化物类矿物尖晶石族磁铁矿 Magnetitum 的矿石,主含四氧化三铁(Fe₃O₄)。采挖后,除去杂石。

【炮制方法】

1. 磁石　取原药材,除去杂质,碾碎。

2. 煅磁石　取净磁石,砸成小块,置耐火容器内,用武火煅至红透,趁热倒入醋液内淬制,冷却后取出,反复煅淬至酥脆,取出干燥,碾碎。

每100kg磁石,用醋30kg。

【质量要求】

1. 磁石　本品为多棱角不规则块状,表面铁黑色或棕褐色,有金属样光泽。体重(密度5.16~5.18g/cm³),质坚硬(硬度5.5~6.5)。断面不整齐。具磁性,有土腥气,无味。

2. 煅磁石　呈黑色或深灰色无定型粉末,光泽消失。质地酥脆,略有醋气。

【炮制作用】　磁石性味咸,寒。入肝,心,肾经。具有平肝潜阳,聪耳明目,镇惊安神,纳气平喘的功能。磁石偏于平肝潜阳,镇惊安神。用于惊悸,失眠,头晕目眩。如治阴虚阳亢所致的心悸,失眠的磁朱丸(《千金》)。

煅磁石聪耳明目,补肾纳气力强,并质地酥脆,易于粉碎及煎出有效成分,缓和了重镇安神功效。用于耳鸣,耳聋,视物昏花,白内障,肾虚气喘,遗精等。如治肾虚作喘的玄石紫粉丹(《圣惠方》)和治遗精的磁石丸(《三因方》)。

【贮存】　贮干燥容器内,置干燥处。防尘。

炉 甘 石

【处方用名】 炉甘石、煅炉甘石、制炉甘石。

【来源】 本品为碳酸盐类矿物方解石族菱锌矿 Smithsonitum 的矿石，主含碳酸锌($ZnCO_3$)。采挖后，洗净，晒干，除去杂石。

【炮制方法】

1.炉甘石 取原药材，除去杂质，打碎。

2.煅炉甘石 取净炉甘石，置耐火容器内，用武火加热，煅至红透，取出，立即倒入水中浸淬，搅拌，倾取上层水中混悬液，残渣继续煅淬 3~4 次，至不能混悬为度，合并混悬液，静置，待澄清后倾去上层清水，干燥。

3.制炉甘石

(1)黄连汤制炉甘石：取黄连加水煎汤 2~3 次，过滤去渣，合并药汁浓缩，加入煅炉甘石细粉中拌匀，吸尽后，干燥。

每 100kg 煅炉甘石细粉，用黄连 12.5kg。

(2)三黄汤制炉甘石：取黄连、黄柏、黄芩加水煮汤 2~3 次，至苦味淡薄，过滤去渣，加入煅炉甘石细粉中拌匀，吸尽后，干燥。

每 100kg 煅炉甘石，用黄连、黄柏、黄芩各 12.5kg。

本品多作眼科外用药，临床要求极细药粉，大多煅淬后还需水飞制取，制炉甘石应选用水飞后的细粉。

【质量要求】

1.炉甘石 本品为不规则碎块状，表面白色或淡红色，不平坦，具众多小孔，显粉性。体轻，易碎，无臭，味微涩。

2.煅炉甘石 本品呈白色或灰白色无定型细粉，质轻松。制炉甘石呈黄色或深黄色细粉，质轻松，味苦。

【炮制作用】 炉甘石性味甘，平。归肝，心经。具有解毒明目退翳，收湿止痒敛疮的功能。炉甘石一般不生用，也不作内服，多作外敷剂使用，经煅淬水飞后，质地纯洁细腻，适宜于眼科及外敷用，消除了由于颗粒较粗而造成的对敏感部位的刺激性。采用黄连及三黄汤煅淬或拌制，可增强清热明目，敛疮收湿的功效。用于目赤肿痛，眼缘赤烂，翳膜胬肉，溃疡不敛，脓水淋漓，湿疮，皮肤瘙痒。如治风眼目障的炉甘石散（《准绳》）。

【贮存】 贮干燥容器内，置干燥处。防尘。

赭 石

【处方用名】 赭石、代赭石、生赭石、煅赭石。

【来源】 本品为氧化物类矿物刚玉族赤铁矿 Haematit 的矿石，主含三氧化二铁。采挖后除去杂石。

【炮制方法】

1. 赭石 取原药材,除去杂质,洗净晒干,打碎。

2. 煅赭石 去净赭石砸成碎小块,置耐火容器内用武火加热,煅至红透,立即倒入醋液淬制,如此反复煅淬至质地酥脆,淬液用尽为度。

每 100kg 代赭石,用醋 30kg。

【质量要求】

1. 赭石 本品为不规则扁平块状,大小不一,红棕色,表明有圆形乳头状突起,习称"丁头代赭"。与之相对的另一面相对应处有同样大小的凹窝。质坚(硬度 5.5~6),体重(密度 4.0~5.3g/cm³),气微味淡。

2. 煅赭石 本品为无定形粉末或成团粉末,暗褐色或紫褐色,光泽消失。质地酥脆,略带醋气。

【炮制作用】 赭石味苦、性寒。归心、肝经。赭石具有平肝潜阳,重镇降逆,凉血止血的功能。用于眩晕耳鸣,呕吐,嗳气,呃逆,喘息,以及血热所致的吐血。如治呃逆呕吐的旋覆代赭汤(《伤寒论》)。

煅代赭石降低了苦寒之性,增强了平肝止血作用。用于吐血、崩漏等证。如《斗门方》记载:"代赭石一味,火煅醋淬,研末内服,可治吐血等。"煅后并使质地脆弱,易于粉碎和煎出有效成分。

【贮存】 贮干燥容器内,置干燥处。防尘。

紫 石 英

【处方用名】 紫石英、煅紫石英。

【来源】 本品为氟化物类矿物萤石族萤石 Fluoritum,主含氟化钙(CaF₂)。采挖后,除去杂石。

【炮制方法】

1. 紫石英 取原药材,除去杂质,洗净,干燥,碾碎或捣碎。

2. 煅紫石英 取净紫石英块,置耐火容器内,用武火加热,煅至红透,立即倒入醋中淬酥,取出,再煅淬一次,干燥,捣碎。

每 100kg 紫石英,用醋 30kg。

淬制时药物冷却后迅速取出,不宜长期浸泡,否则时间过长药物颜色转白,影响质量。

【质量要求】

1. 紫石英 本品为不规则块状,外表紫色或绿色,中间夹有白色脉,透明或半透明。有玻璃样光泽,手触有油滑感。体重(密度 3.18g/cm³),质坚硬(硬度 4),无臭,味淡。

2. 煅紫石英 本品呈不规则块状碎粒,紫黑色或赭色,无光泽,局部崩裂,表面粗糙,质地酥脆,带醋气。

【炮制作用】 紫石英性味甘,温。归心,肝经。具有镇心安神,温肺,暖宫的功能。紫石英偏于镇心安神。多用于心悸易惊,失眠多梦。如治风热惊痫的风引汤(《金匮》)。

煅紫石英质地疏松,便于粉碎加工,易于煎出有效成分,温肺降逆,散寒暖宫力强。多用于肺虚寒咳,宫冷不孕等。

【贮存】 贮干燥容器内,置干燥处。

第三节 扣锅煅法

扣锅煅法是指药物在高温缺氧条件下煅烧成炭的方法,又称密闭煅、闷煅、暗煅。适用于煅制质地疏松、炒炭易灰化及某些中成药在制备过程需要综合制炭的药物。

> **煅炭的主要目的**

1. 改变药物性能,产生新的疗效,增强止血作用 如血余炭、棕榈炭等。

2. 降低毒性 如干漆等。

> **注意事项**

1. 煅烧过程中,由于药物受热炭化,有大量气体及浓烟从锅缝中喷出,应随时用湿泥堵封,以防空气进入,使药物灰化。

2. 药材煅透后应放置冷却再开锅,以免药材遇空气后燃烧灰化。

3. 煅锅内药料不宜放得过多,过紧,以免煅制不透,影响煅炭质量。

4. 判断药是否煅透的方法,除观察米和纸的颜色外,还可滴水于盖锅底部即沸的方法来判断。

血 余 炭

【处方用名】 血余炭

【来源】 本品为人头发制成的炭化物。

【炮制方法】 取头发,除去杂质,反复用稀碱水洗去油垢,清水漂净,晒干,装于锅内,上扣一个口径较小的锅,两锅结合处用盐泥或黄泥封固,上压重物,扣锅底部贴一白纸条,或放几粒大米,用武火加热,煅至白纸或大米呈深黄色为度,离火,待凉后取出,剁成小块。

【质量要求】 血余为不规则的小块状,大小不一,乌黑而光亮,呈蜂窝状,研之清脆有声,质轻松易碎,有臭气,味苦。

【炮制作用】 血余炭性味苦,涩,平。归肝,胃,膀胱经。具有止血,化瘀的功能。本品不生用,入药必须煅制成炭,煅后方具有止血作用。用于吐血、咯血、衄血、尿血、崩漏下血、外伤出血。如治出血的化血丹(《医学衷中参西录》)。

【贮存】 贮干燥容器内,密闭,置干燥处。

棕 榈

【处方用名】 棕榈、棕榈炭、陈棕炭、棕榈炭。

【来源】 本品为棕榈科植物棕榈 *Trachycarpus fortunei* H.Wendl.的干燥叶柄。采棕时割取旧叶柄下延部分及鞘片,除去纤维状的棕毛,晒干。

【炮制方法】

1.棕榈 取原药材,除去杂质,洗净,切段,干燥,筛去灰屑。

2.棕榈炭

(1)煅炭:取净棕榈段或棕榈块置锅内,上扣一较小锅,两锅结合处用盐泥封固,上压重物,并贴一块白纸条或大米数粒,用文武火加热,煅至白纸或大米呈深黄色时,停火,待锅凉后,取出。

(2)炒炭:取净榈板,切成小块,用武火炒至黑棕色,喷淋少量清水,取出干燥。

【质量要求】

1.棕榈 本品为不规则的块,表面红棕色,粗糙,有纵直皱纹,两侧附有多数棕色棕毛,切面纤维状。质坚实,气微,味淡。

2.煅棕炭 本品为黑褐色或黑色的块状,有光泽。质酥脆,味苦涩。炒棕榈炭表面黑棕色,微发亮,内部棕褐色,质较脆。

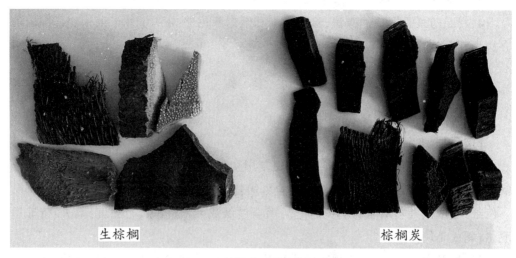

生棕榈　　　　　　　　棕榈炭

图 6-1 棕榈炮制前后外观对照

【炮制作用】 棕榈炭性味苦,涩,平。归肺,肝,大肠经。具有收涩止血的功能。生棕不入药,经煅后具有止血作用。用于吐血、衄血、尿血、便血、崩漏下血。如治血崩不止的乌金散(《奇效》)和治诸窍出血的黑散子(《奇效》)。

【贮存】 贮干燥容器内,密闭,置通风干燥处。

灯 心 草

【处方用名】 灯心、灯心草、灯心炭。

【来源】 本品为灯心草科植物灯心草 *Juncus effusus* L.的干燥茎髓。夏末至秋季割取茎,晒干,取出茎髓,理直,扎成小把。

【炮制方法】

1.灯心草 取原药材,拣净杂质,剪成段。

2.灯心炭 取净灯心草,扎成小把,置煅锅内,上扣一口径较小的锅,接合处用盐泥封固,在扣锅上压以重物,并贴一条白纸或数粒大米,用武火加热,煅至纸条或大米呈深黄色时停火,待锅凉后,取出。

【质量要求】

1.灯心草 为细圆形条状,长 40~60mm,表面白色或黄白色,有细纵纹。体轻质软,略有弹性,无臭,味淡。

2.灯心炭 呈炭黑色,有光泽。质轻松,易碎。

【炮制作用】 灯心性味甘,淡,微寒。归心,肺,小肠经。具有清心火,利小便的功能。灯心长于利水通淋。用于心烦失眠,尿少涩痛,口舌生疮。如灯心草 50g,麦门冬、甘草各 25g,浓煎饮,治五淋癃闭(《方脉正宗》)。

灯心炭凉血止血,清热敛疮;外用治咽痹,乳蛾,阴疳。

【贮存】 贮干燥容器内,密闭,置干燥处。

荷 叶

【处方用名】 荷叶、荷叶炭。

【来源】 本品为睡莲科植物莲 *Nelumbo nucifera* Gaertn.的干燥叶。夏、秋两季采收,晒至七八成干时,除去叶柄,折成半圆形或折扇形,干燥。

【炮制方法】

1.荷叶 取原药材,除去杂质及叶柄、抢水洗净,稍润,切丝,干燥。

2.荷叶炭 取净荷叶折叠后平放锅内,留有空隙,上扣一个口径较小的锅,两锅接合处用盐泥封固,上压重物,并贴一白纸条或大米数粒,用文武火加热,煅至白纸条或大米呈深黄色时,停火,待锅凉后,取出。

【质量要求】

1. 荷叶　本品为不规则丝片状,青灰色或黄绿色,叶脉明显凸起。质脆易碎,具清香气,味微苦。

2. 荷叶炭　表面呈炭黑色,味苦涩。

【炮制作用】　荷叶性味苦,涩,平。归心,肝,脾经。荷叶具有清热解暑,升发清阳,凉血止血的功能。用于暑热烦渴,暑湿泄泻,脾虚泄泻,血热吐衄,便血崩漏。如治暑温的清络饮(《温病条辨》)和治吐血衄血的四生丸(《妇人》)。

荷叶炭收涩化瘀止血力强,用于多种出血症及产后血晕。如治多种出血症的十灰散(《十药》)。

【贮存】　贮干燥容器内,密闭,置干燥处。

干　漆

【处方用名】　干漆、煅干漆、干漆炭。

【来源】　本品为漆树科植物漆树 *Toxicodendron vernicifluum* (Stokes)F.A.Barkl. 的树脂经加工后的干燥品。一般收集盛漆器具底留下的漆渣,干燥。

【炮制方法】

1. 煅干漆　取净干漆块置锅内, 上盖一个口径较小的锅, 两锅接合处用盐泥封闭,上压重物,扣锅底部贴一白纸条或放几粒大米,用文武火加热,煅至白纸或大米呈老黄色为度。离火,待凉后取出,剁成小块或碾碎。

2. 炒干漆　取净干漆砸或小块,置锅中炒至枯焦,烟尽,取出,放凉。

【质量要求】

1. 煅干漆　呈黑色或棕褐色,为大小不一的块状或粒状,有光泽。质松脆,断面多孔隙,气微,味淡,嚼之有砂粒感。

2. 炒干漆　呈大小不一的颗粒状,焦黑色,质坚硬,具孔隙,无臭,味淡。

【炮制作用】　干漆性味辛,温;有毒。归肝,脾经。具有破瘀血,消积,杀虫的功能。生干漆辛温有毒,伤营血,损脾胃,不宜生用。

煅后降低其毒性和刺激性。用于妇女经闭,瘀血癥瘕,虫积腹痛。如治胞衣不出,恶血不行的干漆散(《总录》)。

【贮存】　贮干燥容器内,密闭,置干燥处。

蜂　房

【处方用名】　蜂房、露蜂房、煅蜂房。

【来源】　本品为胡蜂科昆虫果马蜂 *Polistes olivaceous* (DeGeer)、日本长脚胡蜂 *Polistes japonicus* Saussure 或异腹胡蜂 *Parapolybia varia* Fabricius 的巢。秋、冬两季采

收,晒干或略蒸,除去死蜂死蛹,晒干。

【炮制方法】

1. 蜂房　取原药材,刷尽泥灰,除去杂质,切块。筛去灰屑。

2. 煅蜂房　取净蜂房块置于耐火容器内,加盖,接口用盐泥封固,用中火煅烧至透,停火。冷却后取出,用时掰碎或研细入药。

【质量要求】

1. 蜂房　本品为不规则的扁块状,正面灰白色,有多数六角形房孔,背面灰褐色,多斑点。质软而轻,气微,味辛淡。

2. 煅蜂房　本品呈不规则的块状,大小不一,黑褐色。质轻,无臭,味涩。

【炮制作用】　蜂房性味甘,平;有小毒。归肝,胃经。具有祛风,攻毒,杀虫,止痛的功能。蜂房可内服,亦可外用,多用其炮制品。煅后可增强疗效,降低毒性,并利于制剂。用于痈疽,瘰疬,牙痛,癣疮,风湿痹痛,瘾疹瘙痒等。如治瘰疬生头,脓水不干的蜂房膏(《圣惠方》)。

【贮存】　贮干燥容器内,密闭,置通风干燥处,防潮。

丝 瓜 络

【处方用名】　丝瓜络、炒丝瓜络、丝瓜络炭。

【来源】　本品为葫芦科植物丝瓜 *Luffa cylindrica*(L.)Roem.的干燥成熟果实的维管束。夏、秋两季果实成熟,果皮变黄,内部干燥时采摘,除去外皮及果肉,洗净,晒干,除去种子。

【炮制方法】

1. 丝瓜络　取原药材,除去杂质及残留种子,击扁,切成小块。筛去碎屑。

2. 炒丝瓜络　取净丝瓜络小块,置锅内,用文火加热,炒至表面深黄色,取出放凉。

3. 丝瓜络炭

(1)炒炭　取丝瓜络块,置锅内,用武火加热,炒至表面焦黑色,内部焦褐色时,喷淋清水,取出,晾干。

(2)煅炭　取净丝瓜络块,置耐火容器内,加盖,接口处用盐泥封固,用中火煅至透,停火。冷却后取出。

【质量要求】

1. 丝瓜络　本品为筋络(维管束)交织而成的网状小块。表面黄白色。体轻,质韧,有弹性,气微,味淡。炒丝瓜络表面褐黄色,微焦。

2. 炒丝瓜络炭　本品表面焦黑色,内部焦褐色。

3. 煅丝瓜络炭　本品炭黑色,有光泽。

【炮制作用】 丝瓜络性味甘,平。归肺,胃,肝经。具有通络,活血,祛风的功能。古代多煅炭用。老者烧存性服,用于祛风痰,凉血,解毒,发痘疮。如治妇女血脉壅滞,乳汁不通,以之烧存性研末酒服(《简便单方》)。治痰多咳嗽,以之烧存性为末,枣肉为丸(《摄生众妙方》);治痈疽疮肿多用鲜品捣汁外涂。

【贮存】 贮干燥容器内,密闭,置通风干燥处。

【习题】

1. 明煅法的目的及注意事项是什么?

2. 煅淬法的目的及注意事项是什么?

3. 暗煅血余炭的炮制方法及注意事项是什么?

第七章　蒸煮焯法

一、定义

蒸、煮、焯法为一类"水火共制"法。这里的"水"可以是清水,也可以是酒、醋或药汁(如甘草汁、黑豆汁)。个别药物虽用固体辅料,如珍珠、藤黄、硫黄炮制时用豆腐,但操作时仍需用水来进行蒸煮。

二、基本概念

蒸制是利用水蒸气加热药物的方法,加辅料蒸制时间较长,主要在于改变药物性味,产生新的功能,扩大临床适用范围,如酒蒸地黄、大黄,黑豆汁蒸何首乌;亦可增强疗效,如酒蒸肉苁蓉、黄精、山茱萸、女贞子、五味子,醋蒸五味子;清蒸时间较短,其目的是软化药材,便于切制或使药物便于保存,如清蒸木瓜、天麻、桑螵蛸、黄芩、人参等。

煮制是利用水温或药汁的温度加热药物,无论是清水煮(如川乌、草乌),药汁煮(如附子、吴茱萸、远志),还是加用固体辅料豆腐煮(如藤黄、硫黄),其主要目的都是为了降低毒性或副作用。

焯制是在沸水中短时间浸煮的方法,主要在于破坏一些药物中的酶(如杏仁、桃仁)、毒蛋白(如白扁豆),同时也有利于除去非药用部位或分离不同的药用部位。

三、操作方法

(一)蒸法的操作方法

将待蒸的药物漂洗干净,并大小分开,质地坚硬者可适当先用水浸润1~2小时以加速蒸的效果。用液体辅料同蒸者,可利用该辅料润透药物。然后将洗净润透或拌匀辅料后润透的药物,置笼屉或铜罐等蒸制容器内,隔水加热至所需程度取出。蒸制时间一般视药物性质而有所不同,短者1~2小时,长者数十小时,有的要求反复蒸制。

(二)煮法的操作方法

煮制的操作方法因各药物的性质、辅料来源及炮制要求不同而异,分为以下3种方法。

1.清水煮 药物浸泡至内无干心,置适宜容器内,加水没过药面,武火煮沸,改用文火煮至内无白心,取出,切片,如乌头。或加水武火煮沸,投入净药材,煮至一定程度,取出,闷润至内外湿度一致,切片,如黄芩。

2.药汁煮或醋煮 净药材加药汁或醋拌匀,加水平药面,武火煮沸,改用文火煮至药透汁尽,取出,切片,干燥。如醋煮莪术,甘草水煮远志。

3.豆腐煮 将药物置豆腐中,放置于适宜容器,加水没过豆腐,煮至规定程度,取出放凉,除去豆腐。适量加水,中途需加水时,应加开水。其工艺程序及要求如下:先将待煮药物大小分开,淘洗干净后备用。再将药物放入锅中,用辅料者可同时加入(或稍后加入),加水加热至沸,一般要求在100℃的温度条件下较长的加热,可以先用武火后用文火。一般煮至中心无白心,刚透心为度。若用辅料起协同作用,则辅料汁液应被药物吸尽。

(三)焯法的操作方法

先将多量清水加热至沸,再把药物连同具孔盛器(如笊篱、漏勺等),一起投入沸水中,稍微翻烫片刻,约5~10分钟左右,加热烫至种皮由皱缩到膨胀,种皮易于挤脱时,立即取出,浸漂于冷水中,捞起,搓开种皮种仁,晒干,簸去或筛取种皮。

第一节 蒸 法

蒸法是指将净选或切制后的药物加辅料(酒、醋、药汁等)或不加辅料装入蒸制容器内隔水加热至一定程度的方法。其中不加辅料者为清蒸,加辅料者为加辅料蒸。直接利用流通蒸气蒸者称为"直接蒸法",药物在密闭条件下隔水蒸者称"间接蒸法",又称为"炖法"。

➤ 蒸法的目的

1.改变药物性能,扩大用药范围 如地黄生品性寒,清热凉血,蒸制后使药性转温,功能由清变补。

2.减少副作用 如大黄生用气味重浊,走而不守,直达下焦,泻下作用峻烈,易伤胃气,酒蒸后泻下作用缓和,能减轻腹痛等副作用。黄精生品刺激咽喉,蒸后可消除其副作用。

3.保存药效,利于贮存 如桑螵蛸生品经蒸后杀死虫卵,便于贮存。黄芩蒸后破坏酶类,保存苷类有效成分。

4.便于软化切片 如木瓜、天麻等药物或质地坚硬,或含糖类较多,若用水浸润则水分不易渗入,久泡则损失有效成分。采用蒸后切片的方法软化效果好,效率较高,饮片外表美观,容易干燥。

> **注意事项**

1.须用液体辅料拌蒸的药物应待辅料被吸尽后再蒸制。

2.蒸制时一般先用武火,待"圆气"后改为文火,保持锅内有足够的蒸汽即可。但在非密闭容器中酒蒸时,要先用文火,防止酒很快挥发,达不到酒蒸的目的。

3.蒸制时要注意火候,若时间太短则达不到蒸制目的;若蒸的过久,则影响药效,有的药物可能"上水",难于干燥。

4.须长时间蒸制的药物宜不断添加开水,以免蒸气中断,特别注意不要将水煮干,影响药物质量,需日夜连续蒸制者应有专人值班,以保安全。

5.加辅料蒸制完毕后,若容器内有剩余的液体辅料,应拌入药物后再进行干燥。

黄　芩

【处方用名】　黄芩、酒黄芩、黄芩炭。

【来源】　本品为唇形科植物黄芩 *Scutellaria baicalensis* Georgi 的干燥根。春秋两季采挖,除去须根及泥砂,晒后撞去粗皮,晒干。

【炮制方法】

1.黄芩　取原药材,除去杂质,洗净。大小分档,置蒸制容器内隔水加热,蒸至"圆气"后半小时,候质地软化,取出,趁热切薄片。干燥。或将净黄芩置沸水中煮 10 分钟,取出,闷约 8~12 小时,至内外湿度一致时,切薄片,干燥。

2.酒黄芩　取黄芩片,加黄酒拌匀,稍闷,待酒被吸尽后,用文火炒至药物表面微干,深黄色,嗅到药物与辅料的固有香气,取出,晾凉。

每 100kg 黄芩片,用黄酒 10kg。

3.黄芩炭　取黄芩片,置热锅内,用武火加热,炒至药物外面黑褐色,里面深黄色,取出。

【质量要求】

1.黄芩　为类圆形或不规则薄片,外表皮黄棕色至棕褐色。切面深黄色,边缘粗糙,中间显浅黄色筋脉,呈车轮纹,中心部分多枯朽状的棕色圆心,周边棕黄色或深黄色,质硬而脆。气微,味苦。

2.酒黄芩　形如黄芩片,表面棕黄色,略有酒气。

3.黄芩炭　形如黄芩片,表面黑褐色,体轻,有焦炭气。

黄芩片和酒黄芩含黄芩苷($C_{21}H_{18}O_{11}$)不得少于 8%。

【炮制作用】　黄芩性味苦、寒。归肺、胆、脾、大肠、小肠经。具有清热燥湿、泻火解毒、止血、安胎的功能。黄芩蒸制或沸水煮的目的在于使酶灭活,保存药效,又能使药物软化,便于切片。生黄芩清热泻火解毒力强,用于热病,湿温、黄疸,泻痢和乳痈发背。如治三焦热盛,壮热烦躁的黄连解毒汤(《外台》);治湿热阻于肝胆,全身黄疸的必效散(《直指方》)。

酒制入血分,并可借黄酒升腾之力,用于上焦肺热及四肢肌表之湿热;同时,因酒性大热,可缓和黄芩的苦寒之性,以免伤害脾阳,导致腹泻。如治肺热咳嗽的黄芩泻肺汤(《张氏医通》)。

黄芩炭,以清热止血为主,用于崩漏下血,吐血衄血。如治血热妄行之吐血衄血,崩中漏下及血痢的荷叶丸(《经验方》)。

【贮存】 贮通风干燥处。防潮。酒黄芩密闭,贮于阴凉干燥处。

巴 戟 天

【处方用名】 巴戟天、巴戟肉、盐巴戟天、制巴戟天

【来源】 本品为茜草科植物巴戟天 *Morinda officinalis* How 的干燥根。全年均可采挖,洗净,除去须根,晒至六七成干,轻轻捶扁,晒干。

【炮制方法】

1. 巴戟天 取原药材,除去杂质。

2. 巴戟肉 取原药材,除去杂质,洗净,稍润,蒸透,趁热除去木心,切段,干燥,筛去碎屑。

3. 盐巴戟天 取净巴戟天,用盐水拌匀,待盐水被吸尽后,置蒸制容器内蒸透,趁热除去木心,切断,干燥。每 100kg 巴戟天,用食盐 2kg。

4. 制巴戟天 取甘草,捣碎,加水煎汤,去渣,加入净原药材,煮透,趁热除去木心,切段,干燥。每 100kg 巴戟天,用甘草 6kg。

【质量要求】

1. 巴戟天 本品为扁圆柱形,略弯曲,表面灰黄色或暗灰色,具纵纹和横裂纹,断面皮部厚,紫色或淡紫色,易于木部剥离;木部坚实,黄棕色或黄白色,气微,味甘而微涩。

巴戟天饮片水分不得过 15.0%, 总灰分不得过 6.0%, 水溶性浸出物不得少于 50.0%,耐斯糖不得少于 2.0%。

2. 巴戟肉 为扁圆形或不规则小段。切面紫色或淡紫色;周边灰黄色或暗褐色,具纵纹及横裂纹。质韧,肉厚。气微,味甘而微涩。

3. 盐巴戟天 形同巴戟肉,色泽稍深,味咸。

4. 制巴戟天 形同巴戟肉,表面微黄色,质软润,味甜。

【炮制作用】 巴戟天性味甘、辛,微温。归肾经、肝经。具有补肾阳,强筋骨,祛风湿的功能。蒸软后除去木心,为去除非药用部位。巴戟肉具有祛风除湿的功效,用于肾虚而兼风湿之症。如治风冷腰痛,行步困难的巴戟天丸(《圣惠方》),治疗腰膝风湿

疼痛,脚气水肿,或肌肉萎缩无力的巴戟去痹汤(《中药临床应用》)。

盐巴戟天引药归肾,温而不燥,补肾助阳作用缓和,多服久服无伤阴之弊。常用于阳痿遗精,宫冷不孕,月经不调,少腹冷痛。如治肾脏久虚,夜多梦泄,耳内蝉鸣的巴戟天丸(《总录》),治妇人子宫久冷,月经不调的巴戟丸(《局方》),治妇女肾气不足的温肾丸(《玉池》)。

制巴戟天增加甘温补益作用,偏于补肾阳,强筋骨,多用于肾气虚损,胸中短气,腰脚疼痛,筋骨痿软。如治脾肾亏损的无比山药丸(《中药成方制剂手册》)。

【贮存】 置通风干燥处,防霉,防蛀。

桑 螵 蛸

【处方用名】 桑螵蛸、盐桑螵蛸。

【来源】 本品为螳螂科昆虫大刀螂 *Tenodera sinensis* Saussure、小刀螂 *Statilia maculata* (Thunberg) 或巨斧螳螂 *Hierodula patellifera* (Serville) 的干燥卵鞘。以上三种分别习称"团螵蛸"、"长螵蛸"及"黑螵蛸"。深秋至次春采收,除去杂质,蒸至虫卵死后,干燥。

【炮制方法】

1. 桑螵蛸 取原药材,除去杂质,用清水洗净泥屑,置蒸制容器内,用武火蒸约1小时至"圆气",容器壁有水蒸气凝结成的水珠滴下为度。取出,晒干或烘干。用时剪碎。

2. 盐桑螵蛸 取净桑螵蛸,加入盐水拌匀,闷润后置锅内,用文火加热,炒至有香气逸出时,取出放凉。

每100kg净桑螵蛸,用食盐2.5 kg。

【质量要求】

1. 桑螵蛸 本品为卵圆形,长条形或类平行四边形。表面棕黄色,背面有一带状隆起,腹面平坦或有凹沟。体轻,气微腥,味淡。蒸桑螵蛸色泽较深。

2. 盐桑螵蛸 本品形如桑螵蛸,色泽加深,略带焦斑,味微咸。

【炮制作用】 桑螵蛸性味甘、咸,平。归肝、肾经。具有益肾固精、缩尿、止浊的功能。生桑螵蛸令人泄泻。蒸后可消除致泻的副作用,同时经过蒸制,又可杀死虫卵,有利于保存药效。用于肾虚阳痿,遗精滑精,尿频遗尿,小便白浊。如治白浊、带下的首乌枸杞汤(《简明中医妇科学》);治梦遗滑精的桑螵蛸丸(《杨氏家藏方》);治尿频、遗尿的桑螵蛸散(《本草衍义》)。

盐水制可引药下行入肾,增强益肾固精,缩尿止遗的作用。

【贮存】 贮干燥容器内,密闭,置通风干燥处。

人 参

【处方用名】 人参、生晒参、红参。

【来源】 本品为五加科人参 *Panax ginseng* C.A.Mey. 的干燥根。栽培者为"园参"，野生者称"山参"。多于秋季采挖，洗净；园参经晒干或烘干，称"生晒参"；山参经晒干，称"生晒山参"；蒸制后干燥称"红参"。

【炮制方法】

1. 生晒参 取原药材，润透，切薄片，干燥。

2. 红参 取原药材，经蒸制处理为红参。蒸软或稍浸后烤软，切薄片，干燥。或直接捣碎、碾粉。

【质量要求】

1. 生晒参 本品为圆形或类圆形薄片，表面灰白色，显菊花纹，粉性，体轻，质脆。有特异香气，味微苦、甘。

2. 红参 本品为圆形或类圆形薄片，表面红棕色或深红色，质硬而脆，角质样，气微香，味甘，微苦。

人参含人参皂苷 Rg_1($C_{42}H_{72}O_{14} \cdot 2H_2O$) 和人参皂苷 Re($C_{48}H_{82}O_{18}$) 的总量不得少于0.25%。

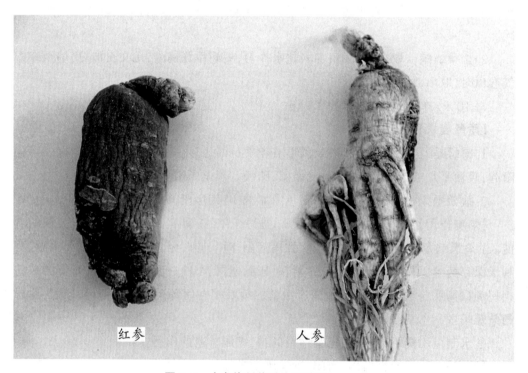

红参　　　　　　　人参

图 7-1 人参炮制前后外观对照

【炮制作用】 人参性味甘、微苦,平。归脾、肺、心经。具有大补元气、复脉固脱、补脾益肺、生津、安神的功能。生晒参偏于补气生津,复脉固脱,补脾益肺,多用于体虚欲脱,脾虚食少,口渴,消渴等证。如治气阴两伤的生脉饮(《内外伤辨惑论》)。

红参性味甘、微苦,温。具有大补元气,复脉固脱,益气摄血的功效。多用于体虚欲脱,肢冷脉微,气不摄血,崩漏下血者。如治气虚欲脱,汗出肢冷的参附汤(《妇人》)。

【贮存】 贮干燥容器内,密闭,置阴凉干燥处。防霉、防蛀。

天 麻

【处方用名】 天麻。

【来源】 本品为兰科植物天麻 *Gastrodia elata* Bl.的干燥块茎。立冬后至次年清明前采挖,立即洗净,蒸透,敞开低温干燥。

【炮制方法】 取原药材,除去杂质及黑色泛油者,洗净,润透或蒸软,切薄片,干燥。

【质量要求】 天麻为不规则薄片,角质样,半透明,有光泽,表面黄白色或淡棕色,质脆,气微,味淡。

【炮制作用】 天麻性味甘、平。归肝经。具有平肝熄风定惊的功能。用于头痛眩晕,肢体麻木,小儿惊风,癫痫抽搐,破伤风症。如治偏正头疼的天麻丸(《总录》)。

天麻蒸制主要是为了便于软化切片,同时可破坏酶,保存苷类成分。

【贮存】 贮干燥容器内,密闭,置通风干燥处。

木 瓜

【处方用名】 木瓜。

【来源】 本品为蔷薇科植物贴梗海棠 *Chaenomeles speciosa*(Sweet)Nakai 的干燥近成熟果实。夏、秋两季果实绿黄时采摘,置沸水中烫至外皮灰白色,对半纵剖后干燥。若日晒夜露经霜,则颜色更加鲜艳。

【炮制方法】 取原药材,除去杂质,洗净,略泡,蒸透,趁热切薄片,干燥,筛去碎屑。

【质量要求】 木瓜为类月牙形薄片,表面棕红色。有皱纹,周边红色或棕红色,气味香,味酸。

【炮制作用】 木瓜性味酸、温。归肝、脾经。具有平肝舒筋、和胃化湿的功能。用于湿痹拘挛,腰膝关节酸重疼痛,吐泻转筋,脚气水肿。如治吐泻转筋的木瓜汤(《三因方》)。

木瓜质地坚硬,水分不易渗入,软化时久泡则损失有效成分。蒸制软化后切片较易,其片形美观,容易干燥。

【贮存】 贮干燥容器内,密闭,置通风干燥处。防潮、防蛀。

五 味 子

【处方用名】 五味子、醋五味子、酒五味子、蜜五味子。

【来源】 五味子为木兰科植物五味子 *Schisandra chinensis*(Turcz.)Baill.的干燥成熟果实。秋季果实成熟时采摘,晒干或蒸后晒干,除去果梗及杂质。习称"北五味子"。南五味子为木兰科植物华中五味子 *Schisandra sphenanthera* Rehd . Et Wils. 的干燥成熟果实,秋季果实成熟时采摘,晒干,除去果梗及杂质。

【炮制方法】

1. 五味子 除去杂质,用时捣碎。

2. 醋五味子 取净五味子,加醋拌匀,稍闷,蒸至醋被吸尽,表面显紫黑色,取出,干燥。

每 100kg 净五味子,用醋 15kg。

3. 酒五味子 取净五味子,加酒拌匀,稍闷,蒸至酒尽转黑色,取出,晒干。

每 100kg 净五味子,用黄酒 20kg。

4. 蜜五味子 取炼蜜用适量开水稀释后,加入净五味子,拌匀,闷透,置锅内,用文火加热,炒至不粘手时,取出,放凉。

每 100kg 净五味子,用炼蜜 10kg 。

【质量要求】

1. 北五味子 本品为不规则的球形或扁球形,直径 5~8mm。表面红色、紫红色或暗红色,皱缩,显油润,果肉柔软。种子 1~2 粒,肾形,表面黄棕色,有光泽,种皮薄而脆。果肉气微,味酸,种子破碎后有香气,味辛微苦。

2. 南五味子 本品粒较小,表面棕红色至暗棕色。干瘪,皱缩,果肉紧贴于种子上。

3. 醋五味子 本品表面棕黑色或乌黑色,质柔润或稍显油润,微有醋气。酒五味子表面棕黑色或黑褐色,质柔润或稍显油润,微具酒气。

4. 蜜五味子 本品色泽加深,略显光泽,味酸,兼有甘味。

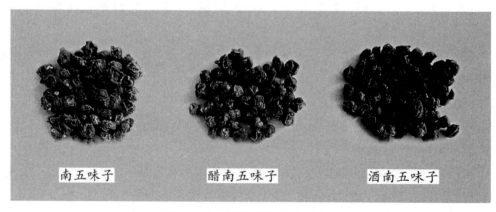

南五味子　　　　　　醋南五味子　　　　　　酒南五味子

图 7-2　五味子炮制前后外观对照

【炮制作用】 五味子性味酸、甘,温。归肺、心、肾经。具有收敛固涩、益气生津、补肾宁心的功能。五味子生品以敛肺止咳止汗为主。用于咳喘、自汗、盗汗、口干作渴。如治肺经感寒,咳嗽不已的五味细辛汤(《鸡峰》);治气阴两伤,自汗口渴的生脉散(《内外伤辨惑论》)。

醋制后增强酸涩收敛之性。涩精止泻作用更强。用于遗精,泄泻。如治脾肾虚寒,五更泄泻的四神丸(《药典》)。

酒制后增强益肾固精作用,用于肾虚遗精。如治肾虚骨软,遗精尿频的麦味地黄丸(《保元》)。

蜜炙后补益肺肾作用增强,用于久咳虚喘。

【贮存】 贮干燥容器内,密闭,置通风干燥处。

何 首 乌

【处方用名】 何首乌、首乌、生首乌、制首乌。

【来源】 本品为蓼科植物何首乌 Polygoum multiforum Thunb.的干燥根。秋、冬两季枯萎时采挖,削去两端,洗净泥砂,大个的切成块,干燥。

【炮制方法】

1. 何首乌 取原药材,除去杂质,洗净,稍浸,润透,切厚片或块,干燥。

2. 制首乌 取生首乌片或块,用黑豆汁拌匀,润湿,置非铁质蒸制容器内,密闭,蒸或炖至汁液吸尽,药物呈棕褐色时,取出,干燥。

每 100kg 何首乌片或块,用黑豆 10kg。

黑豆汁制法 取黑豆 10kg,加水适量,煮约 4 小时,熬汁约 10kg,合并得黑豆汁约 25kg。

【质量要求】

1. 何首乌 本品为不规则圆形厚片或小方块,表面淡红色或棕黄色,中心部散列云锦状花纹(异形维管束),周边红棕色或红褐色,皱缩不平,质坚实,粉性,味稍苦涩。

2. 制首乌 本品为棕褐色厚片或小方块,质坚硬,有光泽,味微甜。

本品含 2,3,5,4-四羟基二苯乙烯-2-0-D-葡萄糖苷含量不得少于 1.0%。

【炮制作用】 何首乌性味苦,甘,涩,温。归肝,心,肾经。生首乌苦泄性平兼发散,,具解毒消肿、润肠通便、截疟的功效。用于瘰疬疮痈,风疹瘙痒,肠燥便秘,久疟不止,高脂血症。如治遍疮肿痒痛的何首乌(《精要》)及治颈项生瘰疬,咽喉不利的何首乌丸(《圣惠方》),久疟不止的何人饮(《景岳》)。

经黑豆汁拌蒸后,味转甘厚而性转温,增强了补肝肾、益精血、乌精血、乌须发、强筋骨的作用,用于血虚萎黄,眩晕耳鸣,须发早白,腰膝酸软,肢体麻木,崩漏带下,久

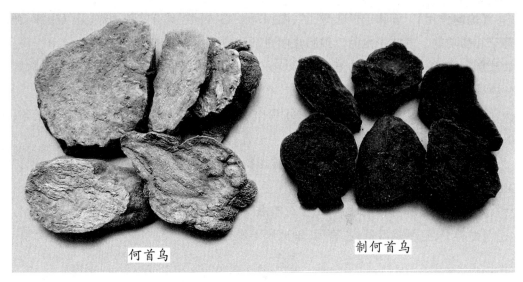

何首乌　　　　　　　　制何首乌

图 7-3　何首乌炮制前后外观对照

疟体虚,高脂血症。如益肾固精乌发的七宝美髯丹(《医方集解》)。同时消除了生首乌滑肠致泻的副作用,使慢性病人长期服用而不造成腹泻。

【贮存】　贮干燥容器内,密闭,置通风干燥处,防霉,防蛀。

地　黄

【处方用名】　鲜地黄、生地黄、熟地黄、生地炭、熟地炭。

【来源】　本品为玄参科植物地黄 *Rehmannia glutinosa* Libosch. 的新鲜或干燥块根。秋季采挖,除去芦头、须根及泥砂,鲜用;或将地黄缓缓烘焙至约八成干。前者习称"鲜地黄",后者习称"生地黄"。

【炮制方法】

1. 鲜地黄　取鲜药材洗净泥土,除去杂质,用时切厚片或绞汁。

2. 生地黄　取干药材,除去杂质,用水稍泡,洗净,闷润,切厚片。

3. 熟地黄

(1)取净生地,加黄酒拌匀,隔水蒸至酒吸尽,显乌黑色光泽,味转甜,取出,晒至外皮黏液稍干,切厚片,干燥。

每 100kg 生地黄,用黄酒 30~50kg。

(2)取净生地,蒸至黑润,取出,晒至八成干,切厚片,干燥。

4. 生地炭　取生地片,武火炒至焦黑色,发泡,鼓起时,取出放凉。或用闷煅法煅炭。

5. 熟地炭　取熟地片,武火炒至外皮焦褐色为度,取出放凉,或用闷煅法煅炭。

【质量要求】

1.鲜地黄 本品呈纺锤形或条状,外皮薄,表面浅红黄色,具弯曲的皱纹,横长皮孔及不规则疤痕,肉质,切面淡黄白色,可见橘红色油点,中部有放射状纹理。气微,味微甜、微苦。

2.生地黄 本品为不规则类圆形厚片,表面棕黑色或乌黑色,有光泽,油润黏性,中间隐现菊花心纹。周边灰黑色或棕灰色,皱缩。质柔软,坚实,气特异,味微甜。

3.熟地黄 本品表面乌黑发亮,质滋润而柔软,易粘连。味甜或微有酒气。

4.生地炭 本品表面焦黑色,质轻松膨胀,外皮焦脆,中心部呈棕黑色并有蜂窝状裂隙。有焦苦味。

5.熟地炭 表面焦黑色,有光泽,较生地炭色深。

熟地炭浸出物照水溶性浸出物测定法项下的冷浸法测定,不得少于65.0%。

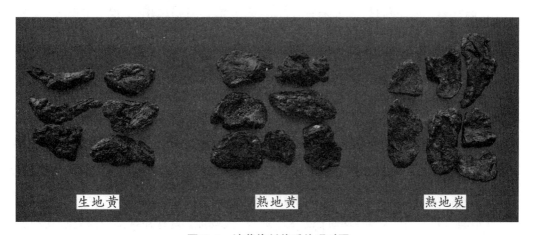

生地黄　　　　　　　熟地黄　　　　　　　熟地炭

图7-4 地黄炮制前后外观对照

【炮制作用】 鲜地黄性味甘、苦,寒。归心、肝、肾经。清热、生津、凉血、止血。用于热邪伤阴,舌绛烦渴,发斑发疹,吐衄等症。如治热入心包,血虚生烦的五汁一枝煎(《重订通俗伤寒论》)。

生地黄性味甘、寒,归心、肝、肾经。为清热凉血之品,具有清热凉血,养阴生津的功能。用于热病烦躁、发斑消渴、骨蒸劳热、吐血、衄血、尿血、崩漏。如治血热出血的四生丸及阴虚发热的地黄煎(《妇人》)。

蒸制成熟地黄后,药性由寒转温,味由苦转甜,功能由清转补。熟地黄质厚味浓,滋腻碍脾。酒制后性转温,主补阴血,且可借酒力行散,起到行药势、通血脉的作用。熟地黄归肝、肾经。具有滋阴补血,益精填髓的作用。用于肝肾阴虚,目昏耳鸣,腰膝酸软,消渴,遗精,崩漏,须发早白。如治肾虚梦遗,腰膝萎弱的六味地黄丸(《药证》);治阴虚消渴的地黄饮子(《宣明论方》)。

生地炭入血分凉血止血。用于吐血、衄血、尿血、崩漏。如治阴虚火旺之吐血衄血，痰中带血的八宝治红丹(《全国中药成药处方集》)。

熟地炭以补血止血为主。用于崩漏或虚损性出血。

【贮存】 鲜地黄放在阴凉干燥处或埋于砂土中，防冻。其他制品贮干燥容器内，密闭，置阴凉干燥处。防霉、防蛀。

肉 苁 蓉

【处方用名】 肉苁蓉、酒苁蓉。

【来源】 本品为列当科植物肉苁蓉 *Cistanche deserticola* Y.C.Ma 的干燥带鳞叶的肉质茎。多于春季苗未出土或刚出土时采挖。除去花序，切段，晒干。

【炮制方法】

1. 肉苁蓉 取原药材，除去杂质，洗净，浸泡，润透后切厚片，干燥。有盐质者，先将盐分漂净后再切厚片，干燥。

2. 酒苁蓉 取肉苁蓉片，加黄酒拌匀，隔水炖至酒被吸尽，表面显黑色或灰黄色，取出，干燥。

每 100kg 肉苁蓉片，用黄酒 30kg。

【质量要求】

1. 肉苁蓉 本品为不规则类圆形厚片，表面棕褐色或灰棕色。中间有淡棕色点状维管束，排列成波状环纹。周边呈灰黑色鳞片状质坚脆。气微，味甜微苦。

2. 酒苁蓉 本品表面黑棕色，质柔软，味微甜，微有酒气。

【炮制作用】 肉苁蓉性味甘、咸，温。归肾、大肠经。具有补肾阳、益精血、润肠通便的功能。肉苁蓉生品补肾止浊，滑肠通便力强，多用于便秘，白浊。如治阴虚便秘的润肠丸(《世医》)。

酒苁蓉酒制后增强补肾助阳之力。多用于阳痿，腰痛，不孕。如治肾虚阳痿的肉苁蓉丸(《圣惠方》)；治肾虚骨弱，腰膝冷痛的滋阴大补丸(《丹溪》)。

【贮存】 贮干燥容器内，密闭，置通风干燥处。防受潮后起霜、防霉、防蛀。

黄 精

【处方用名】 黄精、酒黄精、蒸黄精。

【来源】 本品为百合科植物滇黄精 *Polygonatum kingianum* Coll.et Hemsl.、黄精 *Polygonatum sibiricum* Red.或多花黄精 *Polygonatum cyrtonema* Hua 的干燥根茎。按形状不同，习称"大黄精"、"鸡头黄精"、"姜形黄精"。春秋两季采挖，除去须根，洗净，置沸水中略烫或蒸至透心，干燥。

【炮制方法】

1. 黄精 取原药材,除去杂质,洗净,略润,切厚片,干燥。

2. 酒黄精 取原药材,除去杂质,洗净,加黄酒拌匀,密闭,隔水蒸至酒被吸尽,色泽黑润,口尝无麻味时,取出,稍晾,切厚片,干燥。

每 100kg 黄精,用黄酒 20kg。

3. 蒸黄精 取原药材,除去杂质,洗净,反复蒸至内外呈滋润黑色,切厚片,干燥。

【质量要求】

1. 黄精 本品为不规则的厚片,外皮淡黄色至黄棕色,并见有"鸡眼"状的茎痕,切面角质,淡黄色至黄棕色,质稍硬而韧,气微,味甜,嚼之有黏性。

2. 酒黄精 本品形如黄精,表面黑色,有光泽,中心深褐色,质柔软,味甜,略有酒气。

3. 蒸黄精 本品形如黄精,表面棕黑色,有光泽,质柔软,味甜。

【炮制作用】 黄精性味甘、平。归脾、肺、肾经。具有补气养阴、健脾、润肺、益肾的功能。用于脾胃虚弱,体倦乏力,口干食少,肺虚燥咳,精血不足,内热消渴。

生黄精具麻味,刺人咽喉。蒸后增强补脾润肺益肾的功能,并可除去麻味,以免刺激咽喉。用于肺虚燥咳,脾胃虚弱,肾虚精亏。如治肾虚精亏、头晕足软的枸杞丸(《奇效》)。

酒制能助其药势,使之滋而不腻,更好的发挥补益作用。如用于气血两亏的九转黄精丹及用于肾虚阳痿,梦遗滑精的海马保肾丸(《北京市中药成方选集》)。

【贮存】 贮干燥容器内,密闭,置通风干燥处。防霉、防蛀。

山茱萸

【处方用名】 山茱萸、山萸肉、酒山萸肉。

【来源】 本品为山茱萸科植物山茱萸 *Cornus officinalis* Sieb.et Zucc. 的干燥成熟果肉。秋末冬初果皮变红时采收果实,用文火烘或置沸水中略烫后,及时除去果核,干燥。

【炮制方法】

1. 山萸肉 取原药材,洗净,除去杂质及果核。

2. 酒山萸肉 取山萸肉,用黄酒拌匀,置适宜容器内,密闭,隔水加热,炖至酒被吸尽,色变黑润,取出,干燥。

每 100kg 山萸肉,用黄酒 20kg。

3. 蒸山茱萸 取山萸肉,置笼屉或适宜的蒸器内,先用武火,待"圆气"后改用文火蒸至外皮呈紫黑色,熄火后闷过夜,取出,干燥。

【质量要求】

1.生山萸肉　本品为不规则的片状或扁筒状,肉厚质软,滋润,显皱缩,紫红色或紫黑色,略有光泽,味酸涩微苦。

2.酒山萸肉　本品表面显紫黑色,质滋润柔软,微有酒气。

3.蒸山茱萸　本品表面紫黑色,质滋润柔软。

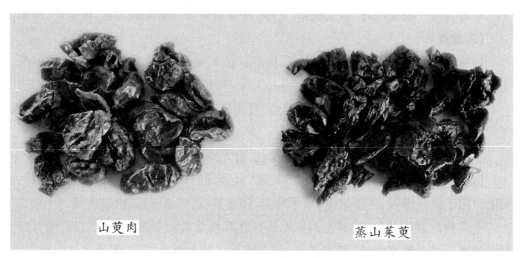

图7-5　山萸肉炮制前后外观对照

【炮制作用】　山茱萸性味酸、涩,微温。归肝、肾经。具有补益肝肾、涩精固脱的功能。山茱萸生品敛阴止汗力强,多用于自汗,盗汗,遗精,遗尿。如治肾虚尿多失禁的山茱萸散(《圣惠方》)。

蒸制后补肾涩精,固精缩尿力胜,酒制后借酒力温通,助药势,降低其酸性,滋补作用强于清蒸品。多用于头目眩晕,腰部冷痛,阳痿早泄,尿频遗尿。如治肾虚遗精的六味地黄丸(《药证》);治肝阳上亢,头目眩晕的草还丹(《扶寿精方》)。

【贮存】　贮干燥容器内,密闭,置通风干燥处。

女 贞 子

【处方用名】　女贞子、酒女贞子。

【来源】本品为木犀科植物女贞 *Ligustrum lucidum* Ait.的干燥成熟的果实。冬季果实成熟时采收,除去枝叶,稍蒸或沸水中略烫,干燥或直接干燥。

【炮制方法】

1.女贞子　除去梗叶杂质,洗净,干燥。

2.酒女贞子　取净女贞子,用适量黄酒拌匀,稍闷后置罐内(或其他密闭蒸制容器内),密闭后置水中炖,或直接通入蒸汽蒸至酒完全吸尽,女贞子黑润时,取出,干燥。

每100kg净女贞子,用黄酒20kg。

【质量要求】

1. 女贞子　本品为椭圆形或倒卵形,略弯曲,表面灰黑色或紫黑色,皱缩,皮软而薄,味甘而微苦涩。

2. 酒女贞子　本品为黑褐色,表面附有白色粉霜,微有酒气。

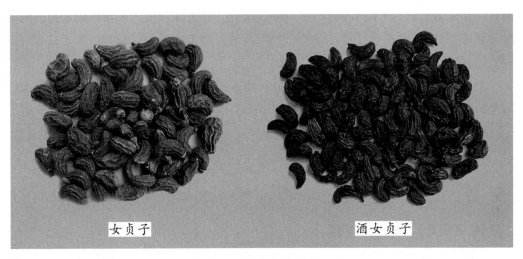

女贞子　　　　　　　　酒女贞子

图 7-6　女贞子炮制前后外观对照

【炮制作用】　女贞子性味甘、苦,凉。归肝、肾经。具有滋补肝肾、明目乌发的功能。生用以清肝明目、滋阴润燥为主,多用于肝热目眩、阴虚肠燥便秘。如与菊花、桑叶同用,治肝热目赤;与生首乌或火麻仁同用,治肠燥便秘。

酒制后增强补肝肾作用,多用于头晕耳鸣,视物不清,须发早白。如治肝肾阴虚,头目眩晕,须发早白的二至丸(《医方集解》)。

【贮存】　贮干燥容器内,密闭,置通风干燥处。防霉、防潮。

第二节　煮　法

将净选过的药物加辅料或不加辅料放入锅内(固体辅料需先捣碎或切制),加适量清水同煮的方法称为煮法。

➤ 煮法的目的

1. 消除或降低药物的毒副作用　降低毒性,以煮法最为理想,有"水煮三沸,百毒俱消"之说。如川乌生品有毒,经煮制后毒性显著降低。

2. 改变药性,增强疗效　如远志用甘草水煮减其燥性,协同增强安神益智的功效。

3. 清洁药物　如珍珠经豆腐煮后可去其油腻,便于服用。

➤ **注意事项**

1. 大小分档,分别炮制。

2. 适当掌握加水量。加水量多少需视要求而定。如煮的时间长用水宜多,短者可少加;若需煮熟、煮透或弃汁、留汁的加水宜多,要求煮干者,则加水要少。如毒剧药清水煮时加水量宜大,要求药透汁不尽,煮后将药捞出,去除母液。加液体辅料煮制时,加水量控制适宜,要求药透汁尽,加水过多,药透而汁未吸尽,有损药效;加水过少,则药煮不透,影响质量。

3. 适当掌握火力。先用武火煮至沸腾,再改用文火,保持微沸,否则水迅速蒸发,不易向药物组织内部渗透。煮制中途需加水时,应加沸水。

4. 煮好后出锅,即时晒干或烘干,如需切片,则可闷润至内外湿度一致,先切成饮片,再进行干燥,如黄芩。或适当晾晒,再切片,干燥,如乌头。

珍　珠

【处方用名】　珍珠、珍珠粉。

【来源】　本品为珍珠贝科动物马氏珍珠贝 *Pteria martensii* (Dunkre)、蚌科动物三角帆蚌 *Hyriopsis cumingii* (Lea)或褶纹冠蚌 *Cristaria plicata* (Leach)等双壳类动物受刺激形成的珍珠。自动物体内取出,洗净,干燥。

【炮制方法】

1. 珍珠　取原药材,除去杂质,洗净,晾干。

2. 珍珠粉　取原药材,洗净污垢(垢重者,可先用碱水洗涤,再用清水漂去碱性),用纱布包好,再用豆腐置砂锅或铜锅内,一般300g珍珠用两块250g重的豆腐,下垫一块,上盖一块,加清水淹没豆腐寸许,煮制2小时,至豆腐呈蜂窝状为止。取出,去豆腐,用清水洗净晒干,研细过筛,用冷水水飞至舌舔无渣感为度。取出放入铺好纸的竹筐内晒干或烘干,再研细。

【质量要求】

1. 珍珠　本品为大小不等的圆珠状,表面平滑,类白色,半透明,具特有的美丽珠光。

2. 珍珠粉　本品为白色粉末,无光点,质重。气微腥,味微咸,尝之无渣。

【炮制作用】　珍珠性味甘、咸、寒。归心、肝经。具有安神定惊、明目退翳、解毒生肌的功效。用于惊悸失眠、惊风癫痫、目生云翳、疮疡不敛。如治小儿惊啼的真珠丸(《总录》);治口内诸疮的珍宝散(《丹台玉案》)。

珍珠质地坚硬,不溶于水,所以要水飞成极细粉,才能被人体吸收。同时,作过装饰品的珍珠(习称"花珠")外有油腻,必须用豆腐煮制,令其洁净,便于服用。

【贮存】　贮干燥容器内,多用瓷缸或玻璃瓶装,密闭,置干燥处,防尘。

藤 黄

【处方用名】 生藤黄、制藤黄。

【来源】 本品为藤黄科植物藤黄 *Garcinia morella* Desr. 或 *Garcinia hanburryi* Hook. L 所分泌的胶质树脂。在开花之前,于离地约 3 米处将茎干的皮部作螺纹状的割伤,伤口内插一竹管,盛流出的树脂,加热蒸干,用刀刮下,即得。

【炮制方法】

1. 生藤黄 将原药材除去杂质,轧成粗粒或打成小块。

2. 制藤黄

(1)豆腐制:大块豆腐,中间挖一长方形槽,将药置槽中,再用豆腐盖严,置锅内加水煮,候藤黄溶化后,取出放凉,待藤黄凝固,除去豆腐即得。或将定量豆腐块中间挖槽,把净藤黄粗末放入槽中,上用豆腐覆盖,放入盘中用蒸笼加热蒸约 3~4 小时,候藤黄全部熔化,取出,放凉,除去豆腐,干燥。

每 100kg 净藤黄,用豆腐 300kg。

(2)荷叶制:取荷叶加 10 倍量水煎 1 小时,捞去荷叶,加入净藤黄煮至焯化,并继续浓缩成稠膏状,取出,凉透,使其凝固,打碎。

每 100kg 净藤黄,用荷叶 50kg。

(3)山羊血制:取净藤黄与鲜山羊血同煮 5~6 小时,取出,拣出山羊血,晾干。

每 100kg 净藤黄,用山羊血 50kg。

【质量要求】

1. 生藤黄:本品呈不规则碎块状或片状或细粉状, 表面棕黄色或红黄色或橙棕色,质脆易碎,有光泽,无臭,味辛。

2. 制藤黄:本品显黄褐色,表面粗糙,断面显蜡样光泽。

【炮制作用】 藤黄性味酸、涩、寒;有大毒。归胃、大肠经。生品有大毒,不能内服。具有消肿排脓、散瘀解毒、杀虫止痒的功能。外用于痈疽肿毒,顽癣。如治一切肿毒的一笔消(《祝穆试效方》)。

制后毒性降低,可供内服。并可保证药物的净度。用于跌打损伤,金疮肿毒,肿瘤。如治金疮肿毒的黎峒丸(《全生集》)。

【贮存】 贮干燥容器内,密闭,置通风干燥处。按毒剧药品管理。

川 乌

【处方用名】 生川乌、制川乌。

【来源】 本品为毛茛科植物乌头 *Aconitum carmichaeli* Debx.的干燥母根。6月下旬至 8 月上旬采挖,除去子根、须根及泥砂,晒干。

【炮制方法】

1. 生川乌　取原药材,拣净杂质,洗净灰屑,晒干。

2. 制川乌　取净川乌,用水浸泡至内无干心,取出,加水煮沸4~6小时,或蒸6~8小时,至取个大及实心者切开无白心,口尝微有麻舌感时,取出晾至六成干,切厚片,干燥。

【质量要求】

1. 生川乌　本品呈倒圆锥形,或稍弯曲,散生有小瘤状侧根。表面灰褐色,有细纵皱纹。质坚实,断面粉白色。无臭,口尝有强烈麻舌感。

2. 制川乌　本品为不规则厚片,表面灰褐色或暗黄色,有光泽,可见灰棕色多角形环纹,中间有空洞,质轻脆,无臭,微有麻舌感。

制川乌含酯型生物碱以乌头碱($C_{34}H_{47}NO_{11}$)计,不得过0.15%,生物碱以乌头碱($C_{34}H_{47}NO_{11}$)计不得少于0.20%。

【炮制作用】　川乌性味辛、苦、热;有大毒。归心、肝、脾、肾经。具有祛风除湿、温经止痛的功能。生川乌,有大毒,多外用于风冷牙痛,疥癣,痈肿。如用醋渍后洗患处治痈肿(《外台》)。

制后毒性降低,可供内服。用于风寒湿痹,肢体疼痛,麻木不仁,心腹冷痛,疝痛,跌打剧痛。如治寒疝的乌头煎(《金匮》);治寒湿历节及脚气疼痛,不可屈伸的乌头汤(《金匮》)。

【贮存】　贮干燥容器内,置通风干燥处。生品防蛀,制品防潮、防霉。按毒剧药品管理。

草　乌

【处方用名】　草乌、生草乌、制草乌。

【来源】　本品为毛茛科植物北乌头 *Aconitum kusnezoffii* Reichb.的干燥块根。均系野生。秋季茎叶枯萎时采挖,除去须根及泥砂,干燥。

【炮制方法】

1. 生草乌　取原药材,除去杂质,洗净,干燥。

2. 制草乌　取净草乌,大小个分开,用水浸泡至内无干心,取出,加水煮沸至取大个及实心者切开内无白心,口尝微有麻舌感时,取出,晾至六成干,切薄片,干燥。

【质量要求】　生草乌呈倒圆锥形,稍弯曲而瘦长,表面暗棕色或灰褐色,外皮皱缩,偶有突起的支根"钉角"。质坚。破碎面为灰白色,粉性。无臭,味辛辣,麻舌。制草乌呈不规则类圆形或近三角形片状,表面黑褐色,有灰白色多角形形成层环及点状维管束,并有空隙,周边皱缩或弯曲。质脆。无臭,味微辛辣,稍有麻舌感。

制草乌含酯型生物碱以乌头碱($C_{34}H_{47}NO_{11}$)计,不得过0.15%,生物碱以乌头碱

($C_{34}H_{47}NO_{11}$)计不得少于 0.20%。

【炮制作用】　草乌性味辛、苦、热;有大毒。归心、肝、脾、肾经。具有祛风除湿、温经止痛的功能。生草乌有大毒,多作外用。用于喉痹,痈疽,疔疮,瘰疬。如治痈疽肿毒的消肿止痛汤(《疡医大全》)。

制后毒性降低,可供内服。用于风寒湿痹,关节疼痛,心腹冷痛,跌打疼痛。如治寒湿痹痛的小活络丹(《全国中成药处方集》)。

【贮存】　贮干燥容器内,置通风干燥处。生品防蛀,制品防潮、防霉。按毒药管理。

附　子

【处方用名】　白附片、炮附片、淡附片。

【来源】　本品为毛茛科植物乌头 *Aconitum carmichaeli* Debx.的子根的加工品。6月下旬至 8 月上旬采挖,除去母根、须根及泥砂,习称"泥附子",作如下加工制成:

1. 盐附子　选个大、均匀的泥附子,洗净,浸入食用胆巴的水溶液中,过夜,再加食盐,继续浸泡,每日取出晒晾,并逐渐延长晒晾时间,直至附子表面出现大量结晶盐粒(盐霜),体质变硬。

2. 黑顺片　取泥附子,按大小分别洗净,浸入食用胆巴的水溶液中数日,连同浸液煮至透心,捞出,水漂,纵切成约 5mm 的厚片,再用水浸漂,用调色液使附片染成浓茶色,取出,蒸到出现油面、光泽后,烘至半干,再晒干或继续烘干。

3. 白附片　选大小均匀的泥附子,洗净,浸入食用胆巴的水溶液中数日,连同浸液煮至透心,捞出,剥去外皮,纵切成约 3mm 的厚片,用水浸漂,取出,蒸透,晒至半干,以硫黄熏后晒干。

【炮制方法】

1. 炮附片　取砂置锅内,用武火炒热,加入净附片,拌炒至鼓起并微变色,取出,筛去砂,放凉。

2. 淡附片　取净盐附子,用清水浸漂,每日换水 2~3 次,至盐分漂尽,与甘草、黑豆加水共煮至透心,切开后口尝无麻舌感时,取出,除去甘草、黑豆,切薄片,干燥。

每 100kg 盐附子,用甘草 5kg,黑豆 10kg。

【质量要求】

1. 盐附子　本品呈圆锥形,长 4~7cm,直径 3~5cm。表面灰黑色,被盐霜,顶端有凹陷的芽痕,周围有瘤状突起的支痕。体重,横切面灰褐色,可见充满盐霜的小空隙及多角形形成层环纹,环纹内侧导管束排列不整齐。气微,味咸而麻,刺舌。

2. 黑顺片　本品为不规则纵切厚片,上宽下窄,表面暗黄色,油润具光泽,半透明状,并有纵向导管束。质硬而脆,断面角质样,周边黑褐色,气微,味淡。

3. 白附片　本品形如黑顺片,表面黄白色(无外皮),半透明。

4. 炮附片　本品形如黑顺片,表面色泽加深,略鼓起。

5. 淡附片　本品为不规则薄片,表面灰白色或灰褐色,味淡,口尝无麻舌感。乌头碱限量　供试品色谱中,在与对照品色谱相应的位置上出现的斑点应小于对照品的斑点或不出现斑点。

【炮制作用】　附子性味辛、甘、大热;有毒。归心、肾、脾经。具有回阳救逆、补火助阳、逐风寒湿邪的功能。用于亡阳虚脱,肢冷脉微,阳痿,宫冷,心腹冷痛,虚寒吐泻,阴寒水肿,阳虚外感,寒湿痹痛。生附子有毒,加工炮制后毒性降低,便于内服。产地加工成盐附子的目的是防止药物腐烂,利于贮存。加工成黑顺片、白附片后毒性降低,可直接入药。

炮附片以温肾暖脾为主,用于心腹冷痛,虚寒吐泻。如治虚寒泄泻的附子理中丸(《局方》)及治冷痢腹痛的温脾汤(《千金》)。

淡附片长于回阳救逆、散寒止痛。用于亡阳虚脱,肢冷脉微,阴寒水肿,阳虚外感,寒湿痹痛。如治厥逆亡阳的四逆汤(《药典》);治寒湿痹痛的甘草附子汤(《伤寒》);治阳虚水肿的八味肾气丸(《金匮》)。

【贮存】　贮干燥容器内,密闭,置通风干燥处。防潮。

远　志

【处方用名】　远志、炙远志、远志肉。

【来源】　本品为远志科植物远志 *Polygala tenuifolia* Willd. 或卵叶远志 *Polygala sibirica* L.的干燥根。春秋两季采挖,除去须根及泥砂,晒干。

【炮制方法】

1. 远志　取原药材,除去杂质,略洗,润透,切段,干燥。

2. 制远志　取甘草,加适量水煎煮两次,合并煎液浓缩至甘草量的 10 倍,再加入净远志,用文火煮至汤被吸尽,取出,干燥。

每 100kg 远志段 ,用甘草 6kg。

3. 蜜远志　取炼蜜,加入少许开水稀释后,淋于远志段中,稍闷,用文火炒至蜜被吸尽,药色深黄,略带焦斑,疏散不粘手为度,取出,放凉。

每 100kg 远志段,用炼蜜 20kg。

【质量要求】

1. 远志　为小圆筒形节状小段,有横皱纹。质脆,易折断,断面黄白色。气微,味苦微辛,嚼之有刺喉感。制远志味略甜,嚼之无刺喉感。

2. 蜜远志　显棕红色,稍带焦斑,略有黏性,味甜。

【炮制作用】　远志性味苦、辛,温。归心、肾、肺经。具有安神益志、祛痰、消肿的功能。远志生品"戟人咽喉",多外用涂敷,用于痈疽肿毒,乳房肿痛。如治疮疡肿毒的远志酒(《三因》)。

甘草水制,既能缓和燥性,又能消除麻味,防止刺喉,以安神益智为主。用于心神不安,惊悸,失眠,健忘。如治失眠健忘的远志丸(《局方》)。

蜜炙后能增强化痰止咳的作用,多用于咳嗽,痰多,难咯出者。

【贮存】 贮干燥容器内,密闭,置通风干燥处。

吴 茱 萸

【处方用名】 吴茱萸、制吴茱萸。

【来源】 本品为芸香科植物吴茱萸 *Evodia rutaecarpa* (Juss.) Benth. 、石虎 *Evodia rutaecarpa* (Juss.)Benth. var. officinalis (Dode) Huang 或疏毛吴茱萸 *Evodia rutaecarpa* (Juss.) Benth. var. bodinieri (Dode) Huang 的干燥近成熟果实。8–11 月果实尚未开裂时,剪下果枝,晒干或低温干燥,除去枝、叶、果梗等杂质。

【炮制方法】

1. 吴茱萸 取原药材,除去杂质,洗净,干燥。

2. 制吴茱萸

(1)甘草制:甘草片或适当捣碎,加适量水,煎汤去渣,加入净吴茱萸,闷润吸尽后置热锅内,用文火炒至微干,取出,晒干。

每 100kg 净吴茱萸,用甘草 6kg。

(2)盐吴茱萸:取净吴茱萸,置于适宜容器内,加入盐水拌匀,置锅内用文火加热,炒至裂开,稍鼓起时,取出放凉。泡至裂开或煮沸至透,汤液被吸尽,再用文火炒至微干,取出,晒干。

每 100kg 净吴茱萸,用食盐 3kg。

【质量要求】

1. 吴茱萸 本品呈球形或略呈五角状扁球形,顶端中凹。外表暗黄绿色,或绿黑色,粗糙。气香浓烈,味辛辣微苦。甘草制吴茱萸,色泽加深,气味稍淡。

2. 盐制吴茱萸 本品表面色泽加深,香气浓郁,味辛辣而微咸。

【炮制作用】 吴茱萸性味辛、苦,热;有小毒。归肝、脾、胃、肾经。具有散寒止痛、降逆止呕,助阳止泻的功能。生品有小毒,多外用。以散寒定痛力强,用于口腔溃疡,牙痛,湿疹。如用吴茱萸煎酒含漱,治牙齿疼痛(《食疗本草》)。

经炮制后,能降低毒性,缓和燥性,用于厥阴头痛,寒疝腹痛,寒湿脚气,经行腹痛,脘腹胀满,呕吐吞酸,五更泄泻。如治厥阴头痛的吴茱萸汤(《伤寒》);治胁肋胀痛,吞酸呕吐,脘痞嗳气的左金丸(《中药成药制剂手册》)。盐制吴茱萸宜用于疝气疼痛。

【贮存】 贮干燥容器内,密闭,置通风干燥处。

硫 黄

【处方用名】 硫黄、制硫黄。

【来源】 本品为自然元素类矿物硫族自然硫,采挖后,加热熔化,除去杂质;或用含硫矿物经加工制得。

【炮制方法】

1.硫黄 拣去杂质,敲成碎块。

2.制硫黄 取净硫黄块与适量豆腐同煮,至豆腐显黑绿色时,取出,漂净,晾干或阴干。

每100kg净硫黄,用豆腐200kg。

本品有毒,炮制时用过的豆腐应妥善处理。

【质量要求】

1.硫黄 本品为不规则的小块,黄色或略黄绿色,表面不平坦,常有麻纹及针状小孔,用手握紧置于耳旁,可闻轻微的爆裂声。断面呈粗针状结晶形。具光泽。体轻,质脆易碎。具特殊臭气,味淡。

2.制硫黄 本品为黄褐色或黄绿色结晶块,断面蜂窝状,臭气不明显。

【炮制作用】 硫黄性味酸,温;有毒。归肾、大肠经。外用解毒杀虫疗疮;内服补火助阳通便。生品有毒,多外用于疥癣,秃疮,阴疽恶疮。如治顽癣的如圣散(《圣济总录》);治疥疮的臭灵丹(《医宗金鉴》)。制后毒性降低,可供内服。以助阳益火为主。用于阳痿,尿频,虚寒腹痛,虚喘冷哮,虚寒便秘。如治肾阳不足,命门火衰所致的阳痿、遗精,尿频的金液丹(《局方》);治肾虚气喘的黑锡丹;治老年虚冷便秘,或寒湿久泻的半硫丸(《局方》)。

【贮存】 贮干燥容器内,密闭,置通风干燥处,防火。

第三节 燀 法

燀法是将药物置沸水中浸煮短暂时间,取出,分离种皮的方法。

> **燀法的主要目的**

1.在保存有效成分的前提下,除去非药用部分 如苦杏仁、桃仁通过"燀"分离非药用部位种皮,并可破坏所含的酶而保存苦杏仁苷。

2.分离不同药用部位 如白扁豆通过"燀"分离不同的药用部位扁豆仁和扁豆衣。

> **注意事项**

1.水量要大,以保证水温。一般为药量的10倍以上。若水量少,投入杏仁后,水温迅速降低,酶不能很快被灭活,反而使苷被酶解,影响药效。亦影响扁豆的去毒效果。

2. 待水沸后投药,加热时间以 5~10 分钟为宜。以免水烫时间过长,成分损失。

3. 焯去皮后,宜当天晒干或低温烘干。否则易泛油,色变黄,影响成品质量。

苦 杏 仁

【处方用名】 苦杏仁、杏仁、焯杏仁、炒杏仁。

【来源】 本品为蔷薇科植物山杏 *Prunus armeniaca* L.var.ansu Maxim.、西伯利亚杏 *Prunus sibirica* L.、东北杏 *Prunus mandshurica* (Maxim.) Koehne 或杏 *Prunus armeniaca* L.的干燥成熟种子。夏季采收成熟果实,除去果肉及核壳,取出种子,晒干。

【炮制方法】

1. 苦杏仁 取原药材,筛去皮屑杂质,拣净残留的核壳及褐色油粒。用时捣碎。

2. 焯杏仁 取净杏仁置 10 倍量沸水中略煮,加热约 5 分钟,至种皮微膨起即捞起,用凉水浸泡,取出,搓开种皮与种仁,干燥,筛去种皮。用时捣碎。

3. 炒杏仁 取焯杏仁,置锅内用文火炒至微黄色,略带焦斑,有香气,取出放凉。用时捣碎。

应注意锅中水量要多,水沸后加药,药量要少,使水始终接近 100℃沸水。否则破坏酶的效果不好。

【质量要求】

1. 苦杏仁 本品为心脏形,略扁,表面黄棕色或深棕色,有微细纵皱,顶端略尖,底部钝圆肥厚,左右不对称,富油性。气微,味苦。

2. 焯杏仁 本品无种皮或分离成单瓣,表面乳白色,有特殊的香气,味苦。

3. 炒杏仁 本品形如焯杏仁,表面微黄色,偶带焦斑,有香气。

苦杏仁、焯杏仁、炒杏仁含苦杏仁苷($C_{20}H_{27}NO_{11}$)均不得少于 3.0%。

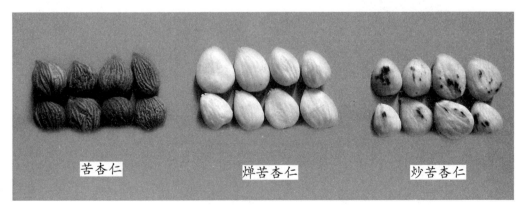

苦杏仁　　　　　焯苦杏仁　　　　　炒苦杏仁

图 7-7　苦杏仁炮制前后外观对照

【炮制作用】 苦杏仁性味苦,微温;有小毒。归肺、大肠经。具有降气止咳平喘、润肠通便的功能。生用有小毒。剂量过大或使用不当易中毒。性微温而质润,长于润肺止咳,润肠通便。多用于新病咳喘(常为外感咳喘),肠燥便秘。

制后可降低毒性,使用药安全。燀杏仁可除去非药用部位,便于有效成分煎出,提高药效。又可破坏酶,保存苷。作用与生杏仁相同。如治肺热咳嗽的麻杏石甘汤(《伤寒论》);治老人肠液枯燥或产后血少便秘的润肠丸(《沈氏尊生书》)。

炒制后性温,长于温肺散寒,作用与生苦杏仁和燀苦杏仁相同,多用于肺寒咳喘,久患肺喘。如补肺平喘的杏仁煎(《杨氏家藏方》)。

【贮存】 贮干燥容器内,置阴凉干燥处。防蛀。

桃　仁

【处方用名】 桃仁、燀桃仁、炒桃仁。

【来源】 本品为蔷薇科植物桃 *Prunus persica* (L.) Batsch 或山桃 *Prunus davidiana* (Carr.)Franch.的干燥成熟种子。果实成熟后收集果核,除去果肉和果壳,取出种子,晒干。

【炮制方法】

1.桃仁 取原药材筛去灰屑杂质, 拣净残留的壳及泛油的黑褐色种子。用时捣碎。

2.燀桃仁 取净桃仁置沸水中,加热烫至种皮微膨起即捞出,在凉水中稍泡、捞起,搓开种皮和种仁,干燥,筛去种皮。用时捣碎。

3.炒桃仁 取燀桃仁,置锅内用文火炒至黄色,略带焦斑,取出放凉。用时捣碎。

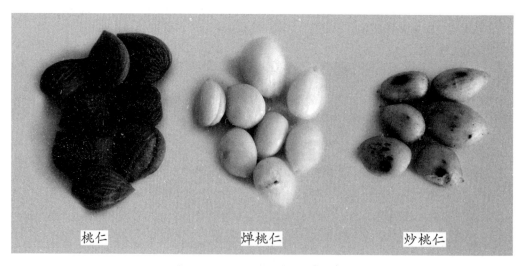

桃仁　　　　燀桃仁　　　　炒桃仁

图 7-8　桃仁炮制前后外观对照

【质量要求】

1.桃仁　本品为扁长椭圆形或类卵圆形,黄棕色,有纵皱,顶端尖,中间膨大,底部略小,钝圆而偏斜,边缘薄,有油质。气微,味微苦。

2.焊桃仁　本品无种皮,表面呈淡黄白色,油细皱纹。

3.炒桃仁　本品形如单桃仁,微黄色,略具焦斑,有香气。

【炮制作用】　桃仁性味苦、甘,平。归心、肝、大肠经。具有活血祛瘀、润肠通便的功能。生用行血祛瘀力强,多用于血瘀经闭,产后瘀滞腹痛,跌打损伤。如治妇女经闭不通,产后瘀血的核桃承气汤(《伤寒论》);治跌打损伤,腹中瘀血刺痛的桃红四物汤(《金鉴》)。

焊制后易去皮,可除去非药用部位,使有效成分易于煎出,提高药效。

炒后偏于润燥和血,多用于肠燥便秘,心腹胀满等。如治疗年老体衰,或久病血虚津亏,或产后失血过多而致肠燥便秘的润燥丸(《张氏医通》)。

【贮存】　贮干燥容器内,置阴凉干燥处。防蛀。

白 扁 豆

【处方用名】　白扁豆、扁豆、炒扁豆、扁豆衣。

【来源】　本品为豆科植物扁豆 *Dolichos lablab* L.的干燥成熟种子。秋、冬季采收成熟的果实,晒干,取出种子,晒至全干。

【炮制方法】

1.白扁豆　取原药材,除去杂质,用时捣碎。

2.扁豆衣　取净扁豆置沸水中,稍煮至皮软后,取出放凉水中稍泡,取出,搓开种皮与仁,干燥,筛取种皮(其仁亦药用)。

3.炒扁豆　取净扁豆或仁,置热锅内,用文火炒至表面微黄,略有焦斑时,取出放凉。

【质量要求】

1.白扁豆　本品为扁椭圆形,表面黄白色,平滑而具光泽。质坚硬。种皮薄,种仁黄白色,嚼之有豆腥气。

2.扁豆衣　本品呈不规则的蜷缩状种皮,乳白色,质脆易碎。

3.炒扁豆　本品表面微黄,略具焦斑,有香气。

【炮制作用】　白扁豆性味甘,微温。归脾、胃经。具有健脾化湿、和中消暑的功能。扁豆生用清暑、化湿力强。用于暑湿和消渴。如治夏季伤于暑湿,腹痛吐泻的香薷散(《局方》);治阴津受损或脾胃积热,津液耗伤,口渴引饮的金豆丸(《仁存堂经验方》)。

焊制是为了分离不同的药用部位。增加药用品种。扁豆衣气味俱弱,健脾作用较弱,偏于祛暑化湿。可用于暑热所致的身热,头目眩晕。如清络饮(《条辨》);又可用于

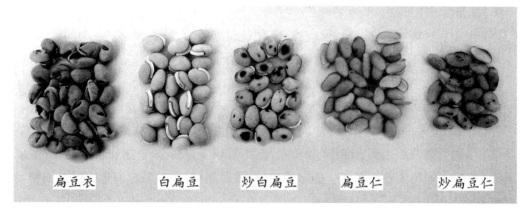

扁豆衣　　　　白扁豆　　　　炒白扁豆　　　　扁豆仁　　　　炒扁豆仁

图 7-9　白扁豆炮制前后外观对照

暑日酒食所伤,伏热,烦渴。如缩脾饮(《局方》)。

　　炒扁豆性微温,偏于健脾止泻。用于脾虚泄泻,白带过多。如治脾胃虚弱,运化失常,大便泄泻,饮食不佳,神疲体倦的参苓白术散(《局方》)。

　　【贮存】　贮于干燥容器内,置阴凉通风处。防蛀。

【习题】

　　1. 蒸法的目的及操作方法是什么?

　　2. 煮法的操作方法有哪些?

　　3. 黄芩的炮制方法有哪些?

第八章　复制法

一、定义

复制法是指将净选后的药物加入一种或数种辅料,按规定操作程序,反复炮制的方法。

二、目的

1.降低或消除药物的毒性　如半夏用甘草、明矾、皂角、石灰、生姜等制后均可降低毒性。

2.改变药性　如天南星,用胆汁制后,其性味由辛温变为苦凉,其作用亦发生了变化。

3.增强疗效　如白附子,用鲜姜、白矾制后,增强了祛风逐痰的功效。

4.矫臭矫味　如紫河车,用酒制后除去了腥臭气味,便于服用。

三、操作方法

复制法没有统一的方法,具体方法和辅料的选择可视药物而定。一般将净选后的药物置一定容器内,加入一种或数种辅料,按工艺程序,或浸、泡、漂或蒸、煮或数法共用,反复炮制达规定的质量要求为度。

四、注意事项

本法操作方法复杂,辅料品种较多,炮制一般需较长时间,故应注意:

1.时间可选择春、秋季,避免出现"化缸"。

2.地点应选择在阴凉处,避免暴晒,以免腐烂。

3.如要加热处理,火力要均匀,水量要多,以免糊汤。并可加入适量明矾防腐。

半　夏

【处方用名】　生半夏、清半夏、姜半夏、法半夏。

【来源】　本品为天南星科植物半夏 *Pinellia ternata* (Thunb.) Breit.的干燥块茎。

夏秋两季采挖,洗净,除去外皮及须根,晒干。

【炮制方法】

1. 生半夏 取原药材,除去杂质,洗净,干燥。用时捣碎。

2. 清半夏 取净半夏,大小分开,用8%白矾溶液浸泡至内无干心,口尝微有麻舌感,取出,洗净,切厚片,干燥。

每100kg半夏,用白矾20kg。

3. 姜半夏 取净半夏,大小分开,用水浸泡至内无干心,另取生姜切片煎汤,加白矾与半夏共煮至透心,取出,晾至半干,切薄片,干燥。

每100kg半夏,用生姜25kg、白矾12.5kg。

4. 法半夏 取净半夏,大小分开,用水浸透至内无干心,取出;另取甘草适量,加水煎煮两次,合并煎液,倒入用适量石灰水配制的石灰液中,搅匀,加入上述已浸透的半夏,浸泡,每日搅拌1~2次,并保持浸液pH值12以上,至剖面黄色均匀,口尝微有麻舌感时,取出,洗净,阴干或烘干。

每100kg半夏,用甘草15kg、生石灰10kg。

【质量要求】

1. 生半夏 呈扁圆形、类圆形或偏斜形,大小不一,表面类白色或浅黄色,顶端有凹陷的茎痕,周围密布麻点状根痕,下面钝圆,较光滑。质坚实,断面洁白,富粉性。无臭,味辛辣,麻舌而刺喉。

2. 清半夏 扁圆形、类圆形或不规则片状,切面淡灰色至淡白色,质脆,易折断,气微,味微咸、涩,微有麻舌感。

3. 姜半夏 为淡黄棕色片状,质硬脆,具角质样光泽。气微香,味辛辣,微有麻舌感,嚼之有粘牙感。

4. 法半夏 为黄色或淡黄色较为均匀的颗粒,质较松脆,气微,味淡略甘,微有麻舌感。

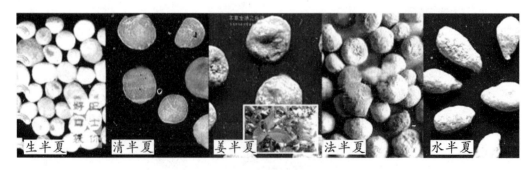

图8-1 半夏炮制前后外观对照

【炮制作用】 半夏性味辛,温;有毒。归脾、胃、肺经。具有化痰止咳,消肿散结的功能。生半夏有毒,使人呕吐,咽喉肿痛,失音,一般不作内服,多作外用,用于疮痈肿毒,湿痰咳嗽。如治一切阴疽、流注的桂麝散(《药奁启秘》)。

半夏经炮制后,能降低毒性,缓和药性,消除副作用。

清半夏长于化痰,以燥湿化痰为主,用于湿痰咳嗽,痰热内结,风痰吐逆,痰涎凝聚,咯吐不出。如治寒痰咳嗽的二陈汤(《局方》)。

姜半夏增强了降逆止呕作用,以温中化痰,降逆止呕为主,用于痰饮呕吐,胃脘痞满,喉痹,瘰病。如治痰饮呕吐的小半夏汤(《金匮要略》);治胃脘痞满的半夏泻心汤(《伤寒论》)。

法半夏偏于祛寒痰,同时具有调和脾胃的作用,用于痰多咳嗽,痰饮眩悸。亦多用于中药成方制剂中。如香砂养胃丸(《中药成药制剂手册》)。

【贮存】 贮干燥容器内,密闭,置通风干燥处。防潮,防虫蛀。

天 南 星

【处方用名】 生天南星、生南星、制天南星、制南星、胆南星。

【来源】 本品为天南星科植物天南星 *Arisaema erubescens* (Wall.) Schott.、异叶天南星 *Arisaema heterophyllum* Bl.或东北天南星 *Arisaema amurense* Maxim.的干燥块茎。秋冬两季茎叶枯萎时采挖,除去须根及外皮,干燥。

【炮制方法】

1.生天南星 取原药材,除去杂质,洗净,干燥。

2.制天南星 取净天南星,按大小分别用清水浸泡,每日换水 2~3 次,如水面起白沫时,换水后加白矾(每 100kg 天南星,加白矾 2kg),泡一日后,再换水漂至切开口尝微有麻舌感时取出。另取白矾、生姜片置锅内加适量水煮沸后,倒入天南星共煮至无干心时取出,除去姜片,晾至 4~6 成干,切薄片,干燥,筛去碎屑。

每 100kg 天南星,用生姜、白矾各 12.5kg。

3.胆南星 取制天南星细粉,加入净胆汁(或胆膏粉及适量清水)拌匀,蒸 60 分钟至透,取出放凉,制成小块,干燥。或取生南星粉,加入净胆汁(或胆膏粉及适量清水)拌匀,放温暖处,发酵 7~5 天后,再连续蒸或隔水炖 9 昼夜,每隔 2 小时搅拌一次,除去腥臭气,至呈黑色浸膏状,口尝无麻味为度,取出,晾干。再蒸软,趁热制成小块。

每 100kg 制天南星细粉,用牛(或羊、猪)胆汁 400kg(胆膏粉 400kg)。

【质量要求】

1.生天南星 呈扁圆形,外表类白色或淡棕色,上面凹陷,周围布散多数麻点。质坚硬,断面白色,粉质,气微辛,味麻辣。

2.制天南星 为黄白色或淡棕色薄片,半透明,质脆易碎,味涩微麻。

3. 胆南星　呈方块状,表面棕黄色或灰黄色,断面色稍浅,质坚实,有特异的腥气,味苦。

【炮制作用】　天南星性味苦,辛,温;有毒。归肺、肝、脾经。生天南星辛温燥烈,有毒,多外用。也有内服者,以祛风止痉为主,多用于破伤风,如玉真散(《正宗》);也用于癫痫,如南星散(《幼科指南》)。外用治痈肿疮疖,蛇虫咬伤。

制南星降低毒性,增强燥湿化痰的作用。多用于顽痰咳嗽,如治湿痰咳嗽的姜桂丸(《家珍丸》)。

胆南星降低毒性,缓和其燥烈之性,药性由温转凉,味由辛转苦,功能由温化寒痰转为清化热痰。以清化热痰,熄风定惊力强,多用于痰热咳喘,急惊风,癫痫等症。如治热痰咳嗽的清气化痰丸(《医方考》),治小儿急惊风的牛黄抱龙丸(《入门》),治癫痫突发的天南星散(《准绳》)等。

【贮存】　贮干燥容器内,置通风干燥处。防霉、防蛀。

白　附　子

【处方用名】　生白附子、禹白附、制白附子。

【来源】　本品为天南星科植物独角莲 *Typhonium giganteum* Engl. 的干燥块茎。秋季采挖,除去须根及外皮,晒干。

【炮制方法】

1. 生白附子　取原药材,除去杂质。

2. 制白附子　取净白附子,大小分开,用清水浸泡,每日换水 2~3 次,数日后,如起泡沫,换水后加白矾(每 100kg 白附子,用白矾 2kg),泡一日后再进行换水,至口尝微有麻舌感为度,取出。另取白矾及生姜片加适量水,煮沸后,倒入白附子共煮至内无干心为度,捞出,除去生姜片,晾至 6~7 成干,切厚片,干燥。筛去碎屑。

每 100kg 白附子,用生姜、白矾各 12.5kg。

【质量要求】

1. 生白附子　为椭圆形或扁圆形,表面白色或黄白色,略粗糙,有环纹及须根痕,顶端有茎痕或芽痕,富粉性,质坚硬。无臭,味淡、麻辣刺舌。

2. 制白附子片　表面黄白色至淡棕色,呈半透明状;周边淡棕色。气微,味微涩,无麻舌感或微有麻舌感。

【炮制作用】　白附子味微辛,温;有毒。归胃、肝经。生白附子一般外用。具有祛风痰,定惊搐,解毒止痛的功能。用于口眼歪斜、破伤风,外治瘰疬痰咳、毒蛇咬伤。如治口眼歪斜的牵正散(《杨氏家藏方》)。

制白附子可降低毒性,消除麻辣味,增强祛风痰的作用。多用于偏头痛,痰湿头痛,咳嗽痰多。如治偏头痛的白附子散(《本事方》),治痰湿咳嗽的白附丸(《准绳》)。

【贮存】　贮干燥容器内,置通风干燥处。防潮、防霉、防蛀。

紫 河 车

【处方用名】　紫河车、制紫河车。

【来源】　本品为健康人的干燥胎盘。

【炮制方法】

1.紫河车　将新鲜胎盘除去膜及脐带,反复冲洗至去尽血液,加适量花椒、黄酒蒸或置沸水中略煮后,干燥,砸成小块或研成细粉。

每100kg紫河车块,用黄酒10kg,花椒2.5kg。

2.酒炒紫河车　取净紫河车块,用酒拌匀,待酒吸尽后,用文火炒至酥脆后为度。用时研末。

每100kg紫河车,用酒10kg。

【质量要求】

1.紫河车　为不规则的碎块,大小不一。黄色或棕黄色,一面凹凸不平,有不规则沟纹,另一面光滑。质硬而脆。有腥气。

2.酒炒紫河车　质地酥脆,腥气较弱,具酒香气。粉末黄棕色。

【炮制作用】　紫河车性味甘,咸,温。归心、脾、肾经。生紫河车有腥气,内服易产生恶心呕吐的副作用。多入片剂或胶囊剂。

酒可除去腥臭味,便于服用。并使其质地酥脆,便于粉碎,增强疗效。用于肺肾两虚,虚劳咳嗽,阳痿遗精。如治虚劳咳嗽的河车大造丸(《中国药典》2000版)。

【贮存】　贮干燥容器内,密闭,置阴凉干燥处。防尘、防蛀。

【附注】　传统炮制方法还有甘草与银花加酒煮法:先将银花、甘草煎汁,煮沸15分钟去渣,加入25g黄酒拌匀的紫河车,再煮15分钟,用其余黄酒拌透,微火烘干即可。紫河车每10个,银花30g,甘草30g,黄酒300g。

松 香

【处方用名】　松香、制松香。

【来源】　本品为松科植物油松 *Pinus tabulaeformis* Carr、马尾松 *Pinus massoniana* Lamb.或云南松 *Pinus yunnanensis* Franch.树干中取得的油树脂,经蒸馏除去挥发油后的遗留物。

【炮制方法】

1.松香　取原药材,除去杂质,置锅内,用文火加热,熔化后倾入水中,放凉,取出晾干,捣碎。

2.制松香　取葱煎汁,去渣,加入净松香及适量水,加热煮至松香完全熔化,倒入冷水中,待凝固后,取出晾干。

每 100kg 松香块,用葱 10kg。

【质量要求】

1. 松香　呈不规则半透明块状,大小不一,表面淡黄色,常有一层黄白色霜粉,常温时质坚而脆,易碎,断面光亮,似玻璃状。具有松节油香气,味苦,加热则软化,然后熔化。燃烧时产生棕色浓烟。

2. 制松香　颜色加深,味微苦。

【炮制作用】　松香性味苦、甘、温。归肝、脾经。生松香多外用,入膏药或研末贴敷患处。用于风湿痹痛,痈疽,疥癣,湿疮,金疮出血。如外敷治一切肿毒(《怪症奇方》)。

制松香可部分除去油质及杂质,使其品质纯洁,质地酥脆,便于制剂和粉碎。并可矫正其不良气味,减少刺激性。如用于瘙痒疥癣,恶疮,疥毒等(《刘涓子鬼遗方》)。

【贮存】　贮存干燥容器内,密闭,置阴凉干燥处。防火、防潮。

【习题】

1. 复制法的目的是什么?

2. 复制法的操作方法及注意事项是什么?

3. 天南星的炮制方法有哪几种? 分别进行方法描述。

第九章　发酵、发芽法

发酵与发芽均系借助于酶的作用,使药物通过发酵与发芽过程,改变其原有性能,增强或产生新的功效,扩大用药品种,以适应临床用药的需要。这两类方法都必须借助于酶和微生物的作用,都必须具有一定的环境条件,如温度、湿度、空气、水分等。

第一节　发酵法

发酵法是指发酵经净制或处理后的药物,在一定的温度和湿度条件下,由于霉菌和酶的催化分解作用,使药物发泡、生衣的炮制方法。

➢ **发酵的目的**

1.改变原有性能　产生新的治疗作用,扩大用药品种如六神曲、建神曲、淡豆豉等。

2.增强疗效　如半夏曲。

➢ **发酵的操作方法**

根据不同品种,采用不同的方法进行加工处理后,再置温度、湿度适宜的环境中进行发酵。常用的方法有药料与面粉混合发酵和直接用药料进行发酵。用前法炮制的如六神曲、建曲、半夏曲、沉香曲等,后者如淡豆豉、百药煎等。

发酵过程主要是微生物新陈代谢的过程,因此,此过程要保证其生长繁殖的条件。主要条件如下:

1.菌种　主要是利用空气中微生物自然发酵,但有时会因菌种不纯,影响发酵的质量。

2.培养基　主要为水、含氮物质、碳物质、无机盐类等。如六神曲中面粉为菌种提供了碳源,赤小豆为菌种提供了氮源。

3.温度　一般发酵的最佳温度为30℃~37℃。温度太高则菌种老化、死亡,不能发酵;温度过低,虽能保存菌种,但繁殖太慢,不利于发酵,甚至不能发酵。

4.湿度　一般发酵的相对湿度应控制在70%~80%。湿度太大,则药料发黏,且宜生虫霉烂,造成药物发暗;过分干燥,则药物易散不能成形。经验以"握之成团,指间可见水迹,放下轻击则碎"为宜。

5. 其他方面　pH 值 4~7.6,有充足的氧或二氧化碳条件下进行。

> **注意事项**

发酵制品以曲块表面霉衣黄白色,内部有斑点为佳,同时应有酵香气味。不应出现黑色、霉味及酸败味。故应注意:

1. 原料在发酵前应进行杀菌、杀虫处理,以免杂菌感染,影响发酵质量。

2. 发酵过程须一次完成,不中断,不停顿。

3. 温度和湿度对发酵的速度影响很大,湿度过低或过分干燥,发酵速度慢甚至不能发酵,而温度过高则能杀死菌,不能发酵。

六　神　曲

【处方用名】　六神曲、神曲、六曲、炒六曲、焦神曲、煨神曲、麸炒六曲、焦六曲、酒神曲。

【来源】　本品为苦杏仁、赤小豆、鲜青蒿、鲜苍耳草、鲜辣蓼等药加入面粉(或麦麸)混合后经发酵而成的曲剂。

【炮制方法】

1. 神曲　取杏仁、赤小豆碾成粉末,与面粉混匀,加入鲜青蒿、鲜辣蓼、鲜苍耳草药汁,揉搓成捏之成团,掷之即散的粗颗粒状软材,置模具中压制成扁平方块(33cm×20cm×6.6cm),用鲜苘麻叶包严,放入箱内,按品字形堆放,上面覆盖鲜青蒿。置室温在 30℃~37℃之间的室,经 4~6 天即能发酵,待药面生出黄白色霉衣时取出,除去苘麻叶切成 2.5cm 见方的小块,干燥。

每 100kg 面粉,用杏仁、赤小豆各 4kg,鲜青蒿、鲜辣蓼、鲜苍耳草各 7kg。药汁为鲜草汁合其药渣煎出液。

曲品质量要求:①无味:具有芳香气,无霉烂发臭的气味为佳;②外观:表面满布黄白菌丝及少数黑孢子,曲块边缘呈鲜黄色,用放大镜观察,可见黄色分生孢子柄的膨胀部,其间亦有已生黑色孢子的。如果曲的表面干燥,分生孢子甚至全部不发育,即为不良曲;③内部:良曲的块坚实,成品可整块取出而不碎,如果曲不成块,或成块不结实,都是菌丝发育不好的缘故。曲的内部用放大镜观察,亦多有菌丝及未成熟的孢子。

2. 炒神曲　取麦麸皮均匀撒于热锅内,待烟起,将神曲倒入,快速翻炒、至神曲表面呈棕黄色,取出,筛去麸皮,放凉;或用清炒法,炒至棕黄色。

每 100kg 神曲,用麦麸 10kg。

3. 焦神曲　将神曲块投入热锅内,用文火加热,不断翻炒,至表面呈焦褐色,内部微黄色,有焦香气时,取出,摊凉。

【质量要求】

1.六神曲 本品为立方形小块,表面灰黄色,粗糙,质脆易断,微有香气。

2.炒神曲 本品表面黄色,偶有焦斑,质坚脆,有麸香气。焦神曲表面焦黄色,内为微黄色,有焦香气。

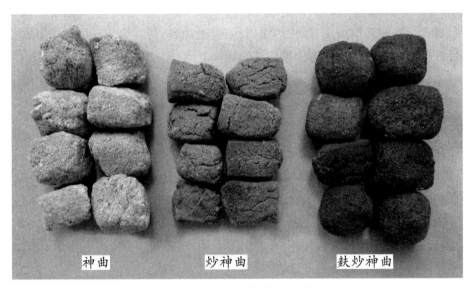

神曲 炒神曲 麸炒神曲

图9-1 神曲炮制前后外观对照

【炮制作用】 六神曲性味甘、辛,温。入脾、胃经。生六神曲健脾开胃,并有发散作用。如用于治感冒食滞,常与山楂、紫苏、藿香同用;又如治食滞中焦的宽中降逆汤(《温病经》)。

麸炒六神曲具有甘香气,以醒脾和胃为主。用于食积不化,脘腹胀满,不思饮食,肠鸣泄泻。如健脾思食方(《局方》)。

焦六神曲消食化积力强,以治食积泄泻为主。如治时暑暴泻及饮食所伤、胸膈痞闷的曲术丸(《局方》)。

【贮存】 贮干燥容器内,置通风干燥处。防蛀、防潮。

【备注】 造神曲,古时用带麸白面,现多用40%面粉、60%麦麸代替。青蒿、苍耳、辣蓼亦可用干品,用量为鲜品的1/3量。

半 夏 曲

【处方用名】 半夏曲、炒半夏曲。

【来源】 本品为法半夏、赤小豆、苦杏仁和鲜青蒿、鲜辣蓼、鲜苍耳草与面粉经加工发酵炮制而成的曲剂。

【炮制方法】

1.半夏曲　取法半夏、赤小豆、苦杏仁共碾细粉,与面粉混合均匀,加入鲜青蒿、鲜辣蓼、鲜苍耳草之煎出液,搅拌均匀,堆置发酵,压成片状,切成小块,晒干。

每100kg法半夏,用赤小豆30kg、苦杏仁30kg、面粉400kg、鲜青蒿30kg、鲜辣蓼30kg、鲜苍耳草30kg。

2.麸炒半夏曲　取麸皮,撒在热锅内,用中火加热,待冒浓烟时加入半夏曲,迅速拌炒置表面呈深黄时,取出,筛去麸皮,晾凉。

每100kg半夏曲,用麸皮10kg。

【质量要求】

1.半夏曲　本品为小立方块,表面浅黄色。质疏松,有细蜂窝眼。

2.麸炒半夏曲　本品形如半夏曲,表面呈米黄色,具焦香气。

【炮制作用】半夏曲性甘、微辛,温。归脾、胃经。半夏经发酵制成曲剂后,可增强健脾温胃、燥湿化痰的功能。临床以化痰止咳、消食积为主,可用于咳嗽痰多,胸脘痞满,饮食不消,苔腻呕恶。如用于中脘气滞、胸膈烦满,痰涎不利,头目不清的三仙丸(《白一选方》);还可用于脾胃虚弱,食谷不消,泄泻,呕吐,腹胀等症。

半夏曲经麸炒后,产生焦香气,增强健胃消食的作用。

【贮存】　贮干燥容器内,置通风干燥处。防蛀、防潮。

【备注】　近代半夏曲处方各地不甚相同。如广东由半夏、薄荷、川贝母、甘草、干姜、枳壳、陈皮组成;河南由清半夏、白面、生姜、白矾、六曲组成。制备方法亦有发酵与不发酵的区别。使用时应注意。

淡 豆 豉

【处方用名】　淡豆豉、豆豉。

【来源】　本品为豆科植物黑大豆 *Glycine max*(L.)Merr.的黑色成熟种子的发酵加工品。

【炮制方法】　取黑大豆洗净。另取桑叶、青蒿加水煎煮,滤过,将煎汁拌入净大豆中,待汤液被吸尽后,置蒸制容器内蒸透,取出,稍凉,置容器内,用煎过汁的桑叶、青蒿渣覆盖,在温度25℃~28℃,相对湿度80%的条件下,闷至发酵,长满黄衣时,取出,去药渣,加适量水搅拌、捞出,置容器内,保持温度50℃~60℃闷15~20天,充分发酵,有香气溢出时,取出,略蒸,干燥,即得淡豆豉。

每100kg黑大豆,用桑叶、青蒿各7~10kg。

【质量要求】

本品为扁椭圆形粒状,长0.7~1cm,直径4~6mm。外表黑色略皱缩,上附有黄灰色膜状物,皮松泡,偶有脱落,种仁棕黄色。质坚、气香、味微甜。

本品按干燥品计算,异黄酮的含量应不得少于 0.223%;含大豆苷元和染料木素应分别不得少于 0.063% 和 0.040%。

【炮制作用】　淡豆豉性味辛、甘、微苦,寒。归肺、肾经。具有解表、除烦的功能。用于伤风感冒、发热恶寒、头痛,或胸中烦闷,虚烦不眠。如治感冒发热、胸脘不舒的葱豉桔梗汤(《通俗伤寒论》);治热病虚烦,胸中懊恼、虚烦不眠的栀子豉汤(《伤寒论》)。

【贮存】　贮于干燥容器内,密闭,置阴凉干燥处。防潮。

【备注】　淡豆豉自明代就用黑豆与桑叶、青蒿发酵,并沿用至今。但另有黑豆与麻黄、苏叶发酵而得,该品的性味辛、微温,与上物不同,使用时应注意。

红　曲

【处方用名】　红曲、制红曲、炒红曲、红曲炭。

【来源】　本品为曲霉科真菌紫色红曲霉 *Monascus parpureus* Went. 的菌丝及孢子,经人工培养,使菌丝在粳米内部生长,使整个米粒变为红色的制品。

【炮制方法】

1.红曲　选择红色土壤地,挖一深坑,在坑上下周围铺以篾席,将粳米倒入其中,上压以重石,使其发酵而变为红色。经 3~4 天后,米粒外皮紫红色,内心亦为红色。若内心有白点,表示尚未熟透,品质较差。取出,晒干。

2.红曲炭　将净红曲置热锅内,用武火微炒,使外部呈黑色,内部呈老黄色为度,喷淋清水,冷却,取出晾干。

【质量要求】

1.红曲　本品呈米粒状,多碎断,表面紫红色或棕红色,断面粉红色。质脆,手捻之易粉碎,染指。微有酵酸气,味淡。

2.红曲炭　本品形似红曲,外皮呈黑色,内部呈老黄色,有焦香味。

【炮制作用】　红曲性味甘,温。归肝、大肠经。具有活血化瘀,健脾消食的功能。用于产后恶露不净,瘀滞腹痛,食积饱胀,赤白下痢,外用治跌打损伤。

【贮存】　置阴凉干燥处。防潮、防蛀。

【备注】　红曲制曲法,除上述自然发酵法外,还有现代制曲法如下:

将粳米洗净,湿透,置蒸笼中略蒸,稍熟,然后倒进竹笪上晾凉,撒上紫色红曲霉菌种,放置于 30℃ 的室温中发酵,促使紫色红曲霉菌繁殖,10 天后待米粒内外均长满菌丝,变为红色时取出,晒干或烘干。

建 神 曲

【处方用名】 建神曲、建曲、炒建神曲、焦建神曲。

【来源】 本品为面粉、麸皮与藿香、青蒿等中药混合后,经发酵而成的曲剂。

【炮制方法】

1.建神曲 取藿香 6kg,青蒿 6.5kg,辣蓼草 6.5kg,苍耳草 6.5kg,苦杏仁 4kg,赤小豆 4kg,炒麦芽 9kg,炒谷芽 9kg,炒山楂 9kg,陈皮 6kg,紫苏 6kg,香附 6kg,苍术 6kg,炒枳壳 3kg,槟榔 3kg,薄荷 3kg,木香 3kg,白芷 3kg,官桂 1.5kg,甘草 1.5kg,面粉 10.5kg,生麸皮 21kg,各药共研细粉与生麸皮混匀,再将面粉制成稀糊,趁热与上述混合各药糅合制成软材,压成块状,发酵,取出,干燥。

2.炒建神曲 取净建曲碎块,置炒制容器内,用文火炒至表面呈深黄色,有香气味逸出时,取出,放晾。

3.焦建神曲 取净建曲碎块,置炒制容器内,用武火炒至表面呈焦黄色,有焦香气味逸出时,取出,放晾。

【质量要求】

1.建神曲 本品为不规则的碎块,土黄色。具清香气,味淡微苦。

2.炒建神曲 本品形如建神曲,表面呈深黄色,具香气。焦建神曲形如建神曲,表面呈焦黄色,具焦香气。

【炮制作用】 建神曲性味辛、甘,温。归脾、胃经。具有消食化积、发散风寒、健脾和胃的功能。用于感冒头痛、宿食积滞、胸腹胀满、脾虚泄泻。

炒黄、炒焦可增强其消食化积、健脾和胃的功能。常与健脾消食药同用。

【贮存】 贮干燥容器内,密闭,置阴凉干燥处。防潮、防蛀。

【备注】 建曲近代各省市地方药品标准所载处方药味不甚相同,但都有荆芥、防风、紫苏等发散解表药,山楂、麦芽等消食导滞药,苍术、厚朴等燥湿行气除满药。有的方中含有麻黄,有的则无,因此药性亦有差异,使用时应注意。

第二节　发芽法

发芽法是将净选后的新鲜成熟的果实或种子,在一定的温度或湿度条件下,促使萌发幼芽的方法

> **发芽的主要目的**

通过发芽,淀粉被分解为糊精、葡萄糖及果糖;蛋白质分解成氨基酸,脂肪被分解成甘油和脂肪酸,并产生各种消化酶、维生素,使其具有新的功效,扩大用药品种。

> 发芽的操作方法

选择新鲜、粒大、饱满、无病虫害、色泽鲜艳的种子或果实,用清水浸泡适度,捞出,置于能透气漏水的容器中,或已垫好竹席的地面上,用湿物盖严,每日喷淋清水 2~3 次,保持湿润,约经 2~3 天即可萌发幼芽,待幼芽长出 0.2~1cm 左右时,取出干燥。

> 注意事项

1.发芽温度一般以 18℃~25℃为宜,浸渍后含水量控制在 42%~45%为宜。

2.种子的浸泡时间应依气候、环境而定,一般春、秋季宜浸泡 4~6 小时,冬季 8 小时,夏季 4 小时。

3.选用新鲜成熟的种子或果实,在发芽前应先测定发芽率,要求发芽率在 85%以上。

4.适当避光并选择有充足氧气、通风良好的场地或容器进行发芽。

5.发芽时先长须根而后生芽,不能把须根误认为是芽。并注意以芽长 0.2~1cm 为标准,发芽过长则影响药效。

6.在发芽过程中,要勤加检查、淋水,以保持所需湿度,并防止发热霉烂。

麦　芽

【处方用名】　麦芽、大麦芽、炒麦芽、焦麦芽。

【来源】　本品为禾本科植物大麦 *Hordeum vulgare* L. 的成熟果实经发芽干燥而得。

【炮制方法】

1.麦芽　取新鲜成熟饱满的净大麦,用清水浸泡 6~7 成透,捞出,置能排水容器内,盖好,每日淋水 2~3 次,保持湿润。待叶芽长至 0.5cm 时,取出干燥即得。

2.炒麦芽　取净大麦芽,置预热之炒制容器内,用文火加热,不断翻动,炒至表面棕黄色,鼓起并有香气时,取出晾凉,筛去灰屑。

3.焦麦芽　取净麦芽置炒制容器内,用中火加热,炒制有爆裂声,表面呈焦褐色,鼓起并有焦香气时,取出晾凉,筛去灰屑。

【质量要求】

1.麦芽　本品呈梭形,长 8~12mm,直径 3~4mm。表面淡黄色,一端有幼芽淡黄色,皱缩或脱落,下端有纤细而弯曲的须根数条。质硬,破开内有黄白色大麦米一粒,粉质,气微,味微甘。

2.炒麦芽　本品表面棕黄色或深黄色,偶见焦斑,有香气。

3.焦麦芽　本品表面焦褐色或焦黄色,有焦香气。

本品出芽率不得少于 85%,芽长不得少于 0.5cm。

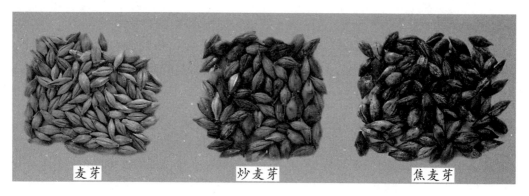

图 9-2　麦芽炮制前后外观对照

【炮制作用】　麦芽性味甘,平。归脾、胃经。具有消食和胃、疏肝通乳的功能。用于消化不良,乳汁郁积,乳癖。可与谷芽、山楂、白术、陈皮等同用,治一般消化不良,对米、面积滞或果积有化积开胃作用,如小儿消食方(《中药临床应用》)。对食积化热者尤宜生用。

经炒后性偏温而气香,具有行气、消食、回乳之功。如用于饮食停滞,可与山楂、神曲等同用;治中虚食少,脾胃虚弱,食少难消,脘腹胀闷,可与人参、白术、茯苓、神曲、砂仁等配伍,如健脾丸(《准绳》);用于妇女产后无儿食乳、乳房肿胀、坚硬疼痛难忍的回乳四物汤(《疡医大全》)。

炒焦后性偏温而味甘微涩,增强了消食化滞、止泻的作用。如用于治食积泄泻的三仙散(《经验方》);治脾虚泄泻,常与白术、党参、炮姜、乌梅炭等同用;另治脾胃虚寒、运化无权、大便溏泄。

谷　芽

【处方用名】　谷芽、炒谷芽、焦谷芽。

【来源】　本品为禾本科植物稻 *Oryza Sativa* L.的成熟果实,经发芽干燥而得。

【炮制方法】

1.谷芽　取成熟而饱满的稻,用清水浸泡至六七成透,捞出,置能排水的容器内,覆盖,每日淋水 1~2 次,保持湿润,待须根长至 1cm 时,取出晒干,除去杂质。

2.炒谷芽　取净谷芽,置炒制容器内,用文火加热,炒至表面深黄色,大部分爆裂,并有香气溢出时,取出晾凉,筛去灰屑。

3.焦谷芽　取净谷芽置炒制容器内,用中火加热,炒至表面焦黄色,大部分爆裂时,并用焦香气溢出时,取出晾凉,筛去灰屑。

【质量要求】

1.谷芽　本品呈长椭圆球形,直径约 2mm,顶端钝圆、基部略尖。外壳为革质的稃片,淡黄色,具点状皱纹,下端有初生的细须根,长约 3~10mm。剥去稃片,内含淡黄色或黄白色颖果 1 粒。无臭,味微甘。

2. 炒谷芽　本品表面深黄色、有焦斑,具香气。

3. 焦谷芽　本品表面焦黄色,有焦香气。

本品出芽率不得少于 85%。

【炮制作用】　谷芽性味甘,温。归脾、胃经。具有消食和中,健脾开胃的功能。生谷芽长于养胃消食,如用于启脾开胃,增进食欲的谷神丸(《澹寮方》);治脾胃虚弱泄泻的健脾止泻汤(《麻疹集成》);亦可单用谷芽蒸露,代茶饮,如养胃进食的谷芽露(《中国医学大辞典》)。

炒黄后性转温,以健脾消食力胜,多用于脾虚食少。

炒焦后性温微涩,长于消食止泻,用于食积不化或饮食停滞,腹满便溏。

【贮存】　置通风干燥处。防蛀。

粟　芽

【处方用名】　粟芽、炒粟芽、焦粟芽。

【来源】　本品为禾本科植物粟 *Setaria italica* (L.) Beauv.的成熟果实经发芽干燥而得。

【炮制方法】

1. 粟芽　取成熟饱满的净粟谷,用清水浸泡至六至七成透,捞出,置能排水的容器内,覆盖,每日淋水 1~2 次,保持湿润,待须根长至 6mm,取出晒干,除去杂质。

2. 炒粟芽　取净粟芽,置炒制容器内,用文火加热,不断翻炒,至粟芽呈深黄色,大部分爆裂,并有香气溢出时,取出,晾凉。

3. 焦粟芽　取净粟芽,置炒制容器内,用中火加热,不断翻炒,至粟芽表面呈焦黄色,大部分爆裂,并有焦香气溢出时,取出,晾凉。

【质量要求】

1. 粟芽　本品呈黄白色,有短芽,味微甜。

2. 炒粟　本品芽呈深黄色,略有焦斑,具香气。焦粟芽呈焦黄色,有焦香气。

本品出芽率不得少于 85%。

【炮制作用】　粟芽性味甘,平。归脾、胃经。具有开胃消食、下气除胀的功能。常与健脾消食药同用,用于宿食不消,胃脘胀闷。

粟芽经炒黄、炒焦后,产生香气,增强开胃消食的作用。

【贮存】　贮干燥容器内,密闭,置阴凉干燥处。防虫蛀、防鼠害、防潮。

【备注】　华北地区习惯用粟芽作谷芽用。

大豆黄卷

【处方用名】 大豆黄卷、大豆卷、豆黄卷、豆卷、清水豆卷、制豆卷。

【来源】 本品为豆科制物大豆 *Glycine max* (L.) Merr.的成熟种子经发芽干燥而得。

【炮制方法】

1. 大豆黄卷 取净大豆,用清水浸泡至表面起皱,捞出。置能排水的容器内,上盖湿布,每日淋水 2~3 次,保持湿润。待芽长至 0.5~1cm 时,取出,干燥。

2. 制大豆黄卷 取灯心草、淡竹叶置锅内,加入适量清水煎煮两次(每次 30~60 分钟),过滤去渣。药汁与净大豆黄卷共置锅内用文火加热,煮至药汁被吸尽,取出干燥。

每 100kg 大豆黄卷,用淡竹叶 2kg,灯心草 1kg。

3. 炒大豆黄卷 取净大豆黄卷,置热锅内,用文火加热,微炒至较原色稍深,取出放凉。

【质量要求】

1. 大豆黄卷 本品呈肾形,长约 8mm,宽约 6mm。表面黄色(原料黄大豆)或黑色(原料黑大豆),微皱缩,一侧有明显的脐点,一端有黄色卷曲胚根。外皮质脆易裂开,断面黄色或绿色。无臭,嚼之有豆腥味。

2. 制大豆黄卷 本品粒坚韧,豆腥气较轻而微清香。炒大豆黄卷粒坚韧,颜色加深,偶见焦斑,略有香气。

【炮制作用】 大豆黄卷性味甘,平,归脾、胃经。具有清利湿热,清解表邪的功能。用于夏月感冒、暑湿、湿温;小儿撮口和发噤(《圣惠方》);亦用于湿痹,水肿胀满。

制大豆黄卷宣发作用减弱,清热利湿作用增强,如治暑湿、湿温的豆卷汤(《中药临床应用》)。

炒大豆黄卷清解表邪作用极弱,长于利湿舒筋,兼益脾胃,适用于湿痹、水肿胀满。如用于湿邪所至的骨节疼痛,肢体重着,痛处不易转移者;治头风湿痹,筋挛膝痛,胃中积热,大便结涩的黄卷散(《普济方》);水肿胀满的大豆散(《总录》)。

【贮存】 贮干燥容器内,密闭,置阴凉干燥处。

【习题】

1. 发酵的条件要求及注意事项是什么?

2. 麸炒半夏曲的主要炮制作用是什么?

3. 发芽过程中应注意哪些事项?

4. 简述麦芽各炮制品的炮制工艺、炮制作用和质量要求?

第十章　制霜法

一、定义

药物经过去油制成松散粉末或析出细小结晶或升华、煎熬成粉渣的方法称为制霜法。

二、分类

制霜法根据操作方法不同分为去油制霜、渗析制霜、升华制霜、煎煮制霜等。

第一节　去油制霜法

药物经过适当加热去油制成松散粉末的方法称去油制霜法。

> **去油制霜的目的**

1.降低毒性,缓和药性　如巴豆,有大毒,泻下作用猛烈,去油制霜后可降低毒性,缓和泻下作用,保证临床用药安全有效。

2.降低副作用　如柏子仁,其内含柏子仁油,具有滑肠通便之功,这对体虚便溏患者不宜用,制成霜后,除去了大部分油分,可降低滑肠的副作用。

> **操作方法**

取原药材,除去外壳取仁,碾成细末或捣烂如泥,用多层吸油纸包裹,蒸热,或置炉边或烈日曝晒后,压榨,如此反复换纸吸去油,至松散成粉,不再黏结为度。

> **注意事项**

1.药物加热所含油质易于渗出,故去油制霜时多加热或放置热处。

2.有毒药物去油制霜用过的布或纸要及时烧毁,以免误用。

巴　豆

【处方用名】　生巴豆、巴豆霜。

【来源】　本品为大戟科植物巴豆 *Corton tiglium* L.的干燥成熟果实。秋季果实成熟时采收,堆置 2~3 天,摊开,干燥。

【炮制方法】

1. 生巴豆　取原药材,除去杂质,浸湿后用稠米汤或稠面汤拌匀,置日光下曝晒或烘干后去外壳,取仁。

2. 炒巴豆　取净巴豆仁,置炒制容器内,用中火加热,炒至表面焦褐色(焦巴豆)或内外均成焦黑色(巴豆炭),取出晾凉。

3. 巴豆霜　取净巴豆仁,碾如泥状,里层用纸,外层用布包严,蒸热,用压榨器榨去油,如此反复数次,至药物松散成粉,不再粘结成饼为度。少量者,可将巴豆仁碾后用数层粗纸包裹,放热炉台上,受热后,反复压榨换纸,达到上述要求为度。

注意事项:①生巴豆有剧毒,在制霜过程中,往往由于接触巴豆种仁、油蒸气而引起皮炎,局部出现红斑或红肿,有灼热感或瘙痒,眼鼻部亦有灼热感等。操作时应加注意,并应戴手套及口罩防护;②工作结束时,可用冷水洗涤裸露部分,不宜用热水洗。如发生皮炎症状时,可用绿豆、防风、甘草煎汤内服。据《外科证治全书》载,"中巴豆毒,绿豆汤冷服或甘草、黄连煎汁冷饮";③压榨去油时,药物要加热才易出油;如用粗纸包压时要勤换纸,以使油充分渗在纸上;④用过的布或纸立即烧毁,以免误用。

【质量要求】

1. 生巴豆　本品种子呈椭圆形,略扁。表面棕色或灰棕色,有隆起的种脊,外种皮薄而脆,内种皮有白色薄膜,种仁黄白色,富油性。无臭,味辛辣。

生巴豆水分不得过 12.0%,总灰分不得过 5.0%,脂肪油含量按干燥品计不得少于 22.0%,巴豆苷含量按干燥品计不得少于 0.80%。

2. 巴豆霜　本品为淡黄色松散粉末,性滞腻,微显油性。味辛辣。

巴豆霜水分同生品,总灰分不得过 7.0%,含脂肪油量应为 18.0%~20.0%,巴豆苷含量按干燥品计同生品。

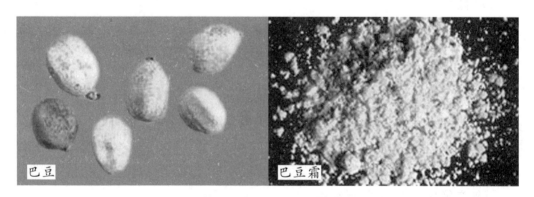

图 10-1　巴豆炮制前后外观对照

【炮制作用】 巴豆性味辛,热;有大毒。归胃、大肠经。具有峻下积滞,逐水消肿,豁痰利咽,蚀疮的功能。生巴豆毒性强烈,仅供外用蚀疮。多用于恶疮,疥癣,疣痣。如巴豆捣泥,绢包擦患处,可治癣疮;与雄黄同用,可治神经性皮炎。

炒后毒性稍减,可用于疮痈肿毒,腹水膨胀,泻痢。如治一切疮毒及腐化瘀肉的乌金膏(《痈疽神验方》)。

去油制霜后,能降低毒性,缓和其泻下作用,多用于寒积便秘,乳食停滞,腹水,二便不通,喉风,喉痹。如治寒积便秘的三物备急丸(《金匮》);治小儿乳食停积的保赤散(《中华人民共和国药典》)。

【贮存】 贮干燥容器内,巴豆霜瓶装或坛装,置阴凉干燥处,生巴豆按"剧毒药管理方法"管理。

千 金 子

【处方用名】 千金子、续随子、千金子霜。

【来源】 本品为大戟科植物续随子*Euphorbia lathyris* L.的干燥成熟种子。夏、秋两季果实成熟时采收,除去杂质,干燥。

【炮制方法】

1. 千金子 取原药材,除去杂质,筛去灰屑,洗净,曝晒后,搓去皮,取仁。

2. 千金子霜 取净千金子仁,碾成泥状,用布包严,蒸热,压榨去油,如此反复操作,至药物松散不再黏结成饼为度。少量者,碾碎用吸油纸数层包裹,加热,反复压榨换纸,以纸上不显油痕即可。

【质量要求】

1. 生千金子 本品呈椭圆形或卵圆形,表面灰褐色,有网状皱纹及褐色斑点。种皮薄而脆,内表面灰白色,有光泽。种仁黄白色,富油性。味辛辣。

千金子含千金子甾醇不得少于0.35%。

2. 千金子霜 本品为淡黄色粉末,微显油性,味辛辣。

千金子霜含脂肪油应为18.0%~20.0%。

【炮制作用】 千金子性味辛,温;有毒。归肝、肾、大肠经。具有逐水消肿,破血消癥,散结的功能。生品逐水消肿,破血消癥。但毒性较大,作用峻烈,多供外用,可用治顽癣,疣赘。

去油制霜后,缓和其泻下作用。并能降低毒性,临床上内服多用千金子霜,可配入丸散剂内服,用于水肿胀满,积聚癥块,诸疮肿毒。如治水肿胀满的(《摘玄方》)。

【贮存】 贮干燥容器内,千金子霜瓶装或坛装,置阴凉干燥处。防蛀。生千金子按"剧毒药管理方法"管理。

柏 子 仁

【处方用名】 柏子仁、柏子仁霜、炒柏子仁。

【来源】 本品为柏科植物侧柏 *Platycladus orientalis* (L.) Franco 的干燥成熟种仁。秋、冬两季采收成熟种子,晒干,除去种皮,收集种仁。

【炮制方法】

1.柏子仁 取原药材,除去杂质及残留的种皮,筛去灰屑。

2.炒柏子仁 取净柏子仁,置热锅中,用文火加热,炒至油黄色,有香气逸出为度,取出,放凉。

3.柏子仁霜 取净柏子仁,碾成泥状,用布(少量可用数层吸油纸)包严,蒸热,压榨去油,如此反复操作,至药物不再黏结成饼为度,再碾细。

【质量要求】

1.柏子仁 本品呈长卵形或长椭圆形。表面黄白色或淡黄棕色。质软,油润。断面黄白色,富油性。气微香,味淡。

生柏子仁酸值不得过 40.0,羰基值不得过 30.0,过氧化值不得过 0.26。

2.炒柏子仁 本品表面油黄色,偶见焦斑,具有焦香气。

炒柏子仁酸值、羰基值、过氧化值同生品。

3.柏子仁霜 本品为散状粉末,淡黄色,气微香。

柏子仁霜酸值、羰基值、过氧化值同生品。

【炮制作用】 柏子仁性味甘、平。归心、肾、大肠经。具有养心安神,止汗,润肠通便的功能。多用于肠燥便秘。如治津液枯竭,肠燥便秘的五仁丸(《医方类聚》);治心气虚寒,心悸易惊,失眠多梦的柏子养心丸(《中华人民共和国药典》2000 年版)。

生品长于润肠通便,养心安神。有异味及致人恶心呕吐的副作用。其脂肪油有润肠致泻的作用。

炒后有焦香气,使药性缓和,降低致泻,消除呕吐的副作用。常用于心烦失眠,心悸怔忡,阴虚盗汗。如治虚烦失眠,心悸健忘、盗汗的天王补心丹(《摄生》)。

制霜后可消除呕吐和润肠致泻的副作用,多用于心神不安,虚烦失眠的脾虚患者。如治劳心太过,神不守舍的柏子养心丸(《古今医统》)。

【贮存】 贮干燥容器内,柏子仁霜瓶装或坛装,置阴凉干燥处。防热、防蛀、防泛油。

瓜 蒌 子

【处方用名】 瓜蒌子、瓜蒌仁、炒瓜蒌仁、蜜瓜蒌子、瓜蒌子霜。

【来源】 本品为葫芦科植物栝楼 *Trichosanthes kirilowii* Maxim. 或双边栝楼 *Tri-*

chosanthes rosthornii Harms 的干燥成熟种子。秋季采摘成熟果实,剖开,取出种子,洗净,晒干。

【炮制方法】

1. 瓜蒌子　取原药材,除去杂质及干瘪的种子,洗净,干燥。用时捣碎。

2. 炒瓜蒌子　取净瓜蒌子,置热锅内,用文火加热,炒至鼓起,取出,放凉。用时捣碎。

3. 蜜瓜蒌子　取炼蜜用适量开水稀释后,加入捣碎的瓜蒌子拌匀,闷透,置热锅内,文火加热,炒至颜色加深,不粘手为度,取出,放凉。

每 100kg 瓜蒌子,用炼蜜 5kg。

4. 瓜蒌子霜　取净瓜蒌子,碾成泥状,用布包严后蒸至上气,压去油脂,碾细。

【质量要求】

1. 瓜蒌子　本品呈扁平椭圆形,表面灰棕色,沿边缘有一圈沟纹。一端较尖,有种脐,另一端钝圆或较狭。种皮坚硬,内种皮膜质,灰绿色,种仁黄白色。富油性。气微,味淡。

生瓜蒌子水分不得过 10.0%,总灰分不得过 3.0%,浸出物不得少于 4.0%,含 3,29-二苯甲酰基栝楼仁三醇不得少于 0.080%。

2. 炒瓜蒌子　本品微鼓起,表面呈微黄色,具香气。

炒瓜蒌子水分同生品,总灰分不得过 5.0%,浸出物同生品,含 3,29-二苯甲酰基栝楼仁三醇不得少于 0.060%。

3. 蜜炙瓜蒌子　本品碎块棕黄色,微显光泽,具香气。

4. 瓜蒌子霜　本品为黄白色松散粉末,微显油性。

【炮制作用】　瓜蒌子性味甘、寒。归肺、胃、大肠经。具有润肺化痰,滑肠通便的功能。生品寒滑之性明显,长于润肺化痰,滑肠通便。用于肺热咳嗽,肠燥便秘。如治咳而微喘,气郁不下的润肺降气汤(《医醇賸义》)。

炒后寒性减弱,长于理肺化痰。用于痰饮结阻于肺,气失宣降,咳嗽,胸闷。

蜜炙后寒性缓和,增强润肺止咳的作用。用于润肺止咳。如治咳嗽喘促,痰涎壅盛的润肺止嗽丸(《北京市药品标准》1983 年版)。

制霜后功专润肺祛痰,但滑肠作用显著减弱,且可除去部分令人恶心呕吐、腹泻的油脂。多用于肺热咳嗽,咯痰不爽,而大便不实者。制霜后还便于制备丸散剂用。蜜炙、制霜后多用于体虚患者。如治热痰咳嗽的清气化痰丸(《景岳全书》)。

【贮存】　贮干燥容器内,瓜蒌子霜、蜜瓜蒌子装瓷坛内,密闭,置阴凉干燥。防霉、防蛀。

大 风 子

【处方用名】 大风子、大风子霜。

【来源】 本品为大风子科植物大风子 *Hydnocarpus anthelmintica* Pierre 的干燥种子。夏季果实成熟时采收,除去果皮,取出种子,洗净,干燥。

【炮制方法】

1. 生大风子 取原药材,除去杂质,拣去霉坏变质者,去壳取仁。

2. 大风子霜 取大风子仁,碾碎,用布包严,蒸热,压榨去油,研细。少量可用吸油纸去油的方法。

【质量要求】

1. 生大风子 本品呈不规则的卵圆形,或多面形,稍有钝棱,表面灰棕色或灰褐色,有细纹。种皮坚硬而厚,内表面光滑,浅黄色或黄棕色。种皮与种仁分离,种仁灰白色,有油性。气微,味淡。

2. 大风子霜 本品为乳白色粉末。气微,味淡。

【炮制作用】 大风子性味辛,热;有毒。归肝、脾、肾经。具有祛风燥湿,攻毒杀虫的功能。生品毒性较强,作用峻烈,多外用。用于麻风,疥癣,杨梅毒疮。如治癣痒疥疮的大枫丹(《血证论》)。

制霜后除去部分油质,降低了毒性,可供内服。多制成丸散剂内服,如治大疯眉目,遍身秽烂的大风丸(《解围元薮》)。

【贮存】 贮干燥容器内,大风子霜瓶装或坛装,密闭,置阴凉干燥处。

木 鳖 子

【处方用名】 木鳖子、木鳖子霜。

【来源】 本品为葫芦科植物木鳖 *Momordica cochinchinensis* (Lour.) Spreng.的干燥成熟种子。冬季采收成熟果实,剖开,晒至半干,除去果肉,取出种子,干燥。

【炮制方法】

1. 木鳖子 取原药材,除净杂质,筛去灰屑。

2. 木鳖子霜 取净木鳖子去壳取仁,炒熟,碾末,用吸油纸包裹数层,外加麻布包紧,压榨去油,反复多次,至不再现油迹,色由黄变灰白色,呈松散粉末时,研细。

【质量要求】

1. 生木鳖子 本品呈扁平类圆形,表面灰褐色或灰黑色,有网状花纹,周边有纵棱突起,呈锯齿形,外种皮质坚而脆,内种皮灰绿色。种仁黄白色,富油性。有特殊的油腻气,味苦。

2. 木鳖子霜 本品为白色或灰白色的松散粉末。味苦。

【炮制作用】 木鳖子性味苦、微甘，温，有毒。归肝、脾、胃经。具有散结消肿，攻毒疗疮，止痛的功能。生木鳖子有毒，仅供外用。用于疮疡肿毒，乳痈，瘰疬，痔漏，干癣，秃疮。如治一切诸毒的神效千捶膏(《医宗金鉴》)。

制霜后除去大部分油质，降低了毒性，可入丸散剂内服，其功用与木鳖子同。如治小儿久痢，肠滑脱肛的木鳖子丸(《杨氏家藏方》)。

【贮存】 置干燥处。

第二节 渗析制霜法

渗析制霜法是将药物与物料经过加工析出细小结晶的一种方法。目的主要是制造新药，扩大用药品种，增强疗效。如西瓜霜。

西 瓜 霜

【处方用名】 西瓜霜。

【来源】 本品为葫芦科植物西瓜 *Citrullus vulgaris* Schrad. 的成熟果实与皮硝经加工而成的白色结晶粉末。

【炮制方法】 取新鲜西瓜，沿蒂头切一厚片作顶盖，挖出部分瓜瓤，将芒硝填入瓜内，盖上顶盖，用竹签扦牢，用碗或碟托住，盖好，悬挂于阴凉通风处，待西瓜表面析出白霜时，随时刮下，直至无白霜析出，晾干。或取新鲜西瓜切碎，放入不带釉的瓦罐内，一层西瓜一层芒硝，将口封严，悬挂于阴凉通风处，数日后即自瓦罐外面析出白色结晶物，随析随收集，至无结晶析出为止。

每 100kg 西瓜，用芒硝 15kg。

【质量要求】

本品为白色结晶性粉末，味咸，有清凉感。

西瓜霜重金属含量不得过百万分之十，砷盐含量不得过百万分之十。含硫酸钠不得少于 90.0%。

【炮制作用】 西瓜霜性味咸，寒。归肺、胃经。具有清热泻火，消肿止痛的功能。西瓜能清热解暑，芒硝能清热泻火，两药合制，性味改变，起到协间作用，使药物更纯洁，增强清热泻火之功。西瓜霜多用于咽喉肿痛，口舌热疮，牙疳，单双乳蛾。如治咽喉肿痛，声音嘶哑，口舌生疮的西瓜霜润喉片(《全国中成药产品集》)；治一切喉证的玉钥匙(《喉痧症治概要》)。

【贮存】 贮干燥容器内，密闭，置阴凉干燥处。防潮、防热。

【备注】 本品宜在秋凉季节进行，容易析出结晶。

第三节 升华制霜法

升华制霜法是将药物经过高温加工处理，升华成结晶或细粉的方法。主要目的是纯净药物。如砒霜。

信 石

【处方用名】 信石、砒霜。

【来源】 本品为天然产矿物砷华 Arsenolitum 或硫砷铁矿物毒砂 Arsenopyritum 或雄黄 Realgar 等含砷矿物经加工制成。全年均可采挖，采得后，除净杂质。商品有红信石、白信石两种。

【炮制方法】

1. 信石 取原药材，除去杂质，碾细。

2. 砒霜 取净信石，置煅锅内，上置一口径较小的锅，两锅接合处用盐泥封固，上压重物，盖锅底上贴一白纸条或几粒大米，用文武火加热煅至白纸或大米成老黄色，离火待凉后，收集盖锅上的结晶。

【质量要求】

1. 信石 本品呈不规则碎块状，断面具灰色、黄、白、红色交错彩晕，略透明或不透明，具玻璃样或绢丝样光泽，质脆，易砸碎。气无。

2. 砒霜 本品为白色结晶或粉末。

【炮制作用】 信石性味酸、辛，大热；有大毒。归脾、肺、胃、大肠经。具有祛痰、截疟、杀虫、蚀腐的功能。用于寒痰，哮喘，疟疾，休息痢；外治痔漏，瘰疬，走马牙疳，癣疮，溃疡腐烂肉不脱。如治癣不问干湿，积年不瘥的砒霜散（《圣惠方》）。

制霜后药性更纯，毒性更大。内服可祛痰平喘，截虐。如治寒痰哮喘、日久不愈的紫金丹（《普本》）；治恶性疟疾的一剪金（《宝鉴》）。外用具有蚀疮祛腐、杀虫之功能。如治瘰疬、痔漏、恶疮的紫霞锭子（《准绳》）。

【贮存】 贮干燥容器内，密封，置干燥处。专人专柜保管。

【习题】

1. 巴豆的炮制工艺和炮制作用是什么？

2. 简述西瓜霜的炮制工艺。

第十一章 其他制法

其他制法是指对某些药物采用烘、焙、煨、提净、水飞及干馏等加工炮制的一类方法。其目的主要是增强药物疗效,改变或缓和原有的性能,降低或消除药物的毒性或副作用,使药物达到一定的纯净度,便于粉碎和储存等。

第一节 烘焙法

烘焙法是指将净选或切制后的药物用文火直接或间接加热,使之充分干燥的方法。

➤ **烘焙法的目的及适用范围**

烘焙法的目的是使药物充分干燥,便于粉碎和贮存。该方法主要适合于某些昆虫或其他药物。烘就是将药物置于近火处或利用烘箱、干燥室等设备,使药物所含水分徐徐蒸发,从而使药物充分干燥。焙则是将净选后的药物置于金属容器或锅内,用文火经较短时间加热,并不断翻动,焙至药物颜色加深,质地酥脆为度。

➤ **烘焙法的特点**

现代由于在烘制过程中,多利用烘箱、干燥室等设备,减少了传统炒炙法中的翻炒,减轻了劳动强度,又避免了烟熏火燎,还可使药物受热均匀,便于控制炮制程度、提高饮片质量。

➤ **注意事项**

烘焙法不同于炒法。一定要用文火,并要勤加翻动,以免药物焦化。

虻 虫

【处方用名】 虻虫、焙虻虫、米炒虻虫。

【来源】 本品为虻科昆虫复带虻 *Tabanus bivittatus* Matsumura 的雌虫干燥全体。夏、秋两季捕捉后,用线穿起,晒干或阴干。主产华南、华东等地区。

【炮制方法】

1.虻虫　取原药材,拣净杂质,筛去泥屑,去除足翅

2.焙虻虫　取净虻虫,置热锅内,用文火焙至黄褐色或棕黑色,质地酥脆时取出放凉。

3.米炒虻虫　取净虻虫,用文火与米拌炒至米呈深黄色,取出,筛去米粒,摊凉即得。

每100kg虻虫,用米20kg。

【质量要求】

1.虻虫　本品为椭圆形,头部呈黑棕色而有光泽,有凸出的两眼及长形的吸吻。背部黑棕色,有光泽,腹部黄褐色,有横纹节。体轻质脆,具腥臭气味,味苦咸。

2.焙虻虫　本品呈黄褐色或棕黑色,无足翅,微有腥臭气味。

3.米炒虻虫　本品表面色泽加深,略具米香气。以个大、完整、无杂质者为佳。

【炮制作用】　虻虫性苦,微寒;有小毒。归肝经。虻虫腥味较强,破血力猛,并有致泻副作用。焙后或米炒可降低毒性和腥臭气味,便于粉碎,同时米炒又起到和中、恐寒伤胃的作用。用于血滞经闭、癥瘕积聚以及跌打损伤等证。如治月经不通,瘀结成块的大黄䗪虫丸(《金匮》);治跌打损伤,瘀血肿痛的化癥回生丹(《条辨》)。

【贮存】　贮干燥容器内,置通风干燥处。防蛀。

蜈　蚣

【处方用名】　蜈蚣、焙蜈蚣

【来源】　本品为蜈蚣科动物少棘巨蜈蚣 *Scolopendra subspinipes mutilans* L.Koch 的干燥体。春、秋两季捕捉;捕捉后,捉住蜈蚣头部红黑连接第三节处,用比蜈蚣稍长的竹签或竹片插入头尾,绷直,晒干或烘干。

【炮制方法】

1.蜈蚣　取原药材,除去竹片及头足,用时折断或捣碎。

2.焙蜈蚣　取净蜈蚣,除去头足,用文火焙至黑褐色质脆时,放凉。

【质量要求】

1.蜈蚣　本品为扁长形,背部棕绿色或墨绿色,有光泽,腹部棕黄色或淡黄色,质脆,具有特殊的刺鼻腥气,味辛而微咸。

水分不得超过15%。

2.焙蜈蚣　本品后呈棕褐色或黑褐色,有焦腥气。

总灰分不得过5%,用稀乙醇作溶剂热浸法,醇浸出物不得少于20%。

以身干、条长、头红、足红棕色、身黑绿、头足完整者为佳。

【炮制作用】　蜈蚣性味辛、温,有毒。归肝经。蜈蚣搜风定搐力强,多用于急慢惊

风,破伤风等症的痉挛抽搐,癫痫。如治小儿急惊的万金散(《圣惠方》)。也治疗于顽固性头部抽掣疼痛,风湿痹痛等症。另还多外用。如治疮疡肿毒,瘰疬溃烂,毒蛇咬伤的不二散(《拔萃方》)。

焙后降低毒性,矫味矫臭,并使之干燥,便于粉碎。多入丸散内服或外敷,功用同生品。

【注意事项】 孕妇禁用。

【贮存】 贮干燥容器内,密闭,置阴凉通风处。防霉,防蛀。

第二节 煨 法

将药物用湿面或湿纸包裹,置于加热的滑石粉中,或将药物直接置于加热的麦麸中,或将药物铺摊吸油纸上,层层隔纸加热,以除去部分油质;这些炮制方法统称为煨法。

➤ **煨法的目的**

除去药物中部分挥发性及刺激性成分,从而降低副作用或缓和药性,增强疗效。

➤ **注意事项**

由于用辅料煨制(滑石粉或麦麸煨)的操作方法与加辅料炒(加滑石粉烫炒、加麦麸炒)有所相似,在操作中应注意二者的区别。其主要区别是煨法辅料用量大,受热程度低而受热时间长。同时麸煨与麸炒加辅料方式亦不同,麦麸煨法多是将麦麸和药物同置锅内,而麸炒法是先将麦麸撒入热锅内,冒烟后投入药物拌炒。

肉 豆 蔻

【处方用名】 肉豆蔻、肉果、玉果、煨肉蔻、煨肉果。

【来源】 本品为肉豆蔻科植物肉豆蔻 *Myristica fragrans* Houtt 的干燥种仁。每年4~6月和11~12月各采集一次,早晨摘取成熟果实,剖开果皮,剥去假种皮,再敲脱壳状的种皮,取出种仁,用石灰乳浸一天后,文火焙干。

【炮制方法】

1. 麦麸煨 将麦麸和肉豆蔻同置锅内,用文火加热并适当翻动,至麦麸呈焦黄色,肉豆蔻呈深棕色时取出,筛去麦麸,放凉,用时捣碎。

每100kg肉豆蔻,用麦麸40kg。

2. 滑石粉煨 将滑石粉置锅内,加热炒至灵活状态,投入肉豆蔻,翻埋至肉豆蔻呈深棕色并有香气飘逸时取出,筛去滑石粉,放凉,用时捣碎。

每100kg肉豆蔻,用滑石粉50kg。

3. 面裹煨 取面粉加适量水做成团块,再压成薄片,将肉豆蔻逐个包裹,或将肉豆蔻表面用水湿润,如水泛丸法包裹面粉,再湿润包裹至 3~4 层,晒至半干,投入已炒热的滑石粉锅内,适当翻动,至面皮呈焦黄色时取出,筛去滑石粉,放凉,剥去面皮。用时捣碎。

每 100kg 肉豆蔻,用面粉 50kg。

4. 细黄土煨肉豆蔻 取细黄土 60g,放入事先预热的锅内,加热至发泡后倒入肉豆蔻 100g,煨制 20 分钟,肉豆蔻熟透,油质渗出,取出筛净黄土,放凉。用时捣碎。

每 100kg 肉豆蔻,用面粉 6kg。

【质量要求】

1. 肉豆蔻 本品肉豆蔻为卵圆形或椭圆形, 表面灰黄色或灰棕色, 有的外被白粉。全体有纵行沟纹及不规则网状沟纹。质坚,断面显棕黄相杂的大理石样纹理,中间发白。具油性,气芳香而强烈,味辛辣而微苦。

水分含量不得超过 10.0%。挥发油不得少于 6.0%(ml/g)。

2. 滑石粉煨肉豆蔻 本品表面棕黄色或淡棕色,稍显油性。香气更浓烈,味辛辣。

3. 细黄土煨肉豆蔻 本品表面灰黄色,油性较大。微香,味辣。

本品含挥发油不得少于 4.0%(ml/g); 含去氢二异丁香酚 ($C_{20}H_{22}O_4$) 不得少于 0.080%。

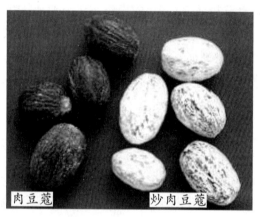

图 11-1 肉豆蔻炮制前后外观对照

【炮制作用】 肉豆蔻性味辛,温。归脾、胃、大肠经。具有涩肠止泄、温中行气、开胃消食的功能。生肉豆蔻辛温气香,长以暖胃消食,下气止呕。如治脾胃虚寒,不思饮食的本车二神丸(景岳全书);但生肉豆蔻含有大量油质,有滑肠之弊,并具刺激性,一般多制用。

煨制后可除去部分油质,免于滑肠,刺激性减小,增强了固肠止泻的功能。用于心腹胀痛,虚弱冷痢,呕吐,宿食不消。如治久泻不止的养脏汤(《局方》);治脾肾阳虚,五更泄泻的四神丸(《药典》);治脾胃虚寒气滞所致的脘腹胀痛、宿食不消、呕吐等症的肉豆蔻散(《总录》)。

【贮存】 贮干燥容器内,置通风干燥处,防蛀。

诃 子

【处方用名】 诃子、诃黎勒、诃子肉、煨诃子、炒诃子。

【来源】 本品为使君子科植物诃子 *Terminalia chebula* Retz. 或绒毛诃子 *Terminalia chebula* Retz.var.*tomentella* Kurt.的干燥成熟果实。秋、冬两季果实成熟时采收,除去杂质,晒干。

【炮制方法】

1.诃子肉 取原药材,拣净杂质,洗净略泡,闷润至软,轧开去核,取肉,干燥备用。

2.炒诃子肉 取净诃子肉,置热锅内,用文火炒至深棕色时,取出放凉。

3.煨诃子

(1)面裹煨:取净诃子用面粉加水以泛丸法包裹3~4层,晒至半干,用砂烫法烫煨,翻埋至面皮焦黄色时取出,筛去砂子,剥去面皮,轧开去核取肉。

每100kg诃子,用面粉50kg。

(2)麦麸煨:取净诃子与麦麸同置锅内,用文火加热,缓缓翻煨至麦麸呈焦黄色,诃子呈深棕色时,取出,筛去麦麸,轧开去核取肉。

每100kg诃子,用麦麸30kg。

【质量要求】

1.诃子 本品为长圆形或卵圆形,表面黄棕色或暗棕色,具光泽。有不规则的皱纹及5~6条纵棱线。质坚实。气微,味酸涩而后甜。诃子肉为不规则片块状,外表深褐色或黄褐色。表面有纵皱纹、沟、棱。内表面粗糙,颗粒性,稍有酸气,味酸涩而后甜。

水分不得超过13.0%,总灰分不得超过5.0%,照水溶性浸出物测定法,(附录 X A)项下的冷浸法测定,浸出物不得少于30.0%。

2.炒诃子 本品肉表面深黄色,有焦斑,断面黄褐色,微有香气,味涩。

3.煨诃子 本品表面呈深棕色,偶见附有焦糊面粉,质地较松脆,味略酸涩,略有焦香气。

【炮制作用】

诃子苦、酸、涩,平。归大肠经。具有涩肠敛肺,下气利咽的功能。生诃子长于清金敛肺利咽,用于治疗咽痛失音,肺虚久嗽。如治久咳语言不出的诃子饮(《济生》)。

炒诃子缓和酸涩之性,具有涩肠止泻,温散寒气的功能。用于消食化积,虚寒久泻、久痢、腹痛等症。如治小儿宿食不化,脘腹胀满的诃黎勒散(《圣惠方》)。

煨诃子炮制后缓和药性,使涩敛之性增强,增强了涩肠止泻的功效,用于老人久泻久痢及脱肛症。如治脾胃虚寒久泻的诃子皮散(《兰室秘藏》)。

【贮存】 贮于干燥容器内,置通风干燥处。

木 香

【处方用名】 木香、广木香、云木香、煨木香。

【来源】 本品为菊科植物木香 *Aucklandia lappa* Decne.的干燥根。秋、冬两季采挖,除去泥砂及须根,切段,大的在纵剖成瓣,干燥后撞去粗皮。

【炮制方法】

1.木香 取原药材,除去杂质,洗净,闷润至软,切厚片晾干。

2.煨木香 取未干燥的木香片,平铺于吸油纸上,一层木香片一层纸,如此间隔平铺数层,上下用平坦木板夹住,以绳捆扎结实,使木香与吸油纸紧密接触,放烘干室或温度较高处,煨至木香所含挥发油渗透到纸上,取出木香,放凉,备用。

3.麸炒木香 用中火将炒制容器预热,均匀撒入麦麸,即刻烟起,投入木香饮片,快速翻动,炒至木香表面深黄色,麦麸色黑时取出,筛去麦麸,放凉。

4.面煨木香 取面粉加水适量,做成面团,压成薄片,将木香饮片逐个包裹,置炒动灵活的滑石粉中煨制,待面皮呈金黄色时取出,筛去滑石粉,剥去面皮,放凉,备用。

【质量要求】

1.木香 本品为圆形厚片,表面显灰褐色或棕黄色,中部有明显花心状的放射纹理,间有暗褐色或灰褐色环纹,油点(油室)褐色散在,周边外皮显棕黄色至灰褐色,有纵皱纹,质坚。气芳香浓烈而特异。

2.煨木香 本品棕黄色,气微香。

3.麸炒品 本品表面深黄色。

4.面煨品 本品表面呈金黄色。

总灰分不得过 4.0%;用高效液相法测定木香烯内酯($C_{15}H_{20}O_2$)不得少于 0.60%。

【炮制作用】

木香性味辛、苦,温。归脾、胃、大肠、胆经。具有行气止痛,健脾消食的功能。生木香行气作用强。多用于脘腹胀痛。如木香槟榔丸(《事亲》)、大香连丸(《局方》)。

煨后除去部分油质,实肠止泻作用增强。多用于脾虚泄泻、肠鸣腹痛等症。如泻痢导滞散(《处方集》)。

【贮存】 贮干燥容器内,密闭,置通风干燥处。防霉,防蛀。

葛 根

【处方用名】 葛根、粉葛根、煨葛根

【来源】 本品为豆科植物野葛 *Pueraria lobata* (*Willd.*) Ohwi 或甘葛藤 *Pueraria thomsonii* Benth.的干燥根。秋、冬两季采挖,野葛多趁鲜切成厚片或小块,干燥;甘葛藤习称"粉葛",多除去外皮,用硫黄熏后,稍干,截段或在纵切两瓣,干燥。

【炮制方法】

1. 葛根 取原药材,除去杂质,洗净,稍泡,捞出闷润,切厚片,晒干。

2. 煨葛根

(1)湿纸煨:取葛根片或块,用三层湿纸包好,埋入无烟热火灰中,煨至纸呈焦黑色,葛根呈微黄色时取出,去纸放凉,备用。

(2)麦麸煨:取麦麸撒入热锅中,用中火加热,待冒烟后,倒入葛根片,上面再撒麦麸,煨至下层麦麸呈焦黄色时,随即用铁铲将葛根与麦麸不断翻动,至葛根片呈焦黄色时取出。筛去麦麸,放凉,备用。

每100kg葛根,用麦麸30kg。

【质量要求】

1. 葛根 本品为不规则的厚片或立方块,表面类白色或淡棕色,粗糙,纤维性,富粉性,可见纤维与粉质相间形成的纵纹。体重,质硬。无臭,味略甜。

2. 煨葛根 本品表面焦黄色,气微香。

本品水分不得超过14.0%,野葛总灰分不得超过7.0%,粉葛总灰分不得超过5.0%。用高效液相法测定,野葛中含葛根素不得小于2.4%,粉葛中含葛根素不得小于0.3%。

【炮制作用】 葛根性味甘、辛,凉。归脾、胃经。具有解肌退热,生津透疹,升阳止泻的功能。生葛根长于解肌退热,生津止渴,透疹。用于外感表证及消渴。如治发热口渴的柴葛解肌汤(《医学心悟》);治疗消渴证的玉泉丸(《回春》)。

葛根煨后减轻发散作用,增强止泻功能。多用于湿热泻痢、脾虚泄泻。如治腹泻的七味白术散(《六科准绳》);治湿热泻痢的葛根芩连汤(《伤寒》)。

【贮存】 贮干燥容器内,置通风干燥处。

第三节 提净法

某些矿物药,特别是一些可溶性无机盐类药物,经过溶解、过滤,除净杂质后,再进行重结晶,以进一步纯制药品,这种方法称为提净法。

➤ **提净的目的**

1. 使药物纯净,提高疗效。

2. 缓和药性。

3. 降低毒性。

➤ **提净法的操作方法**

根据药物的不同性质,常用的提净法有 2 种。

1. 降温结晶(冷结晶) 将药物与辅料加水共煮后,滤去杂质,将滤液置阴凉处,使之冷却重新结晶,如芒硝。

2. 蒸发结晶(热结晶) 将药物先适当粉碎,加适量水加热溶化后,滤去杂质,将滤液置于搪瓷盆中,加入定量米醋,再将容器隔水加热,使液面析出结晶物,随析随捞取,至析尽为止;或将原药与醋共煮后,滤去杂质,将滤液加热蒸发至一定体积后再使之自然干燥,如硇砂。

芒　硝〔附:风化硝〕

【处方用名】　芒硝。

【来源】　本品为天然产的硫酸盐类矿物芒硝族芒硝 Natrii sulfas,经加工精制而成的结晶体。主含含水硫酸钠($Na_2SO_4 \cdot 10H_2O$)。

【炮制方法】　取适量鲜萝卜,洗净,切成片,置锅中,加适量水煮透,捞出萝卜,在投入适量天然芒硝(朴硝)共煮,至全部溶化,取出过滤或澄清以后取上清液,放冷。待结晶大部析出,取出置避风处适当干燥即得,其结晶母液经浓缩后可继续析出结晶,直至不再析出结晶为止。

每 100kg 朴硝,用萝卜 20kg。

【质量要求】

芒硝　本品为棱柱状、长方形或不规则的结晶,大小不一。无色透明,久置空气中则表面渐风化而覆盖一层白色粉末,质脆易碎。断面常不整齐,显玻璃样光泽、无臭。

本品按干燥品计算,含硫酸钠(Na_2SO_4)不得少于 99.0%。

【炮制作用】

芒硝性味咸、苦、寒。归胃、大肠经。具有泻热通便,润燥软坚,清火消肿的功能。将天然产品加热水溶解过滤,除去泥砂及不溶性杂质,将滤液静置,析出结晶是芒硝的粗制品(朴硝),杂质较多,不宜内服,以消积散痈见长,多外用于乳痈。

朴硝用萝卜煮制后所得的芒硝,可提高其纯净度,同时可缓和其咸寒之性,并借萝卜消积滞,化痰热,下气,宽中作用,而取其消导降气之功,以增强芒硝润燥软坚,消导,下气通便之功。用于实热便秘,大便燥结,积滞腹痛,肠痈肿痛。如治疗胃肠实热积滞、热结便秘的调胃承气汤(《伤寒》);治阳明腑实证的大承气汤(《伤寒》);治水饮与热邪结聚所致之结胸证或夹痰夹食,结于胸腹,胸闷气短,脘腹硬满疼痛,口燥而渴,大便闭结的大陷胸汤(《伤寒》)。

【贮存】　置干燥容器内,密闭,置阴凉处。防潮,防风化。

附：风化硝

【来源】 为芒硝经风化干燥所得之品。

【处方用名】 风化硝、玄明粉。

【炮制方法】 取重结晶之芒硝，打碎，包裹悬挂于阴凉通风处，令其自然风化成白色质轻粉末。或取芒硝置平底盆内，露放通风处，令其风化，消失水分，成为白色粉末，即得。

【质量要求】 本品白色细腻粉末，质轻，用手搓之微有涩感，有吸湿性。无臭，味微咸。

【炮制作用】 风化硝为芒硝经风化作用，失去结晶水后的无水硫酸钠，其性缓和而不泄利，长于治上焦心肺痰热，牙龈肿痛，目赤，小儿惊热膈痰；而且可以外用于疮面、咽喉肿痛、口舌生疮。

【贮存】 瓶装或缸、坛装，密闭，置阴凉干燥处。防潮。

【备注】 现今视风化硝与玄明粉为一物，然而古代两者有别：风化硝是朴硝以萝卜汁制过，所得重结晶—芒硝，经风化而成风化硝，玄明粉是朴硝以萝卜加甘草等制，所得重结晶经风化而成玄明粉。

风化温度一般不宜超过30℃，否则易液化。自然风化需时较长，常因风化不完全而残留部分水分。欲求快速风化，可将芒硝置搪瓷盘中，放水浴锅上加热，待结晶体溶化，使水分逐渐蒸发，即可得到白色粉末状风化硝。

硇 砂

【处方用名】 硇砂、白硇砂、紫硇砂、醋硇砂。

【来源】 本晶为氯化物矿物硇砂 Salammoniacum 或紫色石盐 Halitum 的晶体。前者称白硇砂，主含氯化铵，后者称紫硇砂，主含氯化钠。全年可采，挖出后除去杂质即得。

【炮制方法】

1. 硇砂 取原药材，除去杂质，砸成小块。

2. 醋硇砂 取净硇砂块，置沸水中溶化，过滤后倒入搪瓷盆中，加入适量醋，将搪瓷盆放在水锅内，隔水加热蒸发，当液面出现结晶时随时捞起，直至无结晶析出为止，干燥。或将上法滤过获得的清液置锅中，加入适量醋，加热蒸发至干，取出。

每100kg硇砂，用米醋50kg。

【质量要求】

1. 硇砂 本品呈不规则的结晶粒状或块状，质坚而脆，断面平滑光亮，具玻璃光泽，有臭气。手摸之有凉感，易潮解。

2.醋硇砂　本品为灰白色或微带黄色或紫红色的结晶性粉末,味咸、苦,刺舌。

【炮制作用】　硇砂性味咸、苦、辛,温;有毒。归肝、脾、胃经。具有消积软坚,破瘀散结的功能。生硇砂具有腐蚀性,只限外用,用于息肉,疣赘,瘰疬,痈肿,恶疮。如治息肉,耳挺,鸡眼的硇砂散(《金鉴》)。

醋制后能使药物纯净,并能降低毒性,同时借助醋散瘀之性,增强软坚化瘀,消癥瘕积块之功。用于癥瘕痃癖,噎膈反胃及外治目翳。如硇砂醋煮,与木瓜同用治积年气块,脐腹疼(《圣惠方》);现多用于治疗各种恶性肿瘤,如配伍礞石、沉香、硼砂等治食管癌。

【贮存】　贮干燥容器内,密闭,置阴凉干燥处。防潮。

第四节　水飞法

水飞法指某些不溶于水的矿物药,利用粗细粉末在水中悬浮性不同,将不溶于水的矿物、贝壳类药物经反复研磨,而分离制备极细腻粉末的方法。

➤ **水飞的目的**

1. 去除杂质,洁净药物。
2. 使药物质地细腻,便于内服和外用,提高其生物利用度。
3. 防止药物在研磨过程中粉尘飞扬,污染环境。
4. 除去药物中可溶于水的毒性物质,如砷、汞等。

➤ **水飞的操作方法**

将药物适当破碎,置乳钵中或其他适宜容器内,加入适量清水,研磨成糊状,再加多量水搅拌,粗粉即下沉,立即倾出混悬液,下沉的粗粒再行研磨,如此反复操作,至研细为止。最后将不能混悬的杂质弃去。将前后倾出的混悬液合并静置,待沉淀后,倾去上面的清水,将干燥沉淀物研磨成极细粉末。

➤ **注意事项**

1. 在研磨过程中,水量宜少。
2. 搅拌混悬时加水量宜大,以除去溶解度小的有毒物质或杂质。
3. 干燥时温度不宜过高,以晾干为宜。
4. 砂和雄黄粉碎要忌铁器,并要注意温度。

朱　砂

【处方用名】　朱砂、辰砂、丹砂。

【来源】　本品为三方晶系矿物辰砂 Cinnabaris,主含硫化汞(HgS)。采挖后,选取纯净者,用磁铁吸净含铁的杂质,再用水淘去杂石和泥砂。

【炮制方法】

朱砂粉　取原药材,用磁铁吸尽铁屑,置乳钵内,加适量清水研磨成糊状,然后加多量清水搅拌,倾取混悬液。下沉的粗粉再如上法,反复操作多次,直至手捻细腻,无亮星为止,弃去杂质,合并混悬液,静置后倾去上面的清水,取沉淀晾干,再研细即可。或取朱砂用磁铁吸除铁屑,球磨水飞成细粉,60℃以下烘干,过200目筛。

【质量要求】　朱砂粉为鲜红色或暗红色细粉,质较重。无臭、无味。

本品含硫化汞(HgS)不得少于96.0%。

【炮制作用】　朱砂性味甘,微寒;有毒。归心经。具有清心镇惊,安神解毒的功能。经水飞后可使药物达到纯净,极细,便于制剂及服用。内服多用于心悸易惊,失眠多梦,癫痫肿毒等。如治心火亢盛,灼伤阴血所致心神不安的朱砂安神丸(《医学发明》)。治疗心肾不交所致心悸失眠,耳鸣耳聋,视物昏花,亦治癫痫的磁朱丸(《药典》);以及主治瘟疫瘴疟,神志不清或痈疽发背,疔肿恶疮等的紫金锭(《惠直堂经验方》)。

【贮存】　瓷瓶装,置阴凉干燥处。

雄　黄

【处方用名】　雄黄、明雄黄。

【来源】　本品为单斜晶系矿物雄黄 Realgar,主含二硫化二砷(As_2S_2)。采挖后除去杂质。

【炮制方法】

雄黄粉　取净雄黄加适量清水共研至细,加大量清水搅拌,倾取混悬液,下沉部分再如上法反复操作多次,除去杂质,合并混悬液,静置后分取沉淀,晾干,研细。

【质量要求】　本品含砷量以二硫化二砷(As_2S_2)计,不得少于90.0%。

【炮制作用】　雄黄性味辛,温;有毒。归肝、大肠经。具解毒杀虫,燥湿祛痰的功能。水飞后使药粉达到极细和纯净,降低毒性,便于制剂。用于疮疖疔毒,疥癣,蛇虫咬伤,疟疾等。如治一切癣疾,瘙痒难忍的雄黄膏(《总录》);治一切痈疽溃烂,狂犬、毒蛇等虫兽咬螫伤痛的雄黄消毒饮(《宝鉴》);治喉痹之证的雄黄解毒丸(《重楼玉钥》)等。

【贮存】　贮干燥容器内,密闭,置通风干燥处。

滑　石

【处方用名】　滑石、滑石粉。

【来源】　本品为单斜晶系矿物滑石 Talcum,主含含水硅酸镁。全年可采,采挖后除去泥砂和杂石。

【炮制方法】

1. 滑石 取原药材,除去杂石,洗净,干燥,捣碎。

2. 滑石粉 取净滑石,砸碎,碾成细粉。或取滑石粗粉,加水少量,碾磨至细,再加适量清水搅拌,倾出上层混悬,下沉部分再按上法反复操作数次,合并混悬液,静置沉淀,倾去上清液,将沉淀物晒干后再研细粉。

【质量要求】

1. 滑石 本品为不规则小块。白色或黄白色,有蜡样珍珠光泽。体较重,质软细腻,手摸之有光滑和微凉的感觉。易砸碎,无吸湿性。无臭,无味。

2. 滑石粉 本品为白色或青白色粉末,质细腻,手捻有滑润感。气微,无味。

本品在 600℃~700℃炽灼至恒重,减失重量不得过 5.0%。

【炮制作用】 滑石性味甘、淡,寒。归胃、膀胱经。具有利水通淋,清解暑热,祛痰敛疮的功能,多水飞后入药,滑石水飞后使药物达到极细和纯净,便于内服及外用。用于热淋,石淋,尿热涩痛,暑湿烦渴,湿热水泻,外治湿疹,湿疮,痱子。如治湿热下注,小便淋涩赤痛的滑石散(《千金》)、八正散(《局方》);治夏季感受暑邪,多汗烦躁,口渴喜饮,湿热泄泻的益元散(《药典》)等。

【贮存】 贮干燥处,粉末瓷瓶装,防尘。

玛 瑙

【处方用名】 玛瑙。

【来源】 本品为三方晶系矿物石英的隐晶质变种之一 Achatum,主含二氧化硅。全年均可采挖。采得后,除去泥砂、杂石。

【炮制方法】 取原药材,除去杂质,洗净,干燥,研或水飞成极细粉。

【质量要求】 本品为类白色或淡橙红色的极细粉末。气微,味淡。

【炮制研究】 玛瑙主含二氧化硅(SiO_2)与含水二氧化硅($SiO_2 \cdot nH_2O$),并交替常重复成层。其质地既韧又硬,难以粉碎成极细粉,现代多用布数层包裹,用铁锤打碎,再拣细者入研钵内研细或水飞后入药。

【贮存】 置干燥处,粉末瓷瓶装,防尘。

第五节 干馏法

干馏法是将药物置于容器内,以火烤灼,使产生汁液的炮制方法。

➢ **干馏的目的**

干馏法的目的是制备有别于原药材的干馏物,以适合临床需要。

> **干馏的条件与方法：**

干馏法温度一般较高，多在 120℃~450℃进行，但由于原料不同，各干馏物裂解温度也不一样，如蛋黄油在 280℃左右，竹沥油在 350℃~400℃左右，豆类的干馏物一般在 400℃~450℃制成。

制备方法多以砂浴加热，在干馏器上部收集冷凝的液状物，如黑豆馏油等，有的在容器周围加热，在下面收采液状物，如竹沥油等，有的用武火炒制备油状物，如蛋黄油等。药料由于高热处理，产生了复杂的质的变化，形成了新的化合物，如鲜竹、木材、米糠干馏所得的化合物是以不含氮的酸性、酚性物质为主要成分，如己酸、辛酸、庚酸、壬酸、癸酸、愈创木酚等，含蛋白质类的动、植物药（鸡蛋黄、大豆、黑豆）干馏所得的化合物则以含氮碱性物质为主，如海尔满（harman）和吡啶类，卟啉类的衍生物。它们都有抗过敏、抗真菌的作用。从含蛋白的动、植物的干馏油中尚分离出镇痉的成分。

竹　沥

【处方用名】　竹沥、竹沥油、竹油。

【来源】　本品为禾本科植物淡竹 *Phyllostachys nigra* (Lodd.) Munro *var.henonis* (Mitf.) Stapf ex Rendle 的嫩茎用火烤灼而流出的汁液。

【炮制方法】　取鲜嫩淡竹茎，截成 0.3~0.5m 的段，劈开洗净，装入坛内，装满后坛口向下，架起，坛的底面及周围用锯末和劈柴围严，用火燃烧，坛口下面置一罐，竹片受热后即有汁液流出，滴注罐内，至竹中汁液流尽为止。

【质量要求】

竹沥　本品为青黄色或黄棕色浓稠汁液，具烟熏气，味苦微甜。

【炮制作用】　竹沥性味甘、苦，寒。入心胃经。具清热豁痰，镇惊利窍功能。竹沥对热咳痰稠，最具卓效。用于肺热痰壅，咳逆胸闷，亦可用于痰热蒙蔽清窍诸证，中风痰迷，惊痫癫狂等，为痰家之圣剂。如治痰热咳喘，痰稠难咯，顽痰胶结者的竹沥达痰丸（《沈氏尊生书》）；治中风口噤，以竹沥配姜汁饮之（《千金》）。

【贮存】　装瓶，置阴凉处。

蛋　黄　油

【处方用名】　蛋黄油、卵黄油。

【来源】　本品为雉科动物家鸡 *Gallus gallus domesticus* Brisson 的蛋，煮熟后剥取蛋黄，经熬炼取得。

【炮制方法】

1.文火加热法　鸡蛋煮熟后，单取蛋黄置锅内，以文火加热，除尽水分后用武火炒熬,至蛋黄油出尽为止,滤尽蛋黄油装瓶备用。在操作中主要掌握先文火使水分蒸发,后武火(280℃)煎出油为度。

2. 微波加热法 将鸡蛋蒸熟去壳,取蛋黄仔细碾碎,将蛋黄置入炉(MG-5530S 型 LG 家用微波炉,功率 800W,频率 2450MHz)中,设定加热时间,开始加热,期间不翻动蛋黄,当蛋黄表面有大量泡沫溢出,略有焦香味时,停止加热。取出蛋黄,此时蛋黄如蜂窝状,趁热置入小不锈钢锅内,压碎,改用燃气灶继续炮制,用武火炒熬,至蛋黄油出尽为止。

【质量要求】 蛋黄油为油状液体,具青黄色荧光。

【炮制作用】 蛋黄油性味甘,平。归心、肾经。具有清热解毒的功能。用于烧伤,湿疹,耳脓,疮疡已溃等症。

【贮存】 装瓶,置阴凉处。

【注意事项】

1. 蛋黄在微波炉内加热过程中,会产生大量泡沫,应掌握好投入量及容器大小,防止满溢。

2. 当水分基本蒸发,略有焦香味时,应及时停止微波加热,随着蛋黄内温度急剧升高,油脂成分挥发或燃烧,会造成出油率降低甚至炮制失败。

黑豆馏油

【处方用名】 黑豆馏油。

【来源】 本品为豆科植物黑大豆 *Glycine max* (L.) Merr. 的黑色种子经干馏制得。

【炮制方法】 取净大豆,轧成颗粒,装入砂质壶中 2/3 处,盖好,用黏土泥密封壶盖及壶口周围,置炉火上干馏,另在壶嘴上接一薄铁制成的冷凝器及接收瓶(连结处亦需密封),可得到黑色粘稠液体,即粗制黑豆馏油。传统制法所得就是这种粗制黑豆馏油。

若进一步精制,则将粗制品放在分液漏斗内,静置 20~30 分钟便分层,上层是馏油,下层为水和水溶性混合物,弃掉下层。取上层馏油置蒸馏瓶内于水浴上蒸馏,温度保持 80℃~100℃,约经 30 分钟,蒸馏出来的是淡黄色透明液,为干馏油中的挥发性物质,临床验证无效,而留在蒸馏瓶中的残液(黑色而有光泽的浓稠物),可供临床应用。

【质量要求】 本品为黑色,有光泽的浓稠液体,气焦臭。

【炮制作用】 黑豆馏油具有清热,利湿,收敛的功能。可用于牛皮癣,湿疹,神经性皮炎等症。

【贮存】 瓶装,置阴凉处。

第六节　特殊制法

某些药物用一些特殊工艺加工而成,其目的在于制备新的药物,产生新的临床功用。例如铜绿是铜器锈蚀后的产物,铅加工后可得铅丹、铅粉和密陀僧等药物。

铜　绿

【处方用名】　铜绿、铜青。

【来源】　本品为铜表面经二氧化碳或醋酸作用后,生成的绿色锈衣。主含碱式碳酸铜$[CuCO_3 \cdot Cu(OH)_2]$。

【炮制方法】　将铜板放入高温、潮湿的环境中,喷醋液使之生成铜锈,刮取,干燥。用时除去杂质,研成细粉。

【质量要求】　铜绿为绿色或深绿色粉末, 光泽强, 印在指纹间呈灰绿色或绿灰色。气微,味涩

【炮制作用】　铜经过特殊加工制成铜绿,使其产生新的临床应用,即具退翳,去腐,敛疮,杀虫之功。用于目翳,疳痔恶疮,鼻疳,臁疮,顽癣,虫蛇咬伤,头风,痰涎壅盛,卒中不语。如治风眩赤眼的铜绿膏(《眼科纂要》)及舌上生疮的绿云散(《杨氏家藏方》)。

【贮存】　贮干燥容器内,密闭,置干燥处。防潮。

蟾　酥

【处方用名】　蟾酥、酒蟾酥。

【来源】　本品为蟾蜍科动物中华大蟾蜍 *Bufo bufo gargarizans* Cantor 或黑眶蟾蜍 *Bufo melanostictus* Schneider 的干燥分泌物。多于夏、秋两季捕作蟾蜍,洗净,挤取耳后腺及皮肤腺的白色浆液,加工,干燥。

【炮制方法】

1. 蟾酥　取蟾酥饼,蒸软,切薄片,烤脆后,研为细粉。

2. 酒蟾酥　取蟾酥,捣碎,加入定量白酒浸渍,时常搅动至呈稠膏状,干燥,粉碎。

3. 乳蟾酥　炮炙乳制取蟾酥块,捣碎,置磁盆中加入鲜牛奶浸渍,时常搅动使牛奶浸入,至全部溶化成稠膏状,取出,置盘中在通风洁净处风干或晒干,研粉即得(此法因易酸败,在夏季炎热时不宜);蟾酥与鲜牛奶的比例为 1:2。

每 100kg 蟾酥,用白酒 20kg。

本品有毒,在研制蟾酥细粉时,应采取适当的防护措施,因其粉末对人体裸露部

分和黏膜有很强的刺激,并应防止吸入而中毒。

【质量要求】

1. 蟾酥 呈棕褐色粉末状。气微腥,具强烈刺激性,嗅之作嚏,味初甜而后有持久的麻辣感。

蟾蜍总灰分不得过 5.0%,本品按干燥品计算,含华蟾酥毒基($C_{26}H_{34}O_6$)和脂蟾毒配基($C_{24}H_{32}O_4$)的总量不得少于 6.0%。

2. 酒蟾酥 仍为棕褐色粉末。

蟾蜍总灰分不得过 5.0%,本品按干燥品计算,含华蟾酥毒基($C_{26}H_{34}O_6$)和脂蟾毒配基($C_{24}H_{32}O_4$)的总量不得少于 6.0%。

【炮制作用】 蟾酥味辛,性温;有毒。具有解毒,止痛,开窍醒神的功能。作用峻烈,临床用量极小,多制成丸散剂内服或外用。生品质硬难碎,并且对操作者有刺激性,故用白酒浸渍,便于制粉,降低毒性,并能减少对操作者的刺激性。临床多用于发背,疗疮,痈毒,咽喉肿痛。如治痈疽疔疮、咽喉肿痛的六神丸(《处方集》);治热毒内蕴致患疔疮,发背,脑疽,乳痈,附骨疽,臀腿等疽及一切恶疮的蟾酥丸(《外科正宗》)。

【贮存】 贮干燥容器内,密闭,置通风干燥处。防潮。按有关毒剧药品管理规定执行。

【备注】 有些地区用乳浸炮制本品,系将蟾酥捣碎,置磁盆中,放入鲜牛奶,浸渍,放温暖处,经常搅动,至蟾酥全部溶化成稠膏状时取出,风干或晒干,研成细粉。乳蟾酥,呈灰棕色粉末,气味及刺激性比蟾酥粉弱。

乳制法夏天易酸败,应选春、秋季节进行。

蜂 蜜

【来源】 本品为蜜蜂科昆虫中华蜜蜂 (*Apis cerana* Fabricius) 或意大利蜂(*Apis Mellifera* Linnaeus)所酿的蜜。春至秋季采收,滤过。全国大部分地区均产。

【炮制方法】 加热煮沸,过滤去杂质。

【质量要求】 本品为半透明、带光泽、浓稠的液体,白色至淡黄色或橘黄色至黄褐色,放久或遇冷渐有白色颗粒状结晶析出。气芳香,味极甜。还原糖测定不得少于64.0%。以水分少,有油性,稠如凝脂,用木棒挑起时蜜汁下流如丝状不断,且盘曲如折叠状,味甜不酸,气芳香,洁净无杂质者佳。

在 284nm 与 336nm 波长处的吸光度差不得大于 0.34。

【炮制作用】 蜂蜜味甘,性平。补中,润燥,止痛,解毒。用于脘腹虚痛,肺燥干咳,肠燥便秘;外治疮疡不敛,水火烫伤。

【贮存】 置酸阴凉干燥处,防发霉酸败。

【习题】

1. 煨肉豆蔻有几种方法？那种方法最常用，其炮制意义是什么？

2. 分化硝和芒硝的区别是什么？各有什么作用？

3. 药物水飞时应注意哪些问题？

4. 干馏法的炮制目的是什么，蛋黄油在临床上有什么用途？

5. 蟾酥在炮制过程中需注意哪些事项？

附录一　本书引用资料

1.《病方》:《五十二病方》　春秋战国·马王堆汉墓帛书整理小组编　文物出版社(1979年)

2.《内经》:《黄帝内经素问》　春秋战国·明·顾从德刻本　人民卫生出版社影印(1959年)

3.《本经》:《神农本草经》(公元前200年—公元200年)　魏·吴普等述　清·孙星衍、孙星翼辑　商务印书馆(1955年)

4.《玉函》:《金匮玉函经》　汉·张仲景(公元219年)　人民卫生出版社影印(康熙间刻本,1955年)

5.《金匮》:《金匮要略方论》　汉·张仲景(公元219年)　人民卫生出版社影印(明赵开美刻本,1955年)

6.《伤寒》:《注解伤寒论》　汉·张仲景(公元219年)　人民卫生出版社影印(明赵开美刻仲景全书本,1956年)

7.《肘后》:《肘后备急方》　晋·葛洪(公元281—341年)　人民卫生出版社影印(明刘白化刻本,1956年)

8.《鬼遗》:《刘涓子鬼遗方》　南齐·龚庆宣(公元495—499)　人民卫生出版社影印(徐万昌摹宋刻本,1956年)

9.《集注》:《本草经集注》　梁·陶弘景(公元502—536年)　群联出版社影印(敦煌石室藏六朝写本,1955年)

10.《雷公》:《雷公炮炙论》　刘宋·雷敩(公元?年)(辑自《证类本草》)　人民卫生出版社影印(据张氏原刻晦明轩本,1957年)

11.《千金》:《备急千金要方》　唐·孙思邈(公元659年)　人民卫生出版社影印(北京刻本,1955年)

12.《新修》:《新修本草》　唐·苏敬等(公元659年)　群联出版社(据汤溪范氏所藏傅氏纂喜庐丛书影刻,1955年)

13.《千金翼》:《千金翼方》　唐·孙思邈(公元682年)　人民卫生出版社影印(文政十二年依元大德重刊,1955年)

14.《食疗》:《食疗本草》　唐·孟诜(公元713—739年)　大东书局(敦煌石室古本草,食疗本草残卷,1934年)

15.《外台》:《外台秘要》　唐·王焘(公元752年)　人民卫生出版社影印(歙西槐塘经余居藏版,1955年)

16.《产宝》:《经效产宝》　唐·咎殷(公元847年)　人民卫生出版社影印(光绪十四年重校刊本,1955年)

17.《心鉴》:《食医心鉴》　唐·咎殷(公元847年)　东方学会排印本

18.《颅囟》:《颅囟经》　唐·佚名(公元907年)　人民卫生出版社影印(明·《永乐大典》中辑出,1956年)

19.《理伤》:《仙授理伤续断秘方》　唐·蔺道人(公元946年)　人民卫生出版社(据明洪武刻本并核对道藏本勘后排印)

20.《圣惠方》:《太平圣惠方》　宋·王怀隐等(公元992年)　人民卫生出版社(1958年)

21.《博济》:《博济方》　宋·王衮(公元1047年)　商务印书馆铅印本(据墨海金壶本,参四库全书本排印,1959年)

22.《苏沈》:《苏沈良方》　宋·苏轼、沈括(公元1075年)　人民卫生出版社影印(1956年)

23.《旅舍》:《旅舍备要方》　宋·董汲(公元1086年)　木刻单行本

24.《史载》:《史载之方》　宋·史堪(公元1085年)　商务印书馆重印本(1956年)

25.《脚气》:《脚气治法总要》　宋·董汲(公元1093年)　商务印书馆影印　(文渊阁藏本)

26.《总病论》:《伤寒总病论》　宋·庞安时(公元1100年)　千顷堂石印本　(道光癸未仲春)

27.《药证》:《小儿药证直诀》　宋·钱乙(公元1114年)　人民卫生出版社影印(1955年)

28.《活人书》:《类证活人书》　宋·朱肱(公元1108年)　商务印书馆铅印(1955年)

29.《证类》:《重修政和经史证类备用本草》　宋·唐慎微(公元1116年)　人民卫生出版社影印(据扬州季范董氏藏金泰和存晦明轩本,1957年)

30.《衍义》:《本草衍义》　宋·寇宗奭(公元1116年)　大东书局铅印本(1936年)

31.《总录》:《圣济总录》　宋·太医院编(公元1117年)　人民卫生出版社(据现存善本与残存元刻珍本进行互相增补加句排印,1962年)

32.《指迷》:《全生指迷方》　宋·王贶(公元1125年)　商务印书馆重印本(1956年)

33.《产育》:《产育宝庆集》　宋·李师圣、郭稽中(公元1131年)　湖北崇文书局

刻本(清同治十年辛未)

34.《普本》:《普济本事方》 宋·许叔微（公元 1132 年） 上海科学技术出版社(1959 年)

35.《鸡峰》:《鸡峰普济方》 宋·张锐(公元 1133 年) 清道光八年戊子(1828 年)汪士钟复南宋刻本艺芸书舍藏版道光戊子仲夏重刊

36.《局方》:《太平惠民和剂局方》 宋·陈师文等(公元 1151 年) 人民卫生出版社(据元建安宗文书堂郑天泽刊本排印)

37.《总微》:《小儿卫生总微方论》 宋·撰人未详(公元 1156 年) 上海科学技术出版社(据黄波萧氏重校本排印)

38.《卫济》:《卫济宝书》 宋·东轩居士（公元 1170 年） 人民卫生出版社影印(1956 年)

39.《洪氏》:《洪氏集验方》 宋·洪遵辑（公元 1170 年） 商务印书馆(1955—1956 年)重印本

40.《三因》:《三因极一病证方论》 宋·陈言(无择)(公元 1174 年) 人民卫生出版社(据宋刊配补元麻覆刻本排印,1957 年)

41.《传信》:《传信适用方》 宋·吴彦夔（公元 1180 年） 人民卫生出版社影印(1956 年)

42.《宝产》:《卫生家宝产科备要》 宋·朱瑞章(公元 1184 年) 十万卷楼丛书本连史纸印

43.《背疽》:《校正集验背疽方》 宋·李迅(公元 1196 年) 上海国医书局铅印国医小丛书单行本(1930 年)

44.《妇人》:《校注妇人良方》 宋·陈自明(公元 1237 年) 人民卫生出版社(1956 年)

45.《济生》:《济生方》 宋·严用和（公元 1253 年） 人民卫生出版社影印(1956—1957 年)

46.《痘疹方》:《陈氏小儿痘疹方论》 宋·陈文中(公元 1254 年) 商务印书馆铅印(1958 年)

47.《病源方》:《陈氏小儿病源方论》 宋·陈文中(公元 1254 年) 商务印书馆铅印(1958 年)

48.《精要》:《外科精要》 宋·陈自明(公元 1263 年) 日本津轻氏藏本

49.《朱氏》:《类编朱氏集验医方》 宋·朱佐(公元 1265 年) 商务印书馆选印委别藏的单行本

50.《急救》:《急救仙方》 宋·不著撰人（公元 1278 年） 清道光 8 年戊子(1828 年)鲍氏校医书四种单行本

51.《产宝》:《产宝杂录》 宋·齐仲甫(公元 1279 年) 抄本

52.《百问》:《女科百问》　宋·齐仲甫(公元 1279 年)　疑是慎贻堂藏版

53.《扁鹊》:《扁鹊心书》　宋·窦材重集　光绪 22 年上海图书集成印书局医林指月本

54.《履巉岩》:《履巉岩本草》(三卷)　宋·琅琊默庵　明抄影绘本

55.《保命》:《素问病机气宜保命集》　金·刘完素(公元 1186 年)　人民卫生出版社(1959 年)

56.《儒门》:《儒门事亲》　金·张子和(公元 1228 年)　上海卫生出版社(1958 年,原大东版)

57.《世医》:《世医得效方》　元·危亦林(公元 1277—1347 年)　上海科学技术出版社(1964 年)

58.《脾胃论》:《脾胃论》　元·李杲(公元 1249 年)　由《李东垣医书十种》摘出,上海受古书店、中一书局印行

59.《活幼》:《活幼心书》　元·曾世荣(公元 1294 年)　清宣统二年(1910 年)武昌医馆据艺风堂藏至元刻本重校刊

60.《汤液》:《汤液本草》　元·王好古（公元 1298 年)　人民卫生出版社影印(1956 年)

61.《珍珠囊》:《珍珠囊》　金·张元素(公元 1315 年)　1938 年涵芬楼影元刻本元杜思敬辑《济生拔粹》第五卷

62.《瑞竹》:《瑞竹堂经验方》　元·沙图穆苏(公元 1326 年)　上海科学技术出版社(据当归草堂本校印,1959 年)

63.《精义》:《外科精义》　元·齐德之（公元 1335 年)　人民卫生出版社影印(1956 年)

64.《宝鉴》:《卫生宝鉴》　元·罗天益(公元 1343 年)　商务印书馆排印(1959 年)

65.《丹溪》:《丹溪心法》　元·朱震亨(公元 1347 年)　上海科学技术出版社(据医统正脉本重校印,1959 年)

66.《十药》:《十药神书》　元·葛可久（公元 1348 年)　人民卫生出版社影印(1956 年)

67.《原机》:《原机启微》　元·倪维德(公元 1370 年)　上海卫生出版社(根据《薛氏医案》本校印,1958 年)

68.《疮疡》:《疮疡经验全书》　宋·窦汉卿辑　其裔孙窦梦麟续增（公元 1569 年?)　清康熙五十六年(1717 年)浩然楼依王桂堂本重镌

69.《发挥》:《本草发挥》　明·徐彦纯（公元 1368 年)　据 1922 年上海大成书局《薛氏医案》石印本辑录

70.《普济方》:《普济方》　明·朱棣等(公元 1406 年)　人民卫生出版社(据四库

抄本印,1959年)

71.《要诀》:《秘传证治要诀及类方》 明·戴元礼(公元1443年) 商务印书馆(1955年)

72.《奇效》:《奇效良方》 明·方贤著(公元1449年) 商务印书馆(依明成化六年原刊本黑口版印,1959年)

73.《滇南》:《滇南本草》 明·兰茂著(公元1476年) 云南卫生厅整理 云南人民出版社(1959年)

74.《品汇》:《本草品汇精要》 明,刘文泰等纂(公元1505年) 人民卫生出版社(1964年)

75.《理例》:《外科理例》 明·汪机(公元1519年) 人民卫生出版社(按商务印书馆1957年初版原型重版本,据明嘉靖辛卯年刊本)

76.《蒙筌》:《本草蒙筌》 明·陈嘉谟(公元1525年) 文茂堂藏版

77.《婴童》:《婴童百问》 明·鲁伯嗣(公元1526年) 人民卫生出版社(1961年)

78.《撮要》:《女科撮要》 明·薛己(公元1548年) 据1922年上海大成书局《薛氏医案》石印本辑录

79.《明医》:《明医杂录》 明·王节斋集,薛己注(公元1549年) 据1922年上海大成书局《薛氏医案》石印本辑录

80.《万氏》:《万氏女科》 明·万全(公元1549年) 康熙甲午西昌裘琅玉声氏重刊木刻本

81.《保婴》:《保婴撮要》 明·薛铠集,己增补(公元1555年) 据1932年上海大成书局《薛氏医案》石印本辑录

82.《医学》:《医学纲目》 明·楼英(公元1565年) 世界书局铅印本(1937年)

83.《人门》:《医学入门》 明·李梴(公元1575年) 锦章书局石印本(1941年)

84.《纲目》:《本草纲目》 明·李时珍(公元1578年) 人民卫生出版社影印本(据张刻本,1957年)

85.《仁术》:《仁术便览》(卷四:炮制药法) 明·张浩(公元1585年) 商务印书馆铅印本(1957年)

86.《回春》:《增补万病回春》(卷上:药性歌240味) 明·龚廷贤(公元1587年) 上海扫叶山房石印本

87.《原始》:《本草原始》 明·李中立.(公元1593年) 清乾隆安雅堂藏本

88.《禁方》:《鲁府禁方》 明·龚廷贤(公元1594年) 世界书局印行

89.《准绳》:《证治准绳》 明·王肯堂(公元1602年) 上海科学技术出版社影印(1959年)

90,《启玄》:《外科启玄》 明·申斗垣(公元1604年) 人民卫生出版社(按明版

本缩印,1955年)

91.《宋氏》:《宋氏女科秘书》　明·宋林皋(公元1612年)　上海中医书局铅印本(1954年)

92.《粹言》:《医宗粹言》(卷四:药性论)　明·罗周彦(公元1612年)　明万历四十年壬子(1612年)常群何敬塘梓本

93.《保元》:《寿世保元》(卷一:药性歌400味)　明·龚廷贤(公元1615年)上海科学技术出版社(1959年)

94.《景岳》:《景岳全书》　明·张景岳(公元1624年)　上海科学技术出版社(据岳峙楼本影印,1959年)

95.《正宗》:《外科正宗》　明·陈实功(公元1617年)　人民卫生出版社(据明崇祯四年本影印,1956年)

96.《济阴》:《济阴纲目》　明·武之望(公元1620年)　科技卫生出版社校印(康熙四年蜩寄刊本,1958年)

97.《大法》:《炮炙大法》　明·缪希雍（公元1622年）　人民卫生出版社影印(1956年)

98.《醒斋》:《先醒斋广笔记》(附炮炙大法一卷)　明·缪希雍(公元1622年)清道光辛卯年武林涵古堂木刻本

99.《本草正》:《本草正》　明·张景岳（公元1624年）　清光绪33年（丁未1907年)刊景岳全书单行本

100.《必读》:《医宗必读》　明·李中梓(公元1637年)　上海卫生出版社

101.《通玄》:《本草通玄》　明·李中梓(公元1637年)　清康熙十七年戊午(1678年)吴三桂称帝时刊于云南

102.《征要》:《本草征要》　明·李中梓(公元1637年)　1917年铅印本

103.《瑶函》:《审视瑶函》　明·傅仁宇（公元1644年）　上海科学技术出版社(1959年)

104.《一草亭》:《一草亭目科全书》(与异授眼科)　明·邓苑(公元1644年)上海科学技术出版社(1959年)

105.《乘雅》:《本草乘雅半偈》　明·卢之颐(公元1647年)　清初卢氏月枢阁刊本

106.《握灵》:《握灵本草》　清·王翔(公元1638年)　清康熙二十二年序,乾隆五年(1740年)朱钟勋补刻本

107.《本草汇》:《本草汇》　清·郭佩兰(公元1655年)　清梅花屿刊本(1666年)

108.《法律》:《医门法律》　清·喻嘉言(公元1658年)　上海卫生出版社(1957年)

109.《崇原》:《本草崇原》　清·张志聪(公元1663年)　医林指月单行本

110.《说约》:《医宗说约》（卷首:药性炮炙歌）　清·蒋仲芳(公元1663年)清木

刻本

111.《大成》:《外科大成》 清·祁坤(公元 1665 年) 科技卫生出版社(1958 年)

112.《本草述》:《本草述》 清·刘若金(公元 1666 年) 清肖兰陵堂刊本

113.《钩元》:《本草述钩元》 清·杨时泰(公元 1666 年?) 上海科学技术出版社(1958 年)

114.《玉衡》:《痧胀玉衡》 清·郭志邃(公元 1675 年) 上海卫生出版社(1957 年)

115.《暑疫》:《温热暑疫全书》 清·周扬俊 (公元 1679 年) 科技卫生出版社(1959 年)

116.《集解》:《医方集解》 清·汪昂(公元 1682 年) 科技卫生出版社(1957 年)

117.《新编》:《本草新编》 清·陈士铎(公元 1687 年) 日本宽政元年(1789 年)东园松田义厚翻刻本(卷一为刻本,卷二、三、四、五均为抄本)

118.《备要》:《本草备要》 清·汪昂(公元 1694 年) 商务印书馆铅印(1954 年)

119.《辨义》:《药品辨义》(明·贾所学撰) 清·尤乘增辑(公元 1691 年) 清康熙三十年林屋绣梓本

120.《食物》:《食物本草会纂》 清·沈季龙(公元 1691 年) 清镌本(乾隆癸卯金阁书业堂版)

121.《奥旨》:《洞天奥旨》 清·陈士铎(公元 1694 年) 上海扫叶山房石印本

122.《逢原》:《本经逢原》 清·张璐(公元 1695 年) 上海科学技术出版社(1959 年)

123.《尊生》:《嵩崖尊生全书》 清·景冬阳(公元 1696 年) 扫叶山房木版刊本

124.《指南》:《修事指南》 清·张仲岩(公元 1704 年) 杭州抱经堂书局印行

125.《良朋》:《良朋汇集》 清·孙望林(公元 1711 年) 善成堂木刻本

126.《必用》:《本草必用》(顾松园医镜六种) 清·顾靖远 (公元 1722 年) 河南人民出版社(1961 年)

127.《解要》:《本草经解要》 清·叶天士(公元 1724 年) 卫生堂刊本(1781 年)

128.《全生集》:《外科证治全生集》 清·王维德 (公元 1740 年) 人民卫生出版社影印(乾隆五年刻本,1965 年)

129.《金鉴》:《医宗金鉴》 清·吴谦等 (公元 1742 年) 人民卫生出版社影印(1957 年)

130.《幼幼》:《幼幼集成》 清·陈复正(公元 1750 年) 上海卫生出版社(1956年)

131.《长沙》:《长沙药解》(黄氏医书八种) 清·黄元御 (公元 1753 年) 宣统六年上海江左书林石印

132.《玉楸》:《玉楸药解》(黄氏医书八种) 清·黄元御 (公元 1754 年) 宣统六年上海江左书林石印

133.《从新》:《本草从新》 清·吴仪洛 (公元 1757 年) 上海科学技术出版社

(1958 年)

134.《串雅内》:《串雅内编》 清·赵学敏（公元 1759 年） 人民卫生出版社影印
(1956 年)

135.《串雅外》:《串雅外编》 清·赵学敏(公元 1759 年) 人民卫生出版社(1960 年)

136.《串雅补》:《串雅补》 清·鲁照(公元 1759 年) 扫叶山房印行

137.《得配》:《得配本草》 清·严西亭等(公元 1761 年) 上海卫生出版社(1957 年)

138.《切用》:《成方切用》 清·吴仪洛（公元 1761 年） 上海科学技术出版社
(1963 年)

139.《笺正》:《沈氏女科辑要笺正》 清·沈尧封辑,张山雷笺正(公元 1764 年?)
上海卫生出版社(1959 年)

140.《拾遗》:《本草纲目拾遗》 清·赵学敏（公元 1765 年） 人民卫生出版社影
印(1957 年)

141.《求真》:《本草求真》 清·黄宫绣(公元 1769 年) 广益书局石印本

142.《释谜》:《幼科释谜》 清·沈金鳌（公元 1773 年） 上海科学技术出版社
(1959 年)

143.《玉尺》:《妇科玉尺》 清·沈金鳌(公元 1773 年) 上海卫生出版社(1958 年)

144.《大全》:《叶天士秘方大全》 清·叶天士（公元 1775 年） 上海中央书店铅
行(1954 年)

145.《医案》:《吴鞠通医案》 清·吴鞠通(公元 1789 年) 人民卫生出版社(1960 年)

146.《辑要》:《本草辑要》 清·林玉友(公元 1790 年) 道光辛卯年刊本,寸耕堂
藏版

147.《条辨》:《温病条辨》 清·吴鞠通(公元 1798 年) 人民卫生出版社(1955 年)

148.《时方》:《时方妙用》《时方歌括》 清·陈修园（公元 1803 年） 人民卫生出
版社影印(1956 年)

149.《要旨》:《女科要旨》 清·陈修园(公元 1820 年) 人民卫生出版社(1959 年)

150.《从众录》:《医学从众录》 清·陈修园（公元 1820 年） 上海科学技术出版
社(1958 年)

151.《傅青主》:《傅青主女科》 清·傅山(公元 1826 年) 上海卫生出版社(1958 年)

152.《正义》:《本草正义》 清·张德裕（公元 1828 年） 清道光八年戊子(1828
年)刊本

153.《治全》:《外科证治全书》 清·许克昌、毕法(公元 1831 年) 人民卫生出版
社(1961 年)

154.《霍乱》:《霍乱论》 清·王士雄(公元 1838 年) 上海科技卫生出版社(1958 年)

155.《重楼》:《重楼玉钥》 清·郑梅涧 （公元 1838 年） 人民卫生出版社影印

(1956 年)

156.《治裁》:《类证治裁》 清·林佩琴(公元 1839 年) 上海科学技术出版社(据光绪重刊本校印)

157.《分经》:《本草分经》 清·姚澜(1840 年) 成都昌福公司铅印本

158.《增广》:《增广验方新编》 清·鲍相璈(公元 1846 年) 上海锦章书局石印(1940 年)

159.《经纬》:《温热经纬》 清·王孟英(公元 1852 年) 人民卫生出版社影印(1956 年)

160.《害利》:《本草害利》 清·凌晓五著(公元 1862 年) 手稿本

161.《医醇》:《校注医醇胜义》 清·费伯雄(公元 1863 年) 上海科学技术出版社(1963 年)

162.《汇纂》:《本草汇纂》 清·屠道和(公元 1863 年) 王宗喆校刊国医砥柱社印版(1936 年)

163.《笔花》:《笔花医镜》 清·江笔花(公元 1871 年) 上海科学技术出版社(据同治十年扬州文富堂刊本重校排,1963 年)

164.《时病》:《时病论》 清·雷丰(公元 1882 年) 人民卫生出版社(根据光绪甲申雷慎修堂本校仇排印,1964 年)

165.《四要》:《医家四要》 清·程曦、江诚、雷大震同纂(公元 1884 年) 上海卫生出版社(1957 年)

166.《丛话》:《医方丛话》 清·徐士銮(公元 1886 年) 清光绪十五年己丑(1889 年)律门徐氏蝶园雕版

167.《便读》:《本草便读》 清·张秉成(公元 1887 年) 上海科技卫生出版社(1957 年)

168.《问答》:《本草问答》 清·唐宗海(公元 1893 年) 清光绪间善成裕记刊本

169.《参西录》:《医学衷中参西录》 民国·张锡纯(公元 1860—1933 年) 河北人民出版社(1980 年)

170.《处方集》:《全国中药成药处方集》 冉小峰等 人民卫生出版社(1962 年)

附录二　章后习题答案

第一章　绪论

1. 中药炮制发展的四个时期依次是：

(1)春秋战国至宋代，为炮制技术开始形成时期，炮制的原则、方法、试用品种已初具规模；

(2)金元明时期，是中药炮制的继续发展时期，炮制理论独一帜。

(3)清代，为中药炮制的扩大再应用时期，对某些炮制作用有所发挥，炮制品有所增多，是炮制品种和技术进一步扩大应用时期。

(4)现代，是中药炮制的振兴时，利用现代科学技术，以现代理论充分阐释中药炮制的科学内涵。

2.《雷公炮炙论》在炮制上的特点和贡献是：

(1)总结当时的炮制成就；(2)创建了炮制新方法，概括炮制作用；(3)运用辅料炮制药物。

3.《炮炙大法》在炮制上特点及贡献是：

(1)总结归纳了雷公炮炙十七法；(2)提出药物贮藏保管之法。

4. 中药炮制是根据中医中药理论，按照辩证施治用药需要和药物自身的性质，以及调剂、制剂的不同要求，所采取的一项传统制药技术。其基本工序为净选加工、饮片切制、炮炙。中药炮制学是专门研究炮制理论、工艺、规格标准、历史沿革及其发展方向的学科。

第二章　净选加工

1.净选加工的主要目的：

(1)分离药用部位如麻黄去根，草果去皮，莲子去心，扁豆去皮，使作用不同的部位区分开来，使之更好地发挥疗效；

(2)进行分档便于在水处理和加热过程中分别处理，使其均匀一致。如半夏、白术、川芎、川乌、附子等；

(3)除去非药用部位使调配时剂量准确或减少服用时的副作用。如去粗皮、去瓤、去心、去芦等；

(4)除去泥砂杂质及虫蛀霉变品主要是去除产地采集、加工、贮运过程中混入的泥砂杂质、虫蛀及霉变品。

2.药筛的规格及适应药物如下：

(1)竹筛：圆形浅边,底平有孔,直径约50cm~70cm,四周边高3cm~4cm,底部孔眼大小不一。

(2)龟板筛：半球形,底部突起,系以宽竹条编成,每个孔眼相距约1.5~2cm,用于筛体积较大的药物。

(3)罗筛：系用竹片(或木片)扎成圆筐,大小不一,筐底是用丝绢、细铜丝、马尾(马鬃)或细铁丝做成。

(4)套筛：即细罗筛,外有圆形木套,上复以盖,上下两层,中嵌罗筛,对合盖起,全高约25cm,用套筛的目的,主要使研细的粉末不致飞扬。

现代多用机械操作，主要有振荡式筛药机和小型电动筛药机。振荡式筛药机操作时只要将待筛选的药物放入筛子内,启动机器,即可筛净。不同体积的药物,可更换不同孔径的筛子。小型电动筛药机较适用于筛选无粘性的植物药或化学药物,也适用于有毒、有刺激性及易风化、潮解的药物。

第三章 饮片切制

1.饮片切制的目的：

(1)便于有效成分煎出：饮片切制按药材的质地不同而采取"质坚宜薄""质松宜厚"的切制原则,以利于煎出药物的有效成分；同时由于饮片与溶媒的接触面增大,可提高药效的煎出率,并避免药材细粉在煎煮过程中出现糊化、粘锅等现象,显示出饮片"细而不粉"的特色。

(2)利于炮炙：药材切制饮片后,便于炮炙时控制火候,使药物受热均匀。还有利于各种辅料的均匀接触和吸收,提高炮炙效果。

(3)利于调配和制剂：药材切制成饮片后,体积适中,方便配方；在制备液体剂型时,药材切制后能增加浸出效果,制备固体剂型时,由于切制品便于粉碎,从而使处方中的药物比例相对稳定。

(4)便于鉴别：对性状相似的药材,切制成一定规格的片型,显露其组织结构的特征,有利于区别不同药材,防止混淆。

(5)利于贮存：药物切制后,含水量下降,减少了霉变、虫蛀等因素而利于贮存。

2.常见的饮片类型及其规格如下：

(1)极薄片：厚度为0.5mm以下,对于木质类及动物骨、角质类药材,根据需要,入药时,可分别制成极薄片。如羚羊角、鹿角、松节、苏木、降香等。

(2)薄片:厚度为 1~2mm,适宜质地致密坚实、切薄片不易破碎的药材。如白芍、乌药、槟榔、当归、木通、天麻、三棱等。

(3)厚片:厚度为 2~4mm,适宜质地松泡、粘性大、切薄片易破碎的药材,如茯苓、山药、天花粉、泽泻、丹参、升麻、南沙参等。

(4)斜片:厚度为 2~4mm,适宜长条形而纤维性强的药材。倾斜度小的称瓜子片(如桂枝、桑枝),倾斜稍大而体粗者称马蹄片(如大黄),倾斜度更大而药材较细者,称柳叶片(如甘草、黄芪、川牛膝、银柴胡、漏芦、苏梗、鸡血藤、木香等)。

(5)直片(顺片):厚度为 2~4mm,适宜性状肥大、组织致密、色泽鲜艳和需突出其鉴别特征的药材。如大黄、天花粉、白术、附子、何首乌、防己、升麻等。

(6)丝(包括细丝和宽丝):细丝 2~3mm,宽丝 5~10mm。适宜皮类、叶类和较薄果皮类药材。如黄柏、厚朴、桑白皮、青皮、合欢皮、陈皮等均切细丝;荷叶、枇杷叶、淫羊藿、冬瓜皮、瓜蒌皮等均切宽丝。

(7)段(咀、节):长为 10~15mm,长段又称"节",短段称"咀"。适宜全草类和形态细长,内含成分易于煎出的药材。如薄荷、荆芥、香薷、益母草、党参、青蒿、佩兰、瞿麦、怀牛膝、沙参、白茅根、藿香、木贼、石斛、芦根、麻黄、忍冬藤、谷精草、大蓟、小蓟等。

(8)块:边长为 8~12mm 的立方块。有些药材煎熬时,易糊化,需切成不等的块状,如阿胶丁等。

3.润法具体操作方法有:润法是把泡、洗、淋过的药材,用适当器具盛装,或堆积于润药台上,以湿物遮盖,或继续喷洒适量清水,保持湿润状态,使药材外部的水分徐徐渗透到药物组织内部,达到内外湿度一致,利于切制,适用于质地较坚硬药材。主要有浸润、伏润和露润三种方法。浸润以定量水或其它溶液浸润药材,经常翻动,使水分缓缓渗入内部,以"水尽药透"为准;伏润(闷润)是经过水洗、泡或以其他辅料处理的药材,用缸(坛)等在基本密闭条件下闷润,使药材内外软硬一致,利于切制;露润(吸潮回润)是将药材摊放于湿润而垫有篾席的土地上,使其自然吸潮回润。

第四章 炒法

1.种子类药材因其种皮坚硬,有效成分在煎煮时不易溶出。炒制后其种皮收到破坏,有利于活性成分溶出,因而增强疗效。

2.麸炒时应注意如下问题:

(1)辅料用量要适当。麦麸量少则烟气不足,达不到熏炒要求;麦麸量多则造成浪费。

(2)注意火力适当。麸炒一般用中火,并要求火力均匀;锅要预热好,可先取少量麦麸投锅预试,以"麸下烟起"为度。

(3)麦麸要均匀撒布热锅中,待起烟投药。

(4)麸炒药物要求干燥,以免药物粘附焦化麦麸。

(5)麸炒药物达到标准时要求迅速出锅,以免造成炮制品发黑、火斑过重等现象。

3. 生红娘子毒性较大,米炒后降低毒性,除去腥臭气味,可供内服。炮制时应注意:红娘子能分泌毒液,刺激皮肤发泡,故在捕捉或炮制时宜带防护用品;同时炮制后的米宜妥善处理,避免人畜中毒。

4. 生斑蝥多外用,毒性较大,以攻毒蚀疮为主。炮制时应注意:斑蝥在炮制时和研粉加工时,操作人员宜带眼罩或防毒面具进行操作,以保护眼、鼻粘膜免受其损伤,所炒制后的米要妥善处理,以免伤害人畜,发生意外事故。

5. 砂炒是将净选或切制后的药物与热砂共同拌炒的方法。砂炒时应注意:

(1)用过的河砂可反复使用,但需将残留在其中的杂质除去。炒过毒性药物的砂不可再炒其他药物。

(2)若反复使用油砂时,每次用前均需添加适量油拌炒后再用。

(3)砂炒温度要适中。温度过高时可添加冷砂或减小火力等方法调节。砂量也应适宜,量过大易产生积热使砂温过高,反之砂量过少,药物受热不均匀,易烫焦,也会影响炮制品质量。

(4)砂炒时一般都用武火,温度较高,因此操作时翻动要勤,成品出锅要快,并立即将砂筛去。有需醋浸淬的药物,砂炒后应趁热浸淬、干燥。

6. 滑石粉炒,又叫滑石粉烫,是将净制或切制后的药物与滑石粉共同拌炒的方法。炮制时应注意:滑石粉炒一般用中火,操作时适当调节火力,防止药物生熟不均或焦化。如温度过高时,可酌加冷滑石粉调节。

第五章　炙法

1. 先炒药后加盐水是先将药物置炒制容器内,用文火炒至一定程度,再喷淋盐水,炒干,取出晾凉。含黏液质较多的药物一般用此法。

2. 酒蟾酥的操作方法为:取蟾酥,捣碎,加入定量白酒浸渍,时常搅动至呈稠膏状,干燥,粉碎。炮制时应注意:本品有毒,在研制蟾酥细粉时,应采取适当的防护措施,因其粉末对人体裸露部分和黏膜有很强的刺激,并应防止吸入而中毒。

3. 醋炙法操作时的注意事项:

(1)醋炙前药材应大小分档。

(2)若醋的用量较少,不易与药材拌匀时,可加适量水稀释后,再与药材拌匀。

(3)应文火炒制,勤加翻动,使受热均匀,炒至规定的程度。

(4)树脂类、动物类便类药材必须用先炒药后喷醋的方法;且出锅要快,防熔化粘锅,摊晾时宜勤翻动,以免相互黏结成团块。

4. 蜜炙常用的操作方法:

(1)先拌蜜后炒药先取一定量的炼蜜,加适量开水稀释,与药物拌匀,放置闷润,使蜜逐渐渗入药物组织内部,然后置锅内,用文火炒至颜色加深、不粘手时,取出摊晾,凉后及时收贮。

(2)先炒药后加蜜先将药物置锅内,用文火炒至颜色加深时,再加入一定量的炼蜜,迅速翻动,使蜜与药物拌匀,炒至不粘手时,取出摊晾,凉后及时收贮。一般药物都用第一种方法炮制。但有的药物质地致密,蜜不易被吸收,这时就应采用第二种方法处理,先除去部分水分,并使质地略变酥脆,则蜜就较易被吸收。

注意事项:

(1)炼蜜时,火力不宜过大,以免溢出锅外或焦化。此外,若蜂蜜过于浓稠,可加适量开水稀释。

(2)蜜炙药物所用的炼蜜不宜过多过老,否则黏性太强,不易与药物拌匀。

(3)炼蜜用开水稀释时,要严格控制水量(约炼蜜量的1/3~1/2),以蜜汁能与药物拌匀而又无剩余的蜜液为宜。若加水量过多,则药物过湿,不易炒干,成品容易发霉。

(4)蜜炙时,火力一定要小,以免焦化。炙的时间可稍长,要尽量将水分除去,避免发霉。

(5)蜜炙药物须凉后密闭贮存,以免吸潮发粘或发酵变质;贮存的环境除应通风干燥外,还应置阴凉处,不宜受日光直接照射。

5.油炙通常有三种操作方法,即油炒、油炸和油脂涂酥烘烤。

(1)油炒先将羊脂切碎,置锅内加热,炼油去渣,然后取药物与羊脂油拌匀,用文火炒至油被吸尽,药物表面呈油亮时取出,摊开晾凉。

(2)油炸取植物油,倒入锅内加热,至沸腾时,倾入药物,用文火炸至一定程度,取出,沥去油,粉碎。

(3)油脂涂酥烘烤动物类药物切成块或锯成短节,放炉火上烤热,用酥油涂布,加热烘烤,待酥油渗入药内后,再涂再烤,反复操作,直至药物质地酥脆,晾凉,或粉碎。

注意事项:

(1)油炸药物因温度较高,一定要控制好温度和时间,否则,易将药物炸焦,致使药效降低或者丧失药效。

(2)油炒、油脂涂酥,均应控制好火力和温度,以免药物炒焦或烤焦,使有效成分被破坏而降低疗效;油脂涂酥药物时,需反复操作直至酥脆为度。

第六章 煅法

1.明煅法的目的:

(1)使药物质地松脆;

(2)除去结晶;

(3)使药物有效成分易于煎。

注意事项：

(1)将药物大小分档,以免煅制时生熟不均;

(2)煅制时宜一次煅透,中途不得停火,以免出现夹生现象;

(3)煅制温度、时间应适应,要根据药材的性质而定;

(4)有些药材在煅烧时产生爆溅,可在容器上加盖(但不密闭)以防爆溅。

2. 煅淬法的目的:

(1)使药物质地酥脆,易于粉碎,利于有效成分易于煎出;

(2)改变药物的理化性质,减少副作用,增强疗效;

(3)清除药物中夹杂的杂志,洁净药物。

注意事项：

(1)煅淬要反复进行几次,使液体辅料吸尽、药物全部酥脆为度,

避免生熟不均;

(2)用的淬液种类和用量由各药物的性质和煅淬目的要求而定。

3. 暗煅血余炭的炮制方法:取头发,除去杂质,反复用稀碱水洗去油垢,清水漂洗,晒干,装于锅内,上扣一个口径较小的锅,两锅结合处用盐泥或黄泥封固,上压重物,扣锅底部贴一白纸条,或放几粒大米,用武火加热,煅至白纸或大米呈深黄色为度,离火,待凉后取出,剁成小块。

注意事项：

(1)煅烧过程密闭,防止空气进入,使药物灰化;

(2)煅透后应放置冷却再开锅,以免药材遇空气之后燃烧灰化;

(3)煅锅内药材不宜放得过多、过紧,以免煅不透,影响煅炭质量最佳条件:30°扣锅煅 20min。

第七章 蒸煮燀法

1. 蒸法的目的:

(1)改变药物性能,扩大用药范围;

(2)减少副作用;

(3)保存药效,利于贮存;

(4)便于软化切片。

操作方法:将待蒸的药物漂洗干净,并大小分开,质地坚硬者可先用水浸润 1~2 小时,以改善蒸的效果,液体辅料同蒸者,可利于该辅料润透药物,然后将洗净润透或拌匀辅料后润透的药物, 置笼屉或铜罐等蒸制容器内隔水加热至所需程度取出。

2.煮制的操作方法因各药物的性质、辅料来源及炮制要求不同而异,分为以下3种方法。

(1)清水煮药物浸泡至内无干心,置适宜容器内,加水没过药面,武火煮沸,改用文火煮至内无白心,取出,切片,如乌头。或加水武火煮沸,投入净药材,煮至一定程度,取出,闷润至内外湿度一致,切片,如黄芩。

(2)药汁煮或醋煮净药材加药汁或醋拌匀,加水平药面,武火煮沸,改用文火煮至药透汁尽,取出,切片,干燥。如醋莪术,甘草水煮远志。

(3)豆腐煮将药物置豆腐中,放置于适宜容器,加水没过豆腐,煮至规定程度,取出放凉,除去豆腐。适量加水,中途需加水时,应加开水。其工艺程序及要求如下:先将待煮药物大小分开,淘洗干净后备用。再将药物放入锅中,用辅料者可同时加入(或稍后加入),加水加热至沸,一般要求在100℃在温度条件下较长的加热,可以先用武火后用文火。一般煮至中心无白心,刚透心为度。若用辅料起协同作用,则辅料汁液应被药物吸尽。

3. (1)黄芩取原药材,除去杂质,洗净。大小分档,置蒸制容器内隔水加热,蒸至"圆气"后半小时,候质地软化,取出,趁热切薄片。干燥。或将净黄芩置沸水中煮10分钟,取出,闷约8~12小时,至内外湿度一致时,切薄片,干燥。

(2)酒黄芩取黄芩片,加黄酒拌匀,稍闷,待酒被吸尽后,用文火炒至药物表面微干,深黄色,嗅到药物与辅料的固有香气,取出,晾凉。

每100kg黄芩片,用黄酒10kg。

(3)黄芩炭取黄芩片,置热锅内,用武火加热,炒至药物外面黑褐色,里面深黄色,取出。

第八章　复制法

1.复制法的目的包括:

(1)降低或消除药物的毒性如半夏用甘草、明矾、皂角、石灰、生姜等制后均可降低毒性。

(2)改变药性如天南星,用胆汁制后,其性味由辛温变为苦凉,其作用亦发生了变化。

(3)增强疗效如白附子,用鲜姜、白矾制后,增强了祛风逐痰的功效。

(4)矫臭矫味如紫河车,用酒制后除去了腥臭气味,便于服用。

2.复制法的操作方法及注意事项有:

复制法没有统一的方法,具体方法和辅料的选择可视药物而定。一般将净选后的药物置一定容器内,加入一种或数种辅料,按工艺程序,或浸、泡、漂或蒸、煮或数法共用,反复炮制达规定的质量要求为度。

本法操作方法复杂,辅料品种较多,炮制一般需较长时间,故应注意:

(1)时间可选择春、秋季,避免出现"化缸"。

(2)地点应选择在阴凉处,避免暴晒,以免腐烂。

(3)如要加热处理,火力要均匀,水量要多,以免糊汤。并可加入适量明矾防腐。

3.天南星的炮制方法有:

(1)生天南星取原药材,除去杂质,洗净,干燥。

(2)制天南星取净天南星,按大小分别用清水浸泡,每日换水 2~3 次,如水面起白沫时,换水后加白矾(每 100kg 天南星,加白矾 2kg),泡一日后,再换水漂至切开口尝微有麻舌感时取出。另取白矾、生姜片置锅内加适量水煮沸后,倒入天南星共煮至无干心时取出,除去姜片,晾至 4~6 成干,切薄片,干燥,筛去碎屑。

每 100kg 天南星,用生姜、白矾各 12.5kg。

(3)胆南星取制天南星细粉,加入净胆汁(或胆膏粉及适量清水)拌匀,蒸 60 分钟至透,取出放凉,制成小块,干燥。或取生南星粉,加入净胆汁(或胆膏粉及适量清水)拌匀,放温暖处,发酵 7~5 天后,再连续蒸或隔水炖 9 昼夜,每隔 2 小时搅拌一次,除去腥臭气,至呈黑色浸膏状,口尝无麻味为度,取出,晾干。再蒸软,趁热制成小块。

每 100kg 制天南星细粉,用牛(或羊、猪)胆汁 400kg(胆膏粉 400kg)。

第九章　发酵、发芽法

1.(1)发酵的条件要求:较纯的菌种,一般为空气中的微生物;适宜的培养基,主要为水、含氮物质、碳物质、无机盐类等;适宜的温湿度,一般最佳发酵温度为 30℃~37℃,湿度应控制在 70%~80% 范围内;以及适宜的 pH(pH 值 4~7.6)和充足的氧气和二氧化碳。(2)发酵的注意事项:发酵制品以曲块表面霉衣黄白色,内部有斑点为佳,同时应有酵香气味。不应出现黑色、霉味及酸败味。

故应注意:

(1)原料在发酵前应进行杀菌、杀虫处理,以免杂菌感染,影响发酵质量;

(2)发酵过程须一次完成,不中断,不停顿;

(3)温度和湿度对发酵的速度影响很大,湿度过低或过分干燥,发酵速度慢甚至不能发酵,而温度过高则能杀死菌,不能发酵。

2.半夏曲性甘、微辛,温。可健脾温胃、燥湿化痰。临床以化痰止咳、消食积为主,可用于咳嗽痰多,胸脘痞满,饮食不消,苔腻呕恶。半夏曲经麸炒后,产生焦香气,可增强健胃消食的作用,主治食积不化,胸脘痞满,饮食不消,苔腻呕恶等症。

3.发芽过程中应注意的事项有以下几点:

(1)适宜的温度条件,发芽温度一般以 18℃~25℃为宜;

(2)适宜的含水量和种子浸泡时间,浸渍后含水量控制在 42%~45% 为宜,种子的

浸泡时间应依气候、环境而不同,一般春、秋季宜浸泡 4~6 小时,冬季 8 小时,夏季 4 小时;

(3)保证种子的发芽率在 85% 以上,和适宜的芽长,要求芽长在 0.2~1cm 范围;

(4)确保通风、氧气充足、适宜的发芽环境,防止霉变。

4. 麦芽的炮制品分为麦芽、炒麦芽和焦麦芽三种,其炮制工艺、炮制作用和质量要求分别如下:

(1)麦芽取新鲜成熟饱满的净大麦,用清水浸泡 6~7 成透,捞出,置能排水容器内,盖好,每日淋水 2~3 次,保持湿润。待叶芽长至 0.5cm 时,取出干燥即得。麦芽性味甘,平。具有消食和胃、疏肝通乳的功能。要求芽长不得少于 0.5cm。

(2)炒麦芽取净大麦芽,置预热之炒制容器内,用文火加热,不断翻动,炒至表面棕黄色,鼓起并有香气时,取出晾凉,筛去灰屑。炒麦芽性偏温而气香,具有行气、消食、回乳之功。要求本品表面深黄色、有焦斑,具香气。

(3)焦麦芽取净麦芽置炒制容器内,用中火加热,炒制有爆裂声,表面呈焦褐色,鼓起并有焦香气时,取出晾凉,筛去灰屑。焦麦芽性偏温而味甘微涩,增强了消食化滞、止泻的作用。要求本品表面焦褐色或焦黄色,有焦香气。

第十章 制霜法

1. 巴豆的炮制工艺:

(1)炒巴豆取净巴豆仁,置炒制容器内,用中火加热,炒至表面焦褐色(焦巴豆)或内外均成焦黑色(巴豆炭),取出晾凉。

(2)巴豆霜取净巴豆仁,碾如泥状,里层用纸,外层用布包严,蒸热,用压榨器榨去油,如此反复数次,至药物松散成粉,不再粘结成饼为度。少量者,可将巴豆仁碾后用数层粗纸包裹,放热炉台上,受热后,反复压榨换纸,达到上述要求为度。

炮制作用巴豆炒后毒性稍减,可用于疮痈肿毒,腹水膨胀,泻痢。去油制霜后,能降低毒性,缓和其泻下作用,多用于寒积便秘,乳食停滞,腹水,二便不通,喉风,喉痹。

2. 西瓜霜的炮制工艺

取新鲜西瓜,沿蒂头切一厚片作顶盖,挖出部分瓜瓤,将芒硝填入瓜内,盖上顶盖,用竹签扦牢,用碗或碟托住,盖好,悬挂于阴凉通风处,待西瓜表面析出白霜时,随时刮下,直至无白霜析出,晾干。或取新鲜西瓜切碎,放入不带釉的瓦罐内,一层西瓜一层芒硝,将口封严,悬挂于阴凉通风处,数日后即自瓦罐外面析出白色结晶物,随析随收集,至无结晶析出为止。

第十一章 其他制法

1. 煨肉豆蔻有四种方法,即麸、滑石粉煨、面裹煨、细黄土煨。其中麸煨豆蔻是最常用的。煨制后可除去生肉豆蔻的部分油质,免于滑肠,刺激性减小,增强了固肠止泻的功能。临床多用于心腹胀痛,虚弱冷痢,呕吐,宿食不消。

2.(1)两者的区别:芒硝主含含水硫酸钠($Na_2SO_4 \cdot 10H_2O$),棱柱状、长方形或不规则的结晶,大小不一,无色透明。而风化硝为芒硝经风化干燥所得之品,为白色粉末。

(2)两者的作用:芒硝性寒,味咸、苦。归胃、大肠经。具有泻热通便,润燥软坚,清火消肿的功能,能用于实热便秘,大便燥结,积滞腹痛,肠痈肿痛等症;风化硝其性缓和而不泄利,长于治上焦心肺痰热,牙龈肿痛,目赤,小儿惊热膈痰,并可以外用于疮面、咽喉肿痛、口舌生疮。

3.水飞法指某些不溶于水的矿物药,利用粗细粉末在水中悬浮性不同,将不溶于水的矿物、贝壳类药物经反复研磨,而分离制备极细腻粉末的炮制方法。在水飞时应注意:

(1)在研磨过程中,水量宜少。

(2)搅拌混悬时加水量宜大,以除去溶解度小的有毒物质或杂质。

(3)干燥时温度不宜过高,以晾干为宜。

(4)砂和雄黄粉碎要忌铁器,并要注意温度。

4.干馏法是将药物置于容器内,以火烤灼,使产生汁液的炮制方法,其主要目的是制备有别于原药材的干馏物,以适合临床需要。蛋黄油是雉科动物家鸡 Gallus gallus domesticus Brisson 的蛋,煮熟后剥取蛋黄,经熬炼而取得。本品性味甘,平。归心、肾经。具有清热解毒的功能。临床多用于烧伤,湿疹,耳脓,疮疡已溃等症。

5.蟾酥有毒,在研制蟾酥细粉时,应采取适当的防护措施,因其粉末对人体裸露部分和粘膜有很强的刺激,并应防止吸入而中毒。

附录三　药名索引

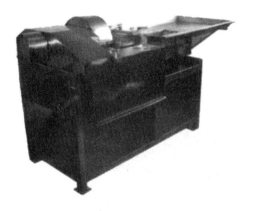
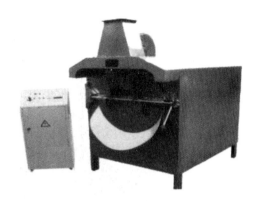

转盘式切药机　　　　　　　自动控温炒药机

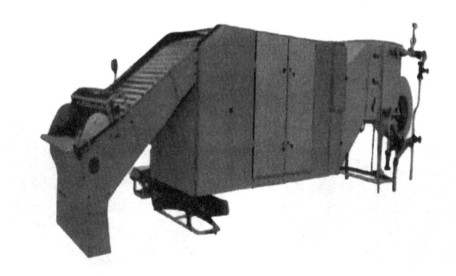

蒸汽烘干机

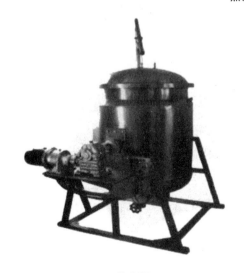
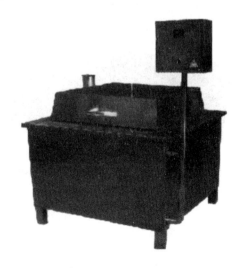

蒸煮锅　　　　　　　　　　高温电热煅药机

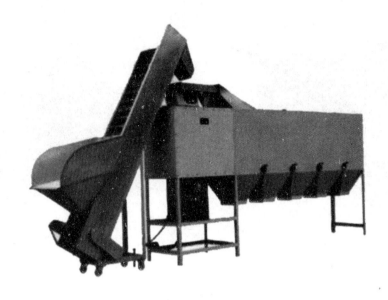

变频卧式风选机

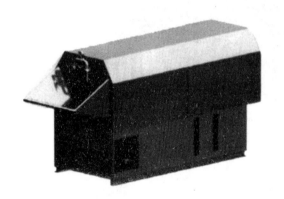

循环水洗药机

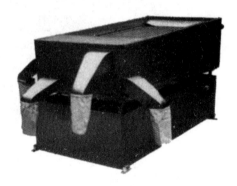

柔性支承斜面筛选机

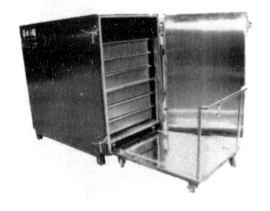

气相置换式润药机

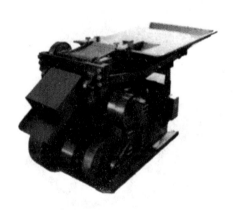

剁刀式切药机